Dr.岩倉の心エコー塾

治療に直結する考えかたと見かた

岩倉克臣／著

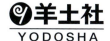

はじめに
～この本を手に取られた皆さんへ～

 以前に上梓させていただきました『そうだったのか！絶対わかる心エコー』は，私の中では「心エコーのサバイバルマニュアル」をテーマとしていました．心エコーの密林で迷いそうになったときに，初心者の方でもこれだけ知っていたら生き延びられる，そんな本を目指しました．幸いにも皆様方にあたたかく迎え入れていただくことができ，本当に感謝しております．

 本書のお話を羊土社からいただいたときに，心エコーの基本的な計測ができるようになった方々のステップアップのお手伝いとなる本を，と考えました．ただ「ステップアップ」といってもさまざまな道筋があり，どの方向で進めるべきかいろいろと考えてみました．そこで思いついたのが「考える心エコー」ということです．実は，計測されるデータは初心者でもベテランでもあまり違いはありません．ベテランのベテランたる所以はそのデータを組み合わせて病気の実態にどれだけ迫ることができるかということだと思います．本書は「胸痛」と

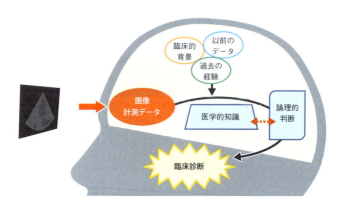

筆者の脳内マッピング

「心不全」というよく出合う病状を，心エコーでどのように診断していくかという思考のプロセスに重点を置いてみました．どうしても筆者の診断プロセスということになってしまいますので，本書は筆者の「脳内マッピング」を公開する本ともいえます．

　前書は各項目を「クックブック」のように単独で引いてもらえるように作成しました．本書は診断の流れを考えるという面がありますので，ある程度通読してもらえればありがたいと思います．初学者の方の便も考えて，基礎的な項目をあえて詳解しているところもありますので，ご存知の内容は適当に飛ばしていただくのがよろしいかと思います．

　本書の作成には前回に引き続き羊土社編集部の鈴木美奈子様，溝井レナ様には大変お世話になりました．この場を借りましてお礼を申し上げるとともに，入稿が毎回とてもおそくなりご迷惑をおかけいたしましたことをお詫び申し上げます．

　読者の皆様からはお気づきの点をどしどしご指摘いただければと思っております．もし本書が皆様方のスキルアップに少しでもお役に立てば望外の幸せであります．

2019年3月

桜橋渡辺病院 心臓・血管センター センター長
岩倉克臣

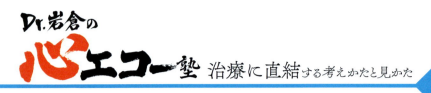

目次

- はじめに〜この本を手に取られた皆さんへ ... 2
- 略語一覧 ... 7

第1章 心エコー図検査, その前に

秘伝1 心エコー図検査を進めるときに ... 12
〜小さな工夫, 大きな成果

第2章 胸痛疾患をみるコツ

秘伝1 胸痛疾患の心エコー ... 36
〜診断は, プローブを当てる前から始まっている

秘伝2 胸痛の救急エコー ... 43
〜必要最小限を迅速に

秘伝3 急性冠症候群の心エコー ... 47
〜診断の基本は胸痛の有無と局所壁運動で

秘伝4 基本断面での冠動脈の走行 ... 54
〜局所壁運動を理解するための解剖学

秘伝5 急性心筋梗塞 ... 68
〜壁運動異常が冠動脈の解剖に一致して出現する

秘伝6 急性心筋梗塞でのショック, 心不全 ... 90
〜広範囲梗塞が最も多く, 稀に機械的合併症もある

秘伝7 大動脈解離 ... 103
〜診断は症状などから可能性を思いつくことで始まる

秘伝8　肺血栓塞栓症 119
　　〜突然発症の呼吸困難・胸痛と心エコーの右室負荷所見が特徴

秘伝9　たこつぼ心筋症の心膜炎・気胸 135
　　〜「典型的な」たこつぼ心筋症だけがたこつぼ心筋症ではない

第3章　心不全をみるコツ

秘伝1　心不全とはどんな病気なのか 154
　　〜まずは病態をしっかり理解しよう

秘伝2　心不全の重症度を評価する 175
　　〜NYHA分類，Killip分類，Forrester分類，Nohria-Stevenson分類

秘伝3　左室収縮能を評価する各指標を理解しよう 188
　　〜なぜ左室駆出率だけではいけないのか

秘伝4　左室収縮能の新しい評価法 205
　　〜GLSを日常臨床で使ってみよう

秘伝5　左室拡張能の評価はなぜ難しいのか 220
　　〜各指標の意味と使い方を理解しよう

秘伝6　左室拡張能の各指標の計測のしかた 240
　　〜もう一度拡張能指標をふりかえってみよう

秘伝7　心房細動での心機能をどう評価するか 250
　　〜やっかいだけど避けてはいられない

秘伝8　右心系をどのように評価するか 256
　　〜目立たないけど大事な右心系

秘伝9　心エコーから心不全をどう読むか 277
　　〜急性心不全ではここを見ろ！

秘伝10　心エコーのためのFrank-Starlingの法則 285
　　〜古典的？でも心不全診療には必須！

秘伝11　心不全を解釈するための左室圧-容量曲線（P-Vループ） 302
　　〜基本をおさえれば心不全はもっと理解できる

秘伝12 心エコーでの心不全診断の手順 324
　　　～急性心不全の病態が2分でわかる！

秘伝13 左室圧-容積関係（P-Vループ）から心不全を読み解く 337
　　　～心エコーで心不全をより深く理解しよう

秘伝14 心不全における弁膜・心膜・右室の影響 347
　　　～これだけは絶対におさえておこう

秘伝15 心エコーによる心不全診断の実際 384
　　　～実例でみる心不全の心エコー

付録

付録1 心エコーの基準値 401

付録2 人工弁の有効弁口面積（EOA） 405

◆ 索引 407

略語一覧

略語	欧文	日本語
心エコーでよく使われる用語		
AcT/ET	acceleration time/ejection time	加速時間／駆出時間
AoV	aortic valve	大動脈弁
AR	aortic valve regurgitation	大動脈弁逆流症
AS	aortic valve stenosis	大動脈弁狭窄症
AVA	aortic valve area	大動脈弁弁口面積
AVC	aortic valve closure	大動脈弁閉鎖
CI	cardiac index	心係数
CO	cardiac output	心拍出量
CW	continuous wave Doppler	連続波ドプラ
DT	decceleration time	減衰時間
DVI	Doppler velocity index	
DWS	diastolic wall strain	拡張期壁ストレイン
Ea	effective arterial elastance	動脈エラスタンス
EDPVR	end-diastolic pressure-volume relation	拡張末期−圧容量関係
EF	ejection fraction	駆出率
EOA	effective orifice area	有効弁口面積
EROA	effective regurgitant orifice area	有効逆流弁口面積
ESPVR	end-systolic pressure-volume relation	収縮末期−圧容量関係
ESV	end-systolic volume	収縮末期容積
ET	ejection time	駆出時間
FOCUS	focused cardiac ultrasound in the emergent setting	
GLS	global longitudinal strain	
HL	high lateral branch	高位側壁枝
IVC	inferior vena cava	下大静脈
IVRT	isovolumic relaxation time	等容弛緩期時間
LAA	left atrial appendage	左心耳
LAO	left postero-anterior oblique view	左前斜位
LFLG AS	low flow-low grade aortic valve stenosis	
LMT	left main trunk	左主幹部
LVDd	left ventricular end-diastolic diameter	左室拡張末期径
LVDs	left ventricular end-systolic diameter	左室収縮末期径
LVEF	left ventricular ejection fraction	左室駆出率
LVOT	left ventricular outflow tract	左室流出路
MAC	mitral annular calcification	僧帽弁輪石灰化
MAPSE	mitral annular plane systolic excursion	僧帽弁輪収縮期移動距離
MOD法	method of disc summation	
MPI	myocardial performance index	
MR	mitral valve regurgitation	僧帽弁逆流症
MS	mitral valve stenosis	僧帽弁狭窄症
MVA	mitral valve area	僧帽弁弁口面積

略語	欧文	日本語
OM	obtuse marginal branch	鈍角枝
PCWP	pulmonary capillary wedge pressure	肺動脈楔入圧
PD	posterior descending artery	後下行枝
Pes	end-systolic pressure	収縮末期圧
PHT	pressure half time	
PISA	proximal isovelocity surface area	近位部等流速表面
PL	posterior lateral artery	後側壁枝
PPM	patient-prosthesis mismatch	
PR	pulmonary valve regurgitation	肺動脈弁逆流
PR-PG	pulmonary valve regurgitation-pressure gradient	肺動脈弁閉鎖不全-拡張末期圧較差
PVR	pulmonary vascular resistance	肺血管抵抗
PW	pulsed wave Doppler	パルスドプラ
PWT	posterior wall thickness	後壁壁厚
RAO	right postero-anterior oblique view	右前斜位
RV	right ventricle	右室
RVET	right ventricular ejection time	右室駆出時間
RVFAC	right ventricular fractional area change	右室面積変化率
RWT	relative wall thickness	相対壁厚
SAM	systolic anterior motion	収縮期僧帽弁前方運動
SI	stroke index	一回心拍出量係数
SV	stroke volume	一回心拍出量
TAPSE	tricuspid annular plane systolic excursion	三尖弁輪収縮期移動距離
TGC	time gain compensation	
TMAD法	tissue motion annular displacement 法	
TR	tricuspid valve regurgitation	三尖弁閉鎖不全症
TR-PG	transtricuspid pressure gradient	三尖弁圧較差
TV	tricuspid valve	三尖弁
TVI	time velocity integral	時間速度積分
ULC	ultrasound lung comets	コメットサイン

略語	欧文	日本語
疾患名・治療法・機関名など		
ACE-I	angiotensin converting enzyme inhibitor	アンジオテンシン変換酵素阻害薬
ACEP	American College of Emergency Physicians	米国救急医学会
ACS	acute coronary syndrome	急性冠症候群
ADHF	acute decompensated heart failure	急性非代償性心不全
AHA	American Heart Association	米国心臓病協会
AKI	acute kidney injury	急性腎障害
ANRI	angiotensin receptor neprilysin inhibitor	ネプリライシン阻害薬
ARB	angiotensin II receptor blocker	アンジオテンシン受容体遮断薬
ARDS	acute respiratory distress syndrome	急性呼吸窮迫症候群
ASE	American Society of Echocardiography	米国心エコー図学会
AUC	appropriate use criteria	適切使用基準
AVR	aortic valve replacement	大動脈弁置換術
CKD	chronic kidney disease	慢性腎臓病
COPD	chronic obstructive pulmonary disease	慢性閉塞性肺疾患
CRT	cardiac resynchronization therapy	心室再同期療法
CTO	chronic total occlusion	慢性完全閉塞
EACVI	European Association of Cardiovascular Imaging	欧州心血管イメージング学会
ECMO	extracorporeal membrane oxygenation	体外膜型人工肺
HFmrEF	heart failure with mid-range ejection fraction	左室駆出率が軽度低下した心不全
HFpEF	heart failure with preserved ejection fraction	左室駆出率の保たれた心不全
HFrecEF	heart failure with recovered ejection fraction	左室駆出率が改善した心不全（EF改善型心不全）
HFrEF	heart failure with reduced ejection fraction	左室駆出率の低下した心不全
HOCM	hypertrophic obstructive cardiomyopathy	閉塞性肥大型心筋症
IABP	intra-aortic balloon pumping	大動脈内バルーンパンピング
ICD	implantable cardioverter defibrillator	植込み型除細動器
INTERMACS	interagency registry for mechanically assisted circulatory support	
LOS	low cardiac output syndrome	低心拍出量症候群
LVAD	left ventricular assist device	植込み型補助人工心臓
MRA	mineralocorticoid receptor antagonists	ミネラルコルチコイド受容体拮抗薬
NSTEMI	non-ST elevation myocardial infarction	非ST上昇型心筋梗塞
PAH	pulmonary arterial hypertension	肺動脈高血圧症
PCI	percutaneous coronary intervention	冠動脈インターベンション
PCPS	percutaneous cardiopulmonary support	経皮的心肺補助
RAAS	renin-angiotensin-aldosterone system	レニン・アンジオテンシン・アルドステロン系
STEMI	ST elevation myocardial infarction	ST上昇型心筋梗塞
TAVI	transcatheter aortic valve implantation	経カテーテル的大動脈弁置換術
UAP	unstable angina pectoris	不安定狭心症
VAD	ventricular assist device	心室補助装置
VSD	ventricular septal defect	心室中隔欠損
NYHA分類	New York Heart Association 分類	ニューヨーク心臓協会心機能分類

第1章

心エコー図検査，その前に

第1章 心エコー図検査，その前に

秘伝 1 心エコー図検査を進めるときに
小さな工夫，大きな成果

この章では主に私が心エコー図検査を行うときに気を付けていることを述べます．個人的な意見であり，必ずしも一般的でないかと思います．しかし私が心エコーとの長いつきあいから得たもののなかには，読者の皆様に少しは役にたつものもあるかも知れません．まずは実際のエコー図検査の流れに沿って述べていきます．

心得 1　心エコー図検査は患者さんの入室前から始まっている

1) 心エコーだけでなく，すべてのデータを使って結果を解釈しよう
2) 前もって臨床のデータを確認することで心エコーの重点ポイントもわかる
3) 以前の心エコー所見との比較で病状の変化をみつけよう

心エコー図検査の目的は「心エコーを記録すること」ではありません．心エコーの検査結果から患者さんの病気を理解し，正しい治療方針を決定することです．心エコーの結果のみではなく，すべてのデータを総合的に解釈して病状を明らかにすることが重要です．

■ まずは患者さんのカルテと検査結果をみよう

「すべてのデータ」のなかには，心エコー以外のデータも含まれます．ソノグラファーだからといって，心エコーの結果だけで所見を決める必要はありません．**心電図，胸部X線，血液検査，CT，MRIなど使えるものはすべて使うべきです．**結果の解釈のみならず，心エコーで見るべきポイントを知るうえでもデータは有用です．心電図で前壁梗塞が疑われたらまず見るべきは前壁領域の局所壁運動でしょうし，胸部X線像で肺うっ血や心拡大があれば心不全の原因の発見を目指すことになります．

胸痛のない症例で図1のような心電図を認めれば，考えるべきは肥大型心筋症など左室肥大の可能性です．心尖部型肥大型心筋症でも前胸部誘導の大きな陰性T波を認めることが多いことを知っていれば，心尖部を詳しく観察しようとするでしょう．心尖部の描出は難しい例もあり，意識しないと心尖部の肥大を見逃してしまうこともあります．心電図から心尖部肥大型心筋症の可能性もあると気づ

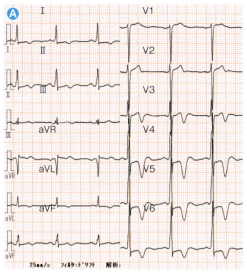
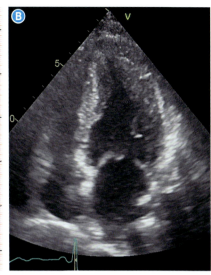

図1 心電図前胸部誘導の陰性T波
特に自覚症状のない47歳男性.
A：心電図では左室肥大所見とともにV3-V6で陰性T波を認めた
B：心エコーで心尖部肥大型心筋症と診断された

くことで心尖部を注意深く観察しようとなります．

　検査データと並んで**病歴，自覚所見，身体所見などのカルテの記載**，さらに**検査オーダーも重要な情報**を与えてくれます．主治医はいろいろなデータを総合して検査オーダーを出しているはずであり，すべてのデータのエッセンスがオーダーの記載に含まれている「はずです」（そんなオーダーは少ないかもしれませんが）．

■以前の心エコー所見は貴重な情報源

　以前の心エコー図検査の所見も大切です．前回のデータがあれば，病状の変化を推測することができます．動画が閲覧できればさらに詳しく比較ができます．局所壁運動異常の所見はほとんどの施設では17分画のブルズアイ表示で記載されていますが，当院では各断面における壁運動異常の所見をあえて手書きでスケッチし，スキャナーで所見に取り込んでいます（図2）．手間はかかりますが，一壁運動異常の広がりや程度を17分画表示より詳細かつ直感的に認識できます．この方法はどこの施設でもできるものではありませんが，以前の心エコー所見との比較には重宝しています．

　心エコー室に患者さんが入室する前から検査は始まっています．まずはカルテ

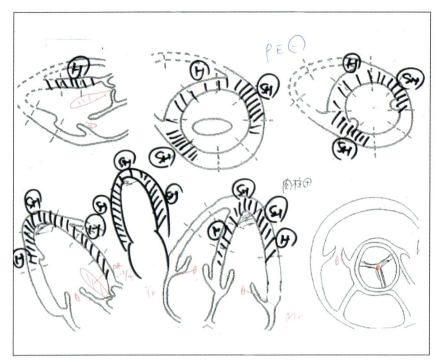

図2 当院での心エコー所見の局所壁運動評価
各断面で壁運動異常を呈する領域を手書きでスケッチし，スキャナーにて電子カルテの心エコー所見に取り込むようにしている．斜線部が壁運動異常の部位でHがhypokinesis，SHがsevere hypokinesisの部位を示す

や検査所見を見て，心エコーで何を見るべきか，どこに重点をおいて検査を進めるべきかを考えましょう．また**所見を書くときにはそれが次に検査をする人にとって大切な資料となるのだということを意識**しましょう．

■救急での心エコーとコミュニケーション

　救急の現場での心エコー図検査では，他のスタッフからの情報が重要です．どんな状態で発症したのか，どんな症状なのか，バイタルサイン，心電図やX線，検査所見はどうなのか．ひっ迫した状況ではカルテを確認している余裕はなく，積極的にスタッフに声をかけて情報をもらいましょう．ただし「空気」を読んで，ほかのスタッフに怒られない程度に，かつ受け答えも簡潔にしましょう．

　救急の心エコーでは，こちらからの情報発信も重要です．プローブを当てて結果がわかったら，「前壁の壁運動低下！」「visual EFは20％ぐらい」と**重要な所**

見をその場で声を出してスタッフに伝えるのはよい方法です．このようにリアルタイムに情報共有することで，スタッフ間のコミュニケーションも良くなり，チームとしての士気も高まります．

　救急の心エコーでは短時間に検査を済まし，そこから病態を迅速に評価することが求められますので，心エコーの技術を磨くのにとてもよい機会だと思います．可能であれば，積極的に救急での心エコーに関与して腕をみがきましょう．

心得2　プローブを当てる前に
1) 身長・体重は必ず確認しよう
2) 胸痛症例では検査時に胸痛が持続しているかどうかを確認する
3) 患者さんから話を聞くときは，あくまで優しく，無理をしないように

　患者さんが超音波検査室に入室して，プローブを当てる前から検査は始まっています．検査を始める前の会話にも重要な診断のヒントが隠れています．

■ 身長・体重・胸痛の有無は必ず確認しよう

　絶対に外せないのが患者さんの**身長・体重**です．左房容積など体表面積で補正した値が診断基準となっており，身長・体重がわからなければ正しい所見は書けません．入院患者さんでしたらカルテでわかるでしょうが，外来患者さんでは体重の記載があるとは限りません．カルテからわからなければ必ず患者さんに質問して身長・体重を確認しましょう（体重は少なめに申告してくる人も少なくないような気もしますが…）．

　患者さんの病状も必要最低限の範囲は確認したいところです．特に**胸痛の診断では，検査時にも胸痛が持続しているかどうかが重要**な診断のポイントになります（第2章秘伝3心得2）ので，絶対に確認しましょう．来院時の症状ではなく，**心エコーを記録しているときの症状が大切**ですので，現場で改めて確認します．詳しい胸痛の性状や部位がわかればさらに有用ですが（第2章秘伝1心得3），胸痛の持続だけでも確認しましょう．

■ 患者さんは貴重な情報源

　胸痛以外のさまざまな症状も確認できれば有用な情報です．ただし超音波検査室は診察室ではないので，あくまで簡潔に，必要な範囲にとどめます．検査のときにいろいろ聞かれるのを嫌がる方もおられますので，相手の雰囲気をみて無理

のない程度にしましょう（逆に少し水を向けたら喜々として話し続けられる方もあり，それはそれで困るのですが……）．**検査前に心電図を取り付けている間などにさりげなく聞き出すのがコツかもしれません．**

病院に来ることに不安をもっておられる患者さんはたくさんおられます．そんなときにやさしく声をかけるととても安心されます．自分の症状を話すことで安心される方も多く，検査をする側も有用な情報が得られれば一挙両得です．あくまでやさしく語り掛け，絶対に「上から目線」にならず，相手をリスペクトする気持ちを忘れないことが大切です．

聴診もできればさらに情報の幅は広がりますし，心エコーの結果と合わせることで聴診の能力も向上します．できれば超音波検査室に聴診器を常備し，弁膜症症例なら特徴的な心雑音を覚えるようにしたいものです．ただし聴診も嫌がる患者さんもおられるので，絶対に「心臓の音を聴かせてもらってもよいですか」と確認したうえで行うようにします．

余談ですが心エコー検査をしている最中に寝てしまわれる患者さんがしばしばおられます．部屋が暗いせいでしょうが，いびきをかくほど深く寝てしまう方も少なくありません．なかには眠っているときに呼吸が止まっている患者さんもおられます．睡眠時無呼吸症候群は心血管系のリスク因子ですので，所見には一言，**「睡眠時無呼吸症候群の可能性あり」**と付け加えておきましょう．

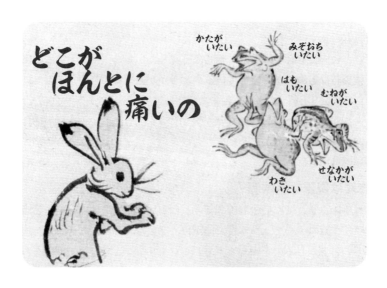

心得 3　アーチファクトにどう対処するか①

1) 超音波の波としての反射・屈折がアーチファクトの原因となる
2) 多重反射ではアーチファクトが等間隔に並んだように描出されることがある
3) 心尖像ではレンズアーチファクトにより計測が不正確になることもある

　実臨床での心エコーではテキストのような鮮明な画像が得られるとは限りません．患者さんの体型が関係することも多く，その場合の対処案については第2章秘伝3心得1にまとめています．もう1つの問題はアーチファクトの存在です．多くの場合検者は意識せずにアーチファクトを無視し，正しい観察を行っています．アーチファクトの頻度の割に診断に影響することが少ないのはそのためです．とはいえ診断や計測に影響することもあり，特に血栓や大動脈解離のflapとアーチファクトとの鑑別は重要な問題です．

■ 超音波の反射・屈折によるアーチファクト

　アーチファクトには超音波の反射・屈折によって起こるもの，超音波ビームの特性によって生じるもの，心エコー装置に関連して生じるものがあります．

　エコーは超音波の波としての特性を利用した検査です．音響インピーダンスが異なる2つの物質の接合面を波が通ると，その一部は反射されます．生体内でも組織と組織の音響特性が異なっている場合，その境界面は反射体として作用し，超音波を反射します．入射した超音波信号がすべて反射されるわけではなく一部はそのまま進みますが，反射体の性質によって屈折して進むことになります．光が水面に当たった場合の反射・屈折と同じ現象で，屈折角は反射体と波長の相対的な大きさで決まります（図3）．この反射と屈折が多重反射，音響陰影，鏡面反射，レンズアーチファクトなどを生み出します．

■ 多重反射とは

　トランスデューサーから出た超音波ビームの進行方向に2つの近接した反射体A，Bがある場合を考えます（図4）．超音波は最初の反射体Aにぶつかり，反射することでAのイメージが描出されます．一部の超音波は反射体を通って2番目の反射体Bで反射されます．Bからの反射波はAからの反射波よりも遅れて戻りますが，この時間差からA–B間の距離が決定され，BのイメージがAよりも遠い位置で描出されます．

　反射体Bで反射された超音波の一部が，トランスデューサーへ戻る前に再度反

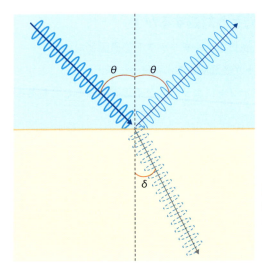

図3 超音波の反射と屈折

超音波は音響インピーダンスの異なる2つの物質の境界面で反射されるとともに,一部は屈折して進行する.入射角θは射出角θと等しいが,屈折角δとは異なる

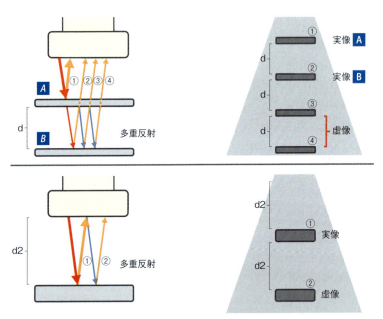

図4 多重反射によるアーチファクトの原理

上:超音波は最初の反射体Aで反射波を返すとともに,一部は透過して反射体Bで反射される.Bからの反射波はプローブへ戻って像を作るが,一部は再度反射体Aで反射されてからプローブに戻ることで虚像③をつくり出す.さらに反射をくり返すと虚像④がつくり出される.各像の間は等間隔である

下:多重反射は反射体とプローブ面の間でも生じる

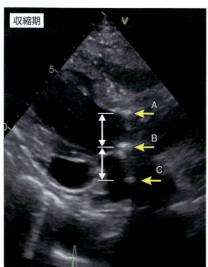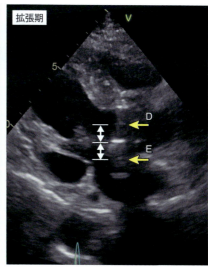

図5 多重反射によるアーチファクトの例
左：大動脈弁人工弁置換術症例．人工弁弁輪A・Bの間の多重反射により左房内に弁輪Aの虚像（C）がアーチファクトとして認められる．B-C間の距離はA-B間に一致する
右：拡張期に人工弁が閉鎖したときには，弁輪によるアーチファクトに加えて弁尖（D）と弁輪の間の多重反射によるアーチファクト（E）が出現した

射体Aで反射されたとします．この波の一部は再度反射体Bで反射されてトランスデューサーへ戻るのですが，A-Bの間を一往復余分に進んだだけ戻る時間は遅れ，**反射体Bよりも距離A-Bだけ奥のところにイメージがあるような画像**として描出されてしまいます．これが多重反射によるアーチファクトです．

AとBとの間での反射は1回で終わるとは限らず，2回，3回とくり返されることがあり，その都度距離A-Bだけ先に新たなアーチファクトが出現します．同じ像が**階段状に等間隔で多重に出現し，その間隔はA-B間の距離に等しいもの**となります（図4上）．多重反射は反射体とトランスデューサー面の間でも生じ，この場合のアーチファクトはトランスデューサーと対象物の2倍の距離の位置に出現します（図4下）．図5に人工弁による多重反射の例を示します．

本来の対象物が動くと，それに合わせてアーチファクトは同じ方向へ動き，その動きは本来の動きよりも大きいのが特徴です．2つの反射体の間隔が小さいときはアーチファクトは直線状に重なり，"コメット様"アーチファクトとなる場合もあり，人工弁や石灰化プラークによって出現することがあります．

多重反射は大動脈や肺動脈の血管壁，石灰化病変，デバイスなどによって生じ

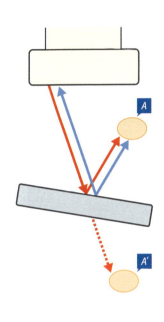
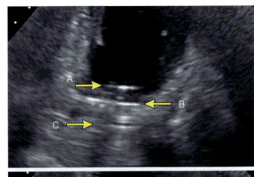
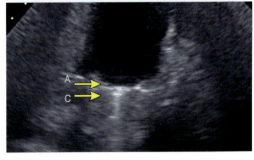

図6 鏡面反射によるアーチファクト

左：強い反射体で反射された超音波が対象物Aに当たり，同じ経路を通ってプローブへ戻る．しかしエコー装置側では超音波は点線のようにまっすぐ進行したと解釈し，反射体の反対側にA′が存在するように表示される

右：僧帽弁の人工弁置換術例．［上］人工弁の弁輪（B）が反射体として働き，機械弁弁尖（A）の鏡面反射によるアーチファクト（C）が弁輪より遠位に現れる．［下］弁尖（A）が下方へ移動（弁輪に近づく）とアーチファクト（C）は上方へと対称性に動く

ることが多く，血栓や腫瘍と誤って判断される可能性があります．多重反射に対してはゲインを下げたり，他の断面から描出するなどで対応します．肺エコーでのうっ血のサインであるBライン（第3章秘伝12心得1）も多重反射によって生じたアーチファクトであり，有用な多重反射の例ともいえます．

■音響陰影とは

　構造物の反射が強い場合，超音波のエネルギーがほとんど反射されてしまい，対象物より向こうが抜けてしまうのが音響陰影です．ドプラエコーでも生じることがあり，人工弁などで弁逆流を過小評価する原因ともなります．この場合，違う断面から描出して音響陰影を避けて評価するなどの工夫が必要となります．ゲインを下げたり，TGC（time gain compensation）の調節が有効な場合もあります．

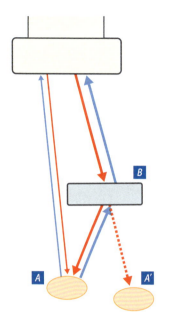
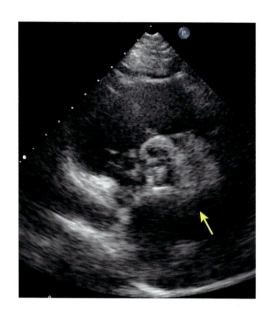

図7 屈折によるアーチファクト（レンズアーチファクト）
左：反射体Bに当たって屈折した超音波は対象物Aに当たり，同じ経路を介してプローブに戻る．エコー装置では屈折したことがわからないのでBを透過して直線的に進んだ位置（A'）に対象物があるように像をつくる．もとの対象物の像と離れて二重像（A'）が形成される
右：傍胸骨左縁短軸像で大動脈弁が二重像として現れる．皮下の組織が反射体として作用したと考えられる

■ 鏡面反射とは

　鏡面反射は強い反射体が鏡のように作用して，反射体の向こう側に対象物の鏡像イメージを作り出すアーチファクトです．強い反射体からの反射波が対象物に当たり，そこから同じ経路を通ってトランスデューサーへ戻ることによって生じます（図6）．アーチファクトは**反射体と対象物の間の距離と同じ距離だけ反射体の向こう側に出現します**．実際の鏡像と同じように，**対象物が動くとアーチファクトは反対の方向に動きます**．肺が強い反射体となることが多く，傍胸骨左縁長軸像や心尖四腔像などで認められます．

■ 屈折によるレンズアーチファクト

　屈折によるアーチファクトとしてはレンズアーチファクトがあります．ある構造物Aで屈折した超音波ビームが対象物Bで反射，Aで再度屈折して同一の経路によりトランスデューサーへ戻り，**Aの後方，超音波ビームの方向にBの虚像が現れる**アーチファクトです（図7）．レンズによる虚像と同じように屈折により現

れることからレンズアーチファクトと呼ばれます（アーチファクトが拡大していて現れるのではない）．傍胸骨左縁アプローチや心窩部アプローチで，軟骨や筋膜，脂肪組織，胸膜や心膜などがレンズとして作用して現れます．解剖学的な位置からずれて現れることでアーチファクトとわかることが多いのですが，心尖長軸像では心尖部の心膜がレンズとして働き心内膜を二重に見せ，計測に影響する場合もあります．他の断面から描出したり，トランスデューサーの方向を変えて対応します．

心得 4 アーチファクトにどう対処するか②
1) サイドローブアーチファクトは対象物の両側に弧状に現れる
2) ビーム幅アーチファクトは，スキャン面の厚み方向の外側にある構造物をスキャン面内に描出する

アーチファクトには超音波ビームの特性や，エコー装置の性質によって生じるものもあります．

■サイドローブアーチファクトとは

エコー装置は超音波ビームを焦点位置で最も収束し，そこより遠方では広がるような形に制御します．ほとんどの超音波エネルギーは中心のビームに集まりますが，一部のエネルギーは中心からはずれて側方に広がりサイドローブを形成します（図8左）．ほとんどのサイドローブは組織内で拡散してしまいます．しかしペースメーカーワイアや石灰化組織，心膜などの強い反射体で反射されると，エコー装置は中心のビームによる反射信号として表示してしまいます．断層イメージは複数の超音波ビームの走査によって作られますので，複数のサイドローブによる反射像が重なり，**真の反射体の両側に弧状のアーチファクト**として出現します（図8右）．

サイドローブアーチファクトが**弁輪石灰化や人工弁によって生じると，血栓や疣腫のように見える**ことがあります．また大動脈のSTジャンクション部位によって上行大動脈に出現した場合，**大動脈解離のflapとの鑑別が問題**となります．

■ビーム幅アーチファクトとは

超音波焦点から遠ざかるほど超音波ビームは広がりますが，ビームが広がるほど側方の空間分解能は低下し近接する2点の分離は難しくなります．ビームの広

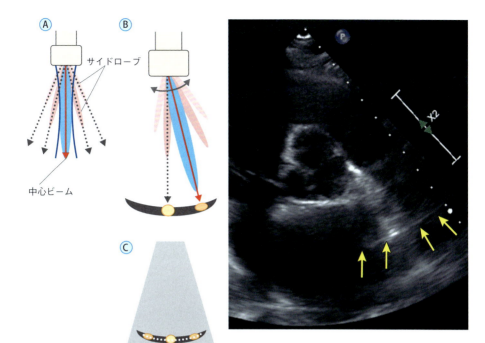

図8　サイドローブアーチファクト

左：[A] 超音波エネルギーには中心ビーム以外に側方にもれ出るものがあり，サイドローブを形成する．[B] サイドローブが強い反射体に当たったときに，エコー装置は中心ビームの位置に信号として表示する．[C] ビームが左右に走査されるためアーチファクトは弧状になる

右：傍胸骨左縁短軸像大動脈弁レベルで，肺動脈血管壁によるサイドローブアーチファクト（⇨）が左右対称な弧状のアーティファクトとして表示される

がりはスキャン方向のみならず，垂直な厚み方向にも生じます．スキャン面の外側にある，本来描出されないはずの構造物に**厚み方向に広がった超音波が反射されると，空間分解能が低いためにスキャン面に構造物があるように描出される**ことがあり，ビーム幅アーチファクトと呼ばれます．サイドローブアーチファクトと同じく石灰化弁輪や人工弁弁輪で生じた場合には，血栓や疣腫との鑑別が問題になります（図9）．

■ニアフィールドクラッター（Near field clutter）とは

エコー装置自体によるアーチファクトで，プローブに近い心尖部で，プローブ自体の振動がアーチファクトを生じる現象です．心尖部血栓の鑑別で問題になる可能性がありますが，セカンドハーモニクスによる画質の向上，プローブの技術的向上により問題となる機会は少なくなっています．

参考文献1からアーチファクトの種類と対策（表1）およびアーチファクトと真の構造物との鑑別のためのポイント（表2）をまとめました．

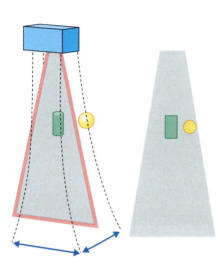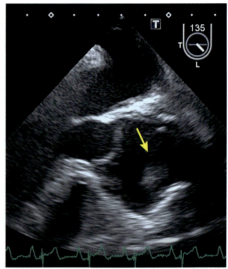

図9　ビーム幅アーチファクト
左：超音波ビームは実際には厚みがあるため，スキャン面外の対象物（黄色）からも反射波が戻ってくることがあるが，空間分解能が低いと同一のスキャン面に存在するように描出されることがある
右：経食道心エコーでスキャン面の外側の大動脈壁が描出されてしまい，あたかもValsalva洞内に血栓様に見えた例．血栓が形成されえない部位であるとともに，CTでValsalva洞内には構造物はないことが確認された

表2　アーチファクト鑑別のポイント

	真の構造物の可能性	アーチファクトの可能性
形態	●境界が明瞭（血栓以外）	●直線状 ●はっきりした境界を欠く
動き	●独立した動き	●他の構造物と同じ動き（平行，あるいは鏡像関係） ●他の固形構造物を通過するように見える
付着	●他の構造物に付着	●明瞭な付着を認めない
再現性	●他断面でも認められる	●他の断面では認められないことがある
カラードプラでの血流	●血流信号に影響する	●血流信号に影響しない
そのほか	●解剖学から正しい位置関係が説明できる	●物理工学的に位置関係が説明できる

（文献1，Table 2より引用）

表1 心エコーのアーチファクト

	特徴	対策
反射 and/or 屈折によるアーチファクト		
多重反射	●対象物より遠い位置に ●対象物と平行に動く ●コメット様エコー：プローブの中心を通る直線状	●ゲインを下げる ●他の断面から描出
音響陰影	●パイ状の無エコー領域 ●強い反射体の遠位側，またはプローブの中心を通る直線状	●他の断面から描出 ●ゲインを上げる ●TGCを調節する
鏡面反射	●対象物より遠い位置に ●対象物と反対方向に動く	●ゲインを下げる
屈折によるアーチファクト （レンズアーチファクト）	●二重像 ●プローブから等距離に	●他の断面から描出 ●屈折の原因を外して描出
超音波ビームの特性によるアーチファクト		
サイドローブアーチファクト	●直線状 ●対象物の両側に対称性に 　プローブから等距離に 　（radial方向に円弧状に）	●ゲインを下げる ●カラードプラを入れる
ビーム幅アーチファクト	●プローブから等距離に ●画角外の対象物やドプラ信号による	●超音波焦点を調節 ●他の断面から描出
装置に関連するアーチファクト		
ニアフィールドクラッター (Near field clutter)	●近距離音場でのノイズ ●解剖学的構造物と無関係	●カラードプラを入れる ●スケールを下げる ●他の断面から描出

TGC：time gain compensation
（文献1，Table 1より引用）

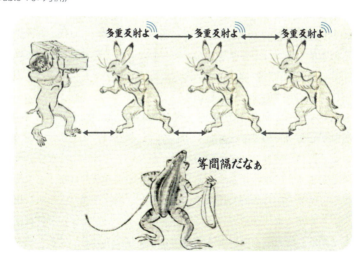

心得 5　心エコー所見の書法と作法①

1) 所見は読まれず，理解されず，疑われず
2) 忙しいときにはゆっくり所見を読んでいる時間はない
3) 相手が心エコーの専門医でないことのほうが多い

　検査の結果は所見としてまとめられますが，ここでは所見を書くうえでの注意点を独断と偏見で述べます．所見の書き方には各施設の書式があり，読者の施設では使えないものもあるでしょうが，そこはお許しください．

　心エコーの所見について知っておいてほしいことがあります．それは，所見を読んだ医師の多くは
　①所見を詳しく読まず，個々の値についてはほとんど見ていない
　②所見に何が書いてあるかをあまり理解していない
　③理解していないのに盲従することもある
ということです．
　そんなことはない！とお怒りになる気持ちもよくわかります．もちろんすべての医師がそうではありません．①②については症例によって詳しく読む必要がある場合もあれば，ルーチンとして目を通すだけでよいこともあります．③についても心エコー所見のみを信じて手術適応を決めることはないでしょう．それでも上記のようなことがありうるのが現実です．
　かく言う私も外来診療では，ほとんどの心エコーの所見はさくっと目を通すだけです．初回の症例ではある程度読みますが，それでも「20代で非典型的な胸痛」なら拡張能などは詳しく見ません．毎年心エコーで経過観察をしている症例では，症状に変化がなければポイントとなる点（心機能，弁機能など）に変化がないかだけをチェックしていることが多いです．
　私でも所見を書いた検者の意図を正しく理解していないこともあります．所見を読む医師が心エコーのことを詳しく知らなければなおさらです．循環器が専門でも心エコーについては必要最低限の知識しかないことは少なくなく，サブスペシャリティがますます細分化しつつあるなかでこのような例はますます増えてきます．まして所見を読む医師が循環器の専門医とは限りません．しかし相手が心エコーを詳しく知らないからといって，必要なメッセージが届かなければ大変です．どうせ理解してもらえないだろうと，おざなりな所見をつけると被害を受け

るのは患者さんです．

　困ったことに，理解していないのに（あるいは理解していないからこそ）所見に書いてあることが100％正しいと信じて治療方針を決める先生もおられます．所見にある病状が重いか軽いかがわからず，結果を過大評価したり過小評価したりします．小さな異常を過剰に心配して循環器医に紹介される場合はほとんど問題になりませんが，過小評価は重大な結果につながることがあります．昨今の医療事情を考えると過大評価も許されなくなるでしょう．米国では心エコー図検査にも適正使用基準（appropriate use criteria：AUC）が決められています．日本も米国のように医療費の管理が厳しくなると，「君の所見を信じて循環器医に紹介したら減額査定されたぞ」などと怒られる日が来る可能性も少なくありません．あまり断定的すぎる所見を書くのも考えものです．

　なぜそんなネガティブなことばかりを言うのかと思われるかもしれません．しかしこれが医療の現実なのです．まず現実を直視したうえで**「よく読んでもらえる所見をどう作成するか」**を考えていきましょう．

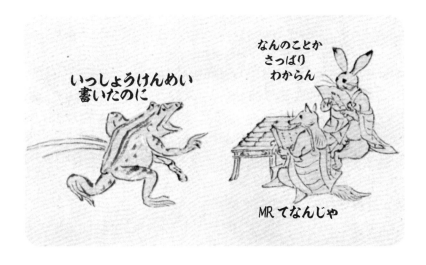

心得 6　心エコー所見の書法と作法②

1) 所見の中にキーポイント・サマリーとなる文章を含めよう
2) オーダー側が知りたいことを把握して所見を書こう
3) データから病態を推定する「ストーリー」を示そう

"心得5"では所見を書いても十分に意図が伝わらなかったり，正しく活用されないことがあることを述べました．主に受け取る側の問題なのですが，所見を書く側でもできることはないでしょうか．まず問題点を分析したうえでどうすべきかを考えましょう．

■所見を詳しく読んでもらえないのはなぜか

所見を詳しく読んでもらえない最大の理由は「時間がない」からです．症例検討会ならデータを詳しく読みますが，日常臨床ではそうはいきません．もう1つの理由は「読む必要がない部分は読まない」ことです．所見にはルーチンで計測するすべての数値が必須項目として記載されますが，読む側は必要な項目しか読みません．問題は全部読んでもらえないことではなく，「読むべき数値を読んでもらえない」こと，計測値の山に埋もれて本当に大切な数値を読んでもらえないことです．

対策としては「**必要な項目を抜粋して目を通してもらえるようにする**」ことになります．数値だけを抜粋するわけにもいかないので，**所見にキーポイントを「サマリー」としてまとめた文を含める**のがよいでしょう．項としてのサマリーはどの所見にもあると思いますが，構成上簡便に過ぎるかも知れません．所見の文中にも，キーポイントあるいはサマリー的な文章を含めるようにし，重要な計測値もそこにで示せば必要な内容は伝わります．

図があるとキーポイントはさらに伝わりやすくなります．写真や動画を付け加えても，心エコーが専門でない相手にはなかなかわかってもらえません．**簡単なスケッチ・イラストを添付する**ことを考えてみましょう．"心得1"で述べたように当院では手書きのスケッチを所見に取り込むしており，直感的にイメージを伝えることができます．書式の関係で難しくても，大事なポイントだけは簡単なイラストを付け加えるはどうでしょうか．

■所見が理解されないのはなぜか

所見が理解されない主な理由は「相手に理解できる能力がない」ことと「相手

が興味をもっていない」ことかと思います．

相手の能力はしかたがないと言ってしまえば，それまでです．しかしできるだけの対処はしておきたいと思います．**検査をオーダーした医師が何を専門とするかを知ったうえで，所見の表現をある程度調整する**ことも必要でしょう．

私の病院は循環器病の専門施設ですので，心エコーの所見を書くには相手のレベルに合わせる必要はありません．しかし他施設に診療情報提供書を送るときには必ず相手がどのような人かを考えて文章の内容を考えます．**非専門医に対しては必要な情報に絞り，できるだけ専門用語（ジャーゴン）は使わない**ようにして，使わなければいけない場合はやや解説的に書くように意識しています．相手が循環器医でしたら「PCIで#6 90→0％（Xience 3.0×30 mm）としました」と書きますが，そうでない医師に対しては「冠動脈左前下行枝近位部#6の高度狭窄部位にステント留置しました」などと書きます（左前下行枝がわからないと言われれば仕方がないですが）．心エコー所見についてもオーダーを出した医師の専門などを考えてわかりやすい言葉で簡潔に書くことが必要です．

では「相手が興味をもっていない」に対してはどう対処すべきでしょうか．検査オーダーを出すのだから，調べたい患者さんの病状に興味がないはずはありません．オーダーを出した医師が知りたいことと，所見の内容とが一致していないだけです．ですので「**何のためにオーダーされたのか」を知る**ことは必須です．胸痛の原因を知りたいのか，呼吸困難が心不全かどうか，それとも術耐能を確認したいのか，それによって返すべき所見も変わります．ただ詳しいオーダーを書いてくれない医師がいるのも問題です．そんなときは**カルテの内容を簡単に確認して何が問題になっているのかを見つけて**みましょう．

■検査オーダーの目的に一致した所見を

検査をオーダーする目的は，主に①症状・病状の原因解明 ②現在の病状評価 ③病状の経時的変化・薬効評価 ④手術適応・術耐能の決定，などです．①についてはオーダー側がどのような病状を想定しているかをある程度考えて，それに合うような所見かどうかを記載します．HFpEFを疑っているのであれば拡張能指標については詳しく調べ，できればガイドラインでの拡張障害の基準（第3章秘伝5心得9）に合うかは記しましょう．ただし最終的な診断については心エコーだけで断定することはできないので，「……の可能性が考えられる」程度でとどめておいた方が無難でしょう．また，ある疾患を否定できる所見についても述べるようにします．

②の病状評価については,「僧帽弁閉鎖不全　2/4」ではどの程度の病状なのかはわかりません.できるだけ定量評価とガイドラインに基づく重症度評価も併記します.③については結果をオーダーした医師に丸投げするのではなく,以前の結果と比較して「どの要素」が「どの程度」「よくなったのか・悪くなったのか」を記載するようにします.④については最終的な判断は主治医が下すものです.所見で手術適応などを断定的に書く必要はありませんが,術適応・術耐能の決定に必要な指標を考えて所見を記載することを目指します.

相手が求める以上のことは書くなというのではありません.発見した異常所見は必ず記載すべきです.ただ**オーダー側が知りたいことは必ず明示すること**を忘れないように.オーダーされた検査は,あくまでオーダーした医師のための検査です.

■ 所見にもストーリーを

興味をもっていない相手にも読んでもらえるもう1つの方法は「面白い所見」を書くことです.個々の事実だけを羅列されても面白くもなんともありません.**データの連関から病態を推定するプロセスを1つの「ストーリー」として提示**した方が興味をもってもらえます.前述したサマリー的部分で述べれば相手が興味をもってくれる可能性は高くなります.

もちろん推論が間違えていてはどうしようもありません.正しい推論ができるためにはその病気のことと,心エコーの各データがもつ正しい意味を理解している必要があります.本書の目的は,「ストーリーづくり」に必要な知識と推論の方法を提供することにあります.

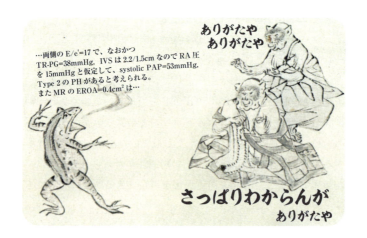

心得 7　本書の目的と内容について

1) 心エコーの結果をよりよく「解釈」できるようになることを目指します
2) 胸痛疾患について解釈に役立つ情報や壁運動異常の評価の方法について述べます
3) 心不全については計測値の意味付けと，病態解析のプロセスを検討します

■ この本の目的について

　本書が期待している読者はある程度の心エコー図検査はできるようになったけれど，さらにステップアップしたいと頑張っておられる方々です．

　心エコーでのステップアップといってもいろいろな方法があります．画像の描出の上手さも含まれるでしょう．あまり目にする機会の少ない疾患の画像でもわかるというのは重要なポイントであり，ステップアップには必須の項目です．ただ本書の限られた紙幅ではたくさんの疾患の例を提示することは困難です．こちらについてはさらに大部の書に譲りたいと思います（専門資格の試験では珍しい疾患を問う問題がどうしても多くなります．したがって本書は専門資格の受験には向いていないかと思います．ご了承ください）．

　もう1つのステップアップの方法としては，**ありふれた疾患であっても，心エコーを深く読むことができるようになる**ということがあります．数少ない疾患を識別できることは大切な能力ですが，日常臨床で出合うのはほとんどがありふれた病気です．しかしありふれたといえども，1人ひとりの病状はまったく異なり，治療の方針も違ってきます．個々の病態の違いを知るためには，各データを関連付けて病態を考える姿勢が必要です（心得6で述べたストーリーです）．本書が目指すステップアップはそのような「**考える心エコー**」です．

　私は心エコー初心者のころに『*Handbook of Echo-Doppler Interpretation*』（Kerut EK et al eds, Futura Publishing Company, 1996）という小冊子で勉強しました．内容もよくできていましたが，感心したのが「エコー・ドプラの**解釈**ハンドブック」というタイトルです．**心エコーで大切なのは画像を撮ることではなく，それをどう解釈するかだ**というメッセージがはっきりした良いタイトルでした．本書もそのメッセージを目標として執筆しました．

■ **本書の構成について**

　本書では日常の心エコー図検査のなかでもっとも多いものとして「胸痛」と「心不全」の2つの項目を扱います．

　胸痛については虚血性心疾患が中心ですが，それ以外の疾患も大切です．その鑑別においては"心得1・2"で述べたように患者さんからの情報が有力な手がかりになります．さらに身体所見，心電図なども総合して考えることで，心エコーの見るべきポイントが定まって，より確実な検査ができるようになります．本書では心エコー図検査に役立つようにと，胸痛疾患に関連した基礎知識も多く含めています．虚血性心疾患については局所壁運動異常の評価が中心になりますが，本書では壁運動異常をどのように「解釈」するかにも力点をおいて解説しています．これらを材料として「考える」ことで胸痛疾患の心エコーをより深く「解釈」できるようになることを目指します．

　心不全は1つの病気ではなくいろいろな心疾患の結果としての症候群です．そのためにさまざまな誤解や混乱が生じることもあります．本書ではまず心不全という病態についての基礎知識から始めています（この辺りは循環器医の方には当たり前すぎるかもしれませんが，ソノグラファーの方の便宜を考えて内容に加えました）．胸痛疾患では画像が重要ですが，心不全では計測データに重点がおかれ

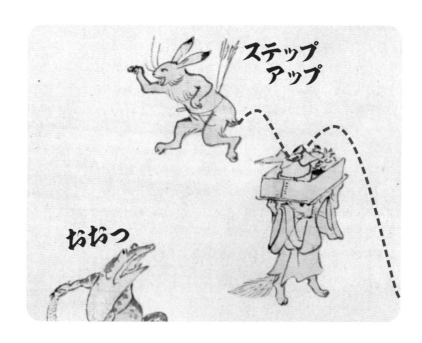

ます．計測は不正確でしたら意味をもちませんし，個々の計測がどのような意味をもっているかがわからなければ正しい解釈はできません．本書では各計測値についての詳しい解説を目指しました．最後に個々のデータを関連付けて「解釈」するために，心力学という古典的なツールを使った説明を試みています．心力学は難しいというイメージをもたれている方も多いようですが，できるだけわかりやすく説明するようにしています．最後にこれらの知識を使ってどのように心不全の病態を解釈するかを実例を通して説明しています．

　残念ながら本書では成人先天性心疾患については全く触れることができず，弁膜疾患も心不全の稿で簡単に触れるにとどまってしまいました．心筋疾患についてもほとんど触れていません．これらはいずれも注目されている分野であり，日常臨床でも大切な病気です．ページの関係もありますが，それ以上に筆者の力量不足の結果であります．これらにつきましてはすでに多くの良書がありますので，ご参照いただきますよう切望いたします．

● 参考文献
1）Bertrand PB, et al：J Am Soc Echocardiogr, 29：381-391, 2016

第2章

胸痛疾患をみるコツ

第2章 胸痛疾患をみるコツ

秘伝 1 胸痛疾患の心エコー
診断は，プローブを当てる前から始まっている

救急医が胸痛患者に接して，いきなり検査を始めることはありません．まずはいろいろな情報を収集して可能性のある疾患を考えてから検査を始めます（これをテスト前の可能性評価〜pretest probability〜ともいいます）．心エコーを依頼された側も同じことをすべきです．検査を始める前に必要な情報を集めてあたりをつけておけば心エコー図検査が楽になります．

心得 1　プローブを当てる前に
胸痛疾患の心エコーを撮る前に，まず症状や心電図などから可能性のある疾患を考えておこう

　胸痛を訴える疾患といっても，心疾患とは限りません．そもそも疾患であるかどうかもわかりません．小学生が「バットのスイングを何回も練習したあとで胸が痛くなった」というのは，心疾患よりも筋肉痛を考えるのが当然です（それでも心配してお母さんは子供を受診させたりします）．こんな極端な例でなくても，胸痛の状態から虚血性心疾患よりも大動脈解離が疑われるような症例でしたら，心エコーでも心臓だけではなく，上行大動脈〜大動脈弓部〜下行大動脈と調べていく必要があります．しかし大動脈解離を思いつかなければ大動脈を詳しく見ないのが普通です．かといってすべての胸痛症例で大動脈を詳しく観察するのも効率的ではありません（急性冠症候群などで検査時間が限定されているようなときにはなおさらです）．**検査の前に可能性のある疾患を考えておき，それに合わせて心エコーで見るべき項目を選んで検査の流れを組み立てておくことが，特に救急の場面では重要なステップです．**

　心エコーを始める前にできるだけ情報を集めておきましょう．表1に収集すべき項目をまとめます．当たり前のことにみえますが，どれも大切な項目です．重症症例ではこういった情報の収集ができない場合もありますが，家族などにも協力してもらってできるだけ集めておきましょう．

　そのほか，収集できる情報はなんでも利用しましょう．もっとも心エコー図検査は病歴をとる場面ではないので，自分で集められないものはカルテを見たりし

表1 胸痛症例で収集すべき基本情報

基本的情報：年齢，性別，身長，体重など	長身の比較的若い人の強い胸痛はMarfan症候群による大動脈解離の可能性もある
冠危険因子の有無（高血圧，糖尿病，脂質異常症，喫煙など）	危険因子がないことは疾患を除外するわけではない！
簡単な病歴	いつ，どのような状態で胸痛が発症したか，は特に大切
胸痛の性状	胸痛を感じる位置，痛みの性状，持続時間，随伴症状
検査時に胸痛が持続しているか	非常に大切
心不全，ショックの有無	右心不全主体か，左心不全主体か
血圧，脈拍数，体温，酸素飽和度	
心電図	最強の情報源
胸部X線	
血液検査データ	
以前の心エコー所見・データ	

てわかる範囲で集めましょう．検査中に患者さんと会話をして情報を集めるのもよい方法です．ただ**状態が悪く会話も苦痛である方や，他のスタッフにも尋ねられたことを何度も訊かれることを不快に思われる方もおられる**ことには注意しましょう．

心得2　胸痛をみたら考えること

1) 集めた情報から，まず胸痛が心疾患かそうではないか考えよう
2) 心疾患の可能性が高ければ虚血性心疾患かどうかを考えよう
3) 胸痛三大疾患：急性冠症候群・大動脈解離・肺血栓塞栓症

　すべての胸痛疾患が循環器系疾患とは限りません．胸痛疾患で救急外来を受診した症例のうち，循環器系疾患は50％程度ともいわれています．表2に示したのはカナダでの例です[1]．45歳以上では冠動脈疾患が一番多いのですが，45歳未満では一番多かったのは不安発作でした．それ以外にも循環器系疾患以外の疾患が多いのがわかるかと思います．

　本邦でも島根大学医学部附属病院の救急外来を受診した胸痛症例120例を調べたところ，循環器疾患が2/3を占めそのうちの半数は急性冠症候群であるものの，1/3は非循環器疾患で，そのうち**呼吸器疾患が最も多かった**と報告されています[2]．

表2 救急外来での胸痛の原因疾患

	45歳未満（%）	45歳以上（%）
虚血性心疾患	22.2	58.0
原因不明	16.9	6.0
不安症状	27.2	7.9
心不全	0	3.4
心房細動	0.1	1.9
高血圧症	1.7	1.4
GERD（胃食道逆流症）	2.0	1.7
肺炎	0.2	0.4
急性気管支炎	0.2	0.2
COPD（慢性閉塞性肺疾患）	0.1	0.2
肺血栓塞栓症	0.0	0.2
その他	29.3	18.8

（文献1より引用）

　誤解しないでほしいのですが，胸痛では**循環器疾患，特に虚血性心疾患はまず第一に考えるべき疾患である**ことは間違いありません．急性冠症候群を見逃してしまうと重大な事態に陥る可能性が高く，安易に急性冠症候群の可能性を除外すべきではありません．しかし心疾患以外の可能性も考えるべきであることは覚えておきましょう．

　胸痛の三大疾患として

急性冠症候群・大動脈解離・肺血栓塞栓症

の3つが挙げられます．このなかで急性冠症候群が最も多く，大動脈解離，肺血栓塞栓症の頻度ははるかに少ないです．しかしこの3つは緊急性がきわめて高い疾患であり，見逃してしまうと生命に関わる可能性のある疾患です．まずは虚血性心疾患を中心にして三大疾患から考えていくべきです．

　表3に胸痛をきたす主な循環器系疾患および非循環器系疾患を示します．循環器系疾患の可能性が高ければ心エコー図検査は非常に有用です．非循環器系疾患が疑われた場合は，もちろん可能性の高い疾患に合わせた検査をまず行うことになります．心エコー図検査も循環器疾患の除外診断に有用ですが，優先度としては低くなります．

表3 代表的な胸痛の原因疾患

循環器系疾患	非循環器系疾患	
● 急性冠症候群 ● 大動脈解離 ● たこつぼ心筋症 ● 心嚢炎・心筋炎 ● 大動脈弁狭窄症 ● 肺高血圧症 ● 不整脈	**消化器疾患** ● 逆流性食道炎・GERD ● 食道痙攣 ● 特発性食道破裂（Boerhaave症候群） ● 消化性潰瘍 ● 胆石症 **肺疾患** ● 肺血栓塞栓症 ● 気胸 ● 肺炎・胸膜炎	**神経・筋・骨格系疾患** ● 帯状疱疹 ● 胸郭出口症候群 ● 肋軟骨炎 (Tietze症候群) ● 頸椎胸椎変形性関節性疾患 **心因性疾患** ● 不安・抑うつ

心得 3　胸痛の特徴は大きな武器

1）胸痛の種類・位置・範囲・放散・持続時間・変動，随伴症状などを確認しよう
2）呼吸困難などが主訴のことも多く，症状のみで虚血性心疾患を否定しない

　急性冠症候群の可能性のある症例に対しては，胸痛の特徴は重要な情報です（**表4**）．胸痛の種類・位置・胸痛範囲の大きさ，痛みの放散・強さ・発症時間・持続時間・変動・頻度，随伴症状，以前の心筋梗塞・狭心症の症状との類似などがポイントとなります．

　表5に胸痛の特徴から急性心筋梗塞をどの程度示唆するものであるかを示します[3]．ただ胸痛の特徴のみで急性冠症候群を否定することはできないことには注意してください．

　急性冠症候群は必ずしも胸痛で発症するとは限らないことにも注意が必要です．急性心筋梗塞のうち胸痛が主訴であったのは50％強程度で，呼吸困難感が主訴の症例も15％以上あり，ふらつきや腹痛を訴える症例も少なくありません[4]．高齢者や女性，糖尿病患者では胸痛以外の症状を訴える傾向があり，注意が必要です．症状から急性冠症候群の可能性が高いかどうかを考えることは大切ですが，**症状のみから否定することはしないようにしましょう**．

表4 鑑別診断のために確認すべき胸痛の特徴

痛みの様態	絞扼感や圧迫感は虚血の典型的な症状．刺すような痛みは虚血性である可能性は低いと思われる．既往例では以前の症状との類似
位置	虚血性心疾患では胸骨後面，心窩部が主要部位
範囲	ごく小さな局所的な痛み（貨幣大）は心疾患以外の可能性が高い
放散	虚血性心疾患では肩，頸，顎などに放散する
持続時間	数秒〜1分以内の場合，虚血性心疾患の可能性は低い
変動	呼吸，胸部への圧迫，体位の変換などによって変化する胸痛は循環器疾患以外の可能性が高い
随伴症状	急性冠症候群は発汗，嘔気・嘔吐，呼吸困難感，全身倦怠感，動悸などをしばしば伴う

表5 胸痛の特徴と急性心筋梗塞の可能性

胸痛の特徴	陽性尤度比 (95% CI)
急性心筋梗塞の可能性が高い所見	
右腕・肩への放散	4.7（1.9〜12）
両腕・肩への放散	4.1（2.5〜6.5）
労作による増強	2.4（1.5〜3.8）
左腕への放散	2.3（1.7〜3.1）
発汗を伴う	2.0（1.9〜2.2）
嘔気・嘔吐を伴う	1.9（1.7〜2.3）
以前の狭心症より強い痛みまたは以前の心筋梗塞に類似	1.8（1.6〜2.0）
痛みを圧迫感と表現	1.3（1.2〜1.5）
急性心筋梗塞の可能性が低い所見	
深呼吸で変動する	0.2（0.1〜0.3）
体位で変動する	0.3（0.2〜0.5）
鋭い痛みと表現	0.3（0.2〜0.5）
炎症部位の痛み	0.8（0.7〜0.9）
労作で変動せず	0.8（0.6〜0.9）

陽性尤度比が大きいほど急性心筋梗塞の症状である可能性が高い
（文献3より引用）

心得 4　ニトログリセリンの効果

1) ニトログリセリンでの症状の変化の内容を確認しよう
2) ニトログリセリンの効果は診断の参考のみ

　虚血性心疾患でしたら，ニトログリセリンで胸痛が改善することが多いのは事実ですが，ニトログリセリンで消失したからといってその胸痛が虚血性心疾患であるとは限りません．

　患者さんに「ニトログリセリンで症状が改善した」と言われても，どのように効いたかを確認する必要があります．「舌下投与して30分したら胸痛が改善した」というのでは，本当に効果があったのか疑問です．ニトログリセリンの生体内での薬物動態は投与経路などにより差がありますが，舌下だと血中最大濃度に達するのは3分程度，投与後4分程度で半減するともいわれています[5]．よくニトログリセリン1錠舌下で5分しても効果がなければもう1錠舌下投与するように患者さんに指示するのは，経験的に5分程度で効果が現れると考えられるからです．

　ニトログリセリンで短時間に胸痛が改善したといっても，虚血性心疾患とは限りません．ニトログリセリンで胸痛が5分以内に改善した症例のなかで，虚血性心疾患が実際にあるのは50％程度であり[6]，ニトログリセリン投与による虚血性心疾患の診断精度は感度70％，特異度は40％程度しかありません[7]．ニトログリセリンへの反応性はあくまで診断の参考程度と考えたほうがよさそうです．

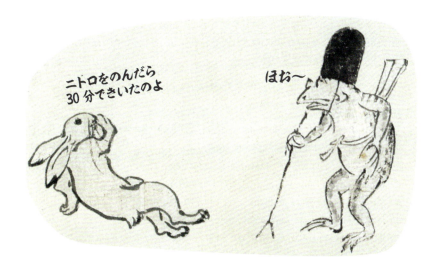

心得 5　胸痛の性状を確認しよう
大動脈解離などでも胸痛の性状に特徴があり，診断に役立つ

　急性冠症候群もそうですが，症状のみで鑑別診断ができるわけではありません．しかし疾患によっては比較的特徴的な胸痛を示すこともあり，エコー前診断には症状を確認することも役に立ちます．

　急性冠症候群であれ，それ以外の疾患であれ，胸痛の特徴はあくまで疾患を示唆する参考所見であり，それにこだわるべきではありません．ただ症状から疑われる疾患があれば，それに応じた心エコーの観察を行うようにしましょう．例えば大動脈解離が疑われたら，大動脈内でflapの有無を確認し，心臓についても心膜貯留や大動脈弁閉鎖不全の有無など見るべきポイントが変わってきます．

　心エコーの前には，できるだけ胸痛の性状を確認しましょう．**患者さんの訴えは情報の宝の山です**．

表6　疾患による胸痛の特徴

大動脈解離	●突然発症する激しい胸痛とともに背部痛を呈したり，病状の進行とともに胸痛が下方へ進行していくことも多い（頸動脈へ解離が進行する場合は顎や頸に広がることもある） ●裂けるような痛みなどと表現されることもある
心外膜炎 肺疾患	●吸気時に痛みが増強されることが多い
肺血栓塞栓症	●突然の呼吸困難感で出現することが多いが，約60％の症例では胸痛を認めるともいわれる[8] ●胸痛は呼吸性に増悪することもある
食道疾患	●胸部の灼熱感として感じられることも多いが，必ずしもそうとは限らない

● 参考文献

1) Ponka D & Kirlew M：Can Fam Physician, 53：2146, 2007
2) 谷村隆志，他：日消誌, 105：54-59, 2008
3) Swap CJ & Nagurney JT：JAMA, 294：2623-2629, 2005
4) Gupta M, et al：Ann Emerg Med, 40：180-186, 2002
5) Bashir A, et al：Br J Clin Pharmacol, 14：779-784, 1982
6) Henrikson CA, et al：Ann Intern Med, 139：979-986, 2003
7) Steele R, et al：CJEM, 8：164-169, 2006
8) Worsley DF, et al：J Nucl Med, 34：1851-1853, 1993

第2章　胸痛疾患をみるコツ

秘伝 2　胸痛の救急エコー
必要最小限を迅速に

　胸痛に対する心エコーといってもなにか特別であるわけではありません．しかし救急での心エコーとなると通常のエコーの検査内容をすべて行うだけの時間がありません．特に急性冠症候群では一刻も早い再疎通が最も重要であり，心エコーだけに十分な時間をかけるわけにはいきません．ここでは急性冠症候群を中心とした救急エコーで，許された時間内で必要十分なデータを集めるための心得を述べます．

心得 1　救急エコーの基本
胸痛の救急エコーは「FOCUS＋局所壁運動評価＋カラードプラ」が基本

　胸痛を訴える救急患者は急性冠症候群や大動脈解離など一刻を争う病態であることも少なくありません．心エコーは胸痛の診断にとって強力な武器ですが，救急の現場では心エコーにばかり時間をかけていられないのも事実です．救急心エコーでは，**見るべきポイントをあらかじめ決めておき，それにしたがって迅速に検査を進めていくことが大切**になります．

■FOCUSとは

　胸痛の救急エコーのポイントとしては，FOCUS（focused cardiac ultrasound in the emergent setting）[1]の考え方が参考になります．FOCUSとは循環器を専門としない救急医がショックや胸痛などの症例に遭遇したときに，必要最小限の項目を最小限の時間内に観察できるように米国心エコー図学会（ASE）と米国救急医学会（ACEP）がまとめたものです．

　FOCUSは心疾患が疑われる救急患者に対して一刻も早く病態の評価を行うことを目的とします．定量的な計測やドプラ心エコーによる評価は含まれず，断層エコーのみに限定しています．FOCUSのガイドライン（正確にはConsensus Statement）は見るべきポイントとして

　①心膜貯留の有無，②心室サイズの相対的な評価，③左室全体の収縮能の評価，④循環血液量の評価

の4つを挙げています（表1）．

表1　FOCUSの目的[1]

心膜貯留の有無の確認
・多断面からエコーフリースペースを描出 ・心タンポナーデの診断に有用：右房・右室の虚脱（collapse）や右室の拡張遅延など
左室全体の収縮性評価
・左室全体の収縮を目視にて「正常または軽度低下」と「高度低下」に評価
明らかな右室および左室拡大の検出
・肺血栓塞栓症の診断に有用：右室の明らかな拡大（右室＞左室）がないか （右室収縮能の低下，大静脈・右室の可動性の血栓なども）
血管内血液量の評価
・下大静脈の大きさ・呼吸性変動の評価 ・呼吸により径が大きく変動，虚脱する所見から循環血液量の不足を推定
エコーガイド下心膜穿刺
体外式ペースメーカーワイヤ留置の確認

　これら以外は評価すべきでないというわけではなく，心臓内の異常構造物（腫瘍，血栓，疣腫など），弁膜の機能異常，局所壁運動異常や大動脈解離の存在などについてもわかりやすい所見の発見も重要であるとしています．ただFOCUSの趣旨が救急医による最低限の検査とされているため，これらの所見を見た場合，より包括的な心エコー図検査を行うか，循環器専門医へ相談すべきとしています．

■FOCUSはどんなときに有用か

　FOCUSが有用な状況として，心臓外傷，心肺停止，血圧低下・ショック，呼吸困難・息切れ，胸痛などが考えられています．心臓外傷以外は急性冠症候群でもしばしば見受ける病態でもあります．胸痛についてはFOCUSでは肺血栓塞栓症および大動脈解離のスクリーニングを第一に考えています．

　大動脈解離についてはFOCUSでは心膜貯留や胸水，大動脈基部の拡大（**4 cm以上の大動脈基部の拡大**はStanford A型の大動脈解離の可能性を示唆としています）の確認にとどめています．肺血栓塞栓症については，FOCUSでは右室の拡大（右室＞左室）や右室収縮能の低下，大静脈・右室の可動性の血栓などを認める場合に肺血栓塞栓症が高く疑われるとします．ただしFOCUSの範囲では両者とも検出できる感度は低いものと思われます．大動脈解離，肺血栓塞栓症が疑われる症例の心エコーのポイントについてはそれぞれ"秘伝7""秘伝8"で詳述します．

表2　胸痛の救急エコーではこれだけは見よう

上行大動脈	● 上行大動脈の拡大を目視的に評価（傍胸骨左縁長軸像） ● 上行大動脈内のflapの有無（傍胸骨左縁長軸像，心尖四腔像）
局所壁運動	● 基本断面で局所壁運動を評価 ● 壁運動異常が冠動脈の走行に一致するか ● どの冠動脈の支配領域か
左室の収縮性評価	● 心尖四腔像から目視法による左室駆出率（eye-ball EF） ● 時間に余裕があるときのみ定量評価
心膜貯留の有無	● 心タンポナーデの診断に有用：右房・右室の虚脱（collapse）や右室の拡張遅延なども ● 大動脈解離に伴う心膜貯留（Stanford A型） ● 心膜炎，心筋心膜炎（症候，病歴，心電図とともに） ● 急性冠症候群に伴うショック症例：心破裂の可能性
明らかな右室拡大の検出	● 肺血栓塞栓症の可能性 ● 右室収縮低下：McConell徴候
血管内血液量の評価	● 下大静脈の大きさ・呼吸性変動 ● 呼吸性の下大静脈系の大きな変動・虚脱は循環血液量の不足 ● 拡大し呼吸性変動消失→循環血液量過剰
弁膜などの評価	● 大動脈弁，僧帽弁，三尖弁閉鎖不全の肉眼的評価 ● 大動脈解離に伴う大動脈弁閉鎖不全症(Stanford A型) ● 心筋梗塞に伴う僧帽弁閉鎖不全：僧帽弁のfrail→乳頭筋断裂 ● 肺動脈血栓塞栓症：右室の拡大・収縮不全を伴う中等度以上の三尖弁閉鎖不全 ● 心内シャント：心室中隔穿孔

　FOCUSは循環器を専門としない救急医を対象としたものであり，本書の読者にとっては不十分なものです．ただ前述の①〜④の項目は救急エコーのポイントとして見逃せないものであり，胸痛症例ではこれら4つのポイントを，より詳細に確認していくことが必要です．さらに**胸痛の救急で最も問題になるのは急性冠症候群であり，局所壁運動の評価は必須**です．FOCUSは断層エコーの範囲に限定していましたが，**機械的合併症の可能性を考えるとカラードプラによる評価も最低限必要**です．表2にFOCUS＋局所壁運動評価＋カラードプラとして，胸痛に対する救急エコーで最低限見ておくべき点をまとめました．

心得 2　救急エコーは迅速に
急性冠症候群の救急での心エコーは10分以内に

　胸痛の救急心エコーでは，いかに迅速に必要な検査を行うかが問題になります．許容される検査時間は患者の病態によって異なりますし，検査内容もその許容時間内にできるものに限られます．ショックを伴う場合では，最低限の断面で"心得1"のFOCUSの範囲と（大雑把な）局所壁運動を大まかに確認し，おおよその診断を下すことは1分程度で実施できますし，携帯型心エコーでも十分です．それで診断がつかないなら心尖部アプローチからのカラードプラを追加します．

　急性冠症候群では，冠動脈インターベンション（PCI）を一刻も早く実施することが重要になります．個人的な考えですが，**救急での心エコー検査は10分以内に終了することを目標に行うべき**です．10分あれば上記の最低限のポイントだけでなく，定量的な計測も実施することが可能です．日頃より10分以内に終了するように必要な計測を順序よく迅速に進めるトレーニングをしておきましょう．緊急性の低い症例ではこの限りではなく，余裕があるならしっかりとした診断をつけることに重点を置いてよいでしょう．

● 参考文献
1) Labovitz AJ, et al : J Am Soc Echocardiogr, 23 : 1225-1230, 2010

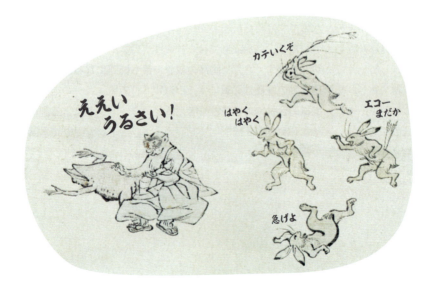

第2章 胸痛疾患をみるコツ

秘伝 3 急性冠症候群の心エコー
診断の基本は胸痛の有無と局所壁運動で

> 胸痛の診断は，まず虚血性心疾患かそれ以外の疾患かを鑑別することから始まります．心エコーでの虚血性心疾患の診断は局所壁運動異常の有無が基本になりますが，その評価に悩むことも少なくありません．画質が不良な例では診断は難しく，できるだけ良い画像を出す工夫が必要です．また壁運動異常があってもそれだけでは虚血性心疾患と判断できません．本稿では壁運動異常があるとき，どのように診断を進めるかの基本を述べます．

心得 1　局所壁運動が評価しにくい症例でのコツ

1) やせ型体型では心窩部アプローチや呼気での息止めを
2) 肥満例の心尖部アプローチはより外側にプローブを当ててみる
3) 局所壁運動が評価できない部分があっても病態がわかればよい

　胸痛の症例でまず考えるべきは虚血性心疾患の可能性です．心エコーでは局所壁運動の評価が基本になりますが，この基本がなかなか難しいのも事実です．

　局所壁運動の評価を難しくしているのは，①被検者側の問題と②検者側（能力？）の問題です（機器の性能という問題もありますが，最近はローエンド機でも十分な画質が得られるので，本書では取り上げません．ただポケットエコーでは今でも画面の小ささや画質が問題になります）．被検者側の問題については工夫によってある程度は改善できますが，限界はあります．見えない人は見えませんし，見えないものは判断できません．そのときはあきらめて他の画像診断を考えるのが正解です．

　検者側の能力については，ポイントとなる考え方を身につけさえすれば，誰でもある程度正しく判断できるようになります．それについては後で述べるとし，ここでは被検者側の問題を改善する工夫について解説します．

■やせ型の患者さんの場合

　被検者側の最大の問題は体型です．肥満でも，やせ型でも良い画質を得ることが難しくなります．やせ型では立位心になるため，胸壁と心臓の距離が大きくなり，その間の肺組織で超音波が散乱してしまうので描出しにくくなります．特に

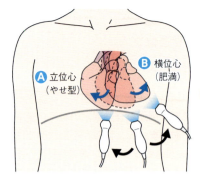

図1 体型による心臓の位置の変化とプローブ位置
A：やせ型では立位心となるため心尖部アプローチでは，「やや内側」にプローブを当てる
B：肥満の場合，「やや外側」にプローブを当てるとよいこともある

　慢性閉塞性肺疾患（COPD）の患者さんはやせ型が多いうえに，肺気腫では肺の含気が多いためより一層画像は見えにくくなります．
　立位心ではなくても，急性心不全では起坐呼吸のため半坐位で心エコーを撮らざるを得ないことがあります．この場合，側臥位よりもどうしても心臓は立位になるので同じ患者さんでも見えにくくなることもあります．ただし心拡大のある症例では心尖部が胸壁に近くなるために，少々立位でもよく見える場合があります．急性心不全では頻呼吸や頻拍の方が影響が大きいように思われます．
　やせ型で立位心の場合でしたら**剣状突起下（心窩部）アプローチ**を試みるべきです（図1A）．短軸像は良好に描出できる可能性が高く，傍胸骨左縁長軸像に近似した長軸像もよく描出されます．計測もできますが，正しい基準断面からの計測ではないので参考値と考えるべきです．
　心尖部アプローチについても，**通常の心尖部アプローチより下の肋間，通常よりやや内側寄りにアプローチ**することで描出できる場合もあります．その場合でも基準断面に比べると斜めに描出されるため，計測値についても参考値と考えましょう．このようなアプローチでも心尖像は描出できない場合もあり，あきらめざるを得ないこともあります．やせ型やCOPDの症例では肺の含気が画像描出の障害になっていますので，呼気で息止めをしてもらうことで描出が良くなる場合もあります．

■肥満の患者さんの場合

　肥満症例では腹部も大きく膨れているため，剣状突起下アプローチも不可能な場合があります．やせ型の人の場合よりも超音波深度（depth）を深くすることで見える場合はありますが，画質は低下します．心尖部アプローチはやせ型と逆

に，通常よりもやや外側にプローブを当てることで描出されることもあります（図1B）．一肋間上からのアプローチが有効な場合もあります．

■ 気胸の場合

含気の問題で最も見えにくいのは気胸のときです．左肺の気胸では心臓が全く描出できなくなることがあります．胸部X線を見ればわかるのですが，場合によってエコーから気胸の可能性を考える必要があります．肺エコーで胸膜の動き（sliding lung）が消失している場合，気胸の可能性が考えられます．

■ 頻拍の場合

局所壁運動評価の際には画質が良くても心拍数の高い症例では壁運動の変化をみることは難しくなります．検者の能力の部分もありますが，どんなに頑張っても頻脈症例の壁運動評価には限界があることは覚えておいてよいと思います．

■ どうしても見えなければ

画質が悪く壁運動そのものはわかりにくい場合でも，解剖学に基づいて論理的に考えることで病態を推定できる場合もあります．見えない断面があったり，ある断面の中でも一部の領域が見えない場合は，ほかの見える断面において同じ領域に対応している部分を見つけて，その領域の壁運動から推定します．その場合，冠動脈の解剖からどの領域が対応しているかを考えることが大事です．このようにして，見えない部分があっても冠動脈疾患の病態を推測できます．心エコー図検査の目的は局所壁運動を評価することではなく，病態を診断することです．

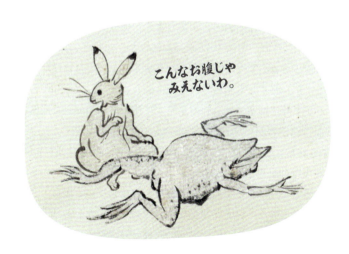

心得 2 急性冠症候群の診断ポイント

1) 不安定狭心症や非ST上昇型心筋梗塞が疑われる場合，必ず被検者に胸痛がまだ持続しているかを確認しよう
2) 胸痛が持続しているのに壁運動が正常な場合は，虚血性心疾患の可能性は低い

虚血性心疾患のなかでも一番問題になるのは急性冠症候群（acute coronary syndrome：ACS）です．急性冠症候群にはST上昇型心筋梗塞（ST elevation myocardial infarction：STEMI），非ST上昇型心筋梗塞（non-ST elevation myocardial infarction：NSTEMI）および不安定狭心症（unstable angina pectoris：UAP）の3つが含まれます．最近の心筋梗塞の定義はトロポニンの上昇を診断の中心にしています．高感度トロポニンを使うと今まで不安定狭心症とされていた症例のほとんどでトロポニンの上昇を認め，将来は不安定狭心症という病態はなくなり，ST上昇型急性冠症候群（≒STEMI）と非ST上昇型急性冠症候群（≒NSTEMI＋UAP）の2つに分類されるであろうとさえいわれています．本書では従来のSTEMI，NSTEMI，UAPとして話を進めます．

■ 局所壁運動の評価

心エコーによる虚血性心疾患の診断は局所壁運動異常の有無が中心になります．ST上昇型心筋梗塞は心内膜から心外膜までの全層性の虚血が生じ，**ほぼ確実に局所壁運動異常が認められます**．NSTEMIには，①冠動脈の不完全閉塞，自然再開通，あるいは側副血行路の発達により心筋傷害が心内膜側に留まっている場合，②多枝病変，③後壁梗塞などの場合があります．比較的多いのが③後壁梗塞の場合で，心電図の記録位置の関係でST上昇がはっきりしませんが心エコーでは局所壁運動異常が認められ重要な診断根拠となります．①の場合は壁運度異常がある場合が多いですが，必ずしも認められるとは限りません．①と②が合併することも多く，また左主幹部梗塞では心肺停止せずに病院に到着できた症例では不完全閉塞か側副血行路が著明に発達しているためにST上昇を認めない場合が多く，**NSTEMIでも非常にリスクの高い症例がある**ことには注意を要します．

UAPでは局所壁運動異常を認めないことが多く，心エコーのみからでは診断できないのが普通です．ただし①高度狭窄病変が存在している場合，②心エコー時に胸痛が認められる場合は局所壁運動異常を認める可能性があります．

冠動脈血流が低下した場合の局所心筋の収縮は冠灌流圧の低下にほぼ比例して

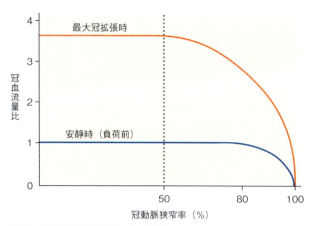

図2 冠動脈の狭窄と冠血流[1]
横軸に冠動脈の狭窄率，縦軸に冠血流比（アデノシン負荷により冠動脈を最大拡張させたときの血流と負荷前の血流との比，冠予備能の指標）を示す．負荷前の血流は85％以上の高度狭窄がない限り維持される

低下します．しかし冠血流の低下は狭窄度とは比例せず，冠動脈の狭窄率が85％となるまでは安静時の冠血流低下は認められません（図2）[1]．

　急性冠症候群の多くは冠動脈のプラークの急激な破たんによって生じると考えられますが，発症前は必ずしも高度狭窄があったとは限りません．特にUAPの場合，プラークそのものよりも血栓が血流障害に大きな役割を果たすと考えられます．プラークの破たんではなく血管内皮のびらん（erosion）により血栓ができて血流障害される場合もあります．いずれの場合でも血栓が消失すると残存した狭窄はさほど高度でないことも多く，特に後者ではほとんど狭窄はない場合もあります．そのためUAPでは局所壁運動異常を認めないことが多く，心エコーの有用性は一般的にはそれほど高くありません．逆に胸痛改善後も**心エコーで壁運動異常が持続する場合は高度狭窄病変が存在している可能性が高い**と考えられます．

■ 胸痛が続く場合の心エコー

　UAPを含むACSで心エコーが最も有用であるのは，胸痛が遷延しているときに記録できた場合です．虚血の程度や経過によって心筋にはいろいろな変化が現れます．虚血の程度あるいは継続時間によってどのような変化が現れるかを概念図として示したのが虚血カスケード（図3）[2]です．**心筋が虚血に陥ると胸痛や心電図異常の出現よりも先に局所壁運動の低下が出現**します．この考え方によると胸痛が心筋虚血によるものであるなら，必ず局所壁運動の低下があるはずです．も

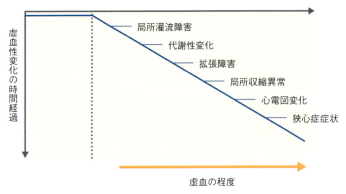

図3 虚血カスケード[2]
虚血の進行に伴い心臓に出現する変化を示す．局所収縮の異常は心電図の変化や症状よりも早期に出現する

し胸痛が持続しているにもかかわらず心エコーで局所壁運動異常が認められないなら，虚血性心疾患の可能性は低いと考えられます．

心エコーの適正使用についての米国心エコー学会のガイドラインでも「心筋梗塞を疑われるが心電図から診断のできない急性の胸痛症例における，胸痛があるときの安静時心エコー」は最も実施が適切である項目に挙げられています[3]．UAPやNSTEMIが疑われる場合のエコー診断では，被検者に胸痛がまだ持続しているかを確認することが重要です．

■ 他の診断法が必要となる場合

では症状などからACSが疑われる症例で，すでに症状が消失し，かつ心エコーでも局所壁運動が正常の場合はどう考えるべきでしょうか．この場合は，心エコーからはACSかどうかについては何もわからず，冠動脈CTなど他の診断法が必要となります．欧米では続けて負荷心エコーを行うことが多いのですが，本邦ではACSが疑われるような症例に負荷エコーをされている施設は少ないと思われます．

図4に検査時の胸痛の有無と局所壁運動異常から診断をどのように考えるかをまとめます．

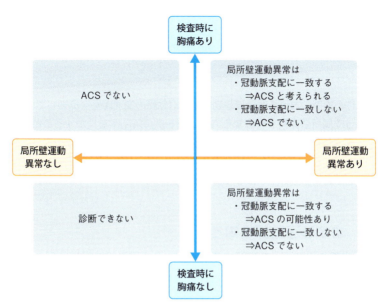

図4 心エコーによる急性冠症候群（ACS）の診断
ACSであるかは，検査時に胸痛が持続しているかと，心エコーでの局所壁運動異常（およびそれが冠動脈支配に一致しているか）によって決定される．胸痛が持続し，かつ冠動脈支配に一致した領域に局所壁運動異常が認められる場合はACSの可能性が高い．胸痛が持続しているにもかかわらず局所壁運動異常が認められない場合は，虚血カスケードより心筋虚血によるものとは考えにくくACSではないと考えられる．

● 参考文献
1）Gould KL & Lipscomb K：Am J Cardiol, 34：48-55, 1974
2）Nesto RW & Kowalchuk GJ：Am J Cardiol, 59：23C-30C, 1987
3）Douglas PS, et al：J Am Soc Echocardiogr, 24：229-267, 2011

第2章 胸痛疾患をみるコツ

秘伝 4 基本断面での冠動脈の走行
局所壁運動を理解するための解剖学

虚血性心疾患における局所壁運動異常は冠動脈の血流障害を反映しています．したがって局所壁運動を評価するには，冠動脈の解剖学を理解することが必須です．まずは冠動脈の名称や立体的な位置関係を理解し，それが心エコーでどのように現れるかを知ることが大切です．その理解は胸痛の診断のみならず，すべての心エコー診断の基本になります．

心得 1 まずは冠動脈を知ろう

虚血性心疾患の心エコーを理解するために，まず冠動脈の区域分類と，その解剖学的な位置関係を理解しよう

虚血性心疾患は冠動脈の疾患です．したがって虚血性心疾患を理解するためには冠動脈について理解することが基本です．心エコーでは特に冠動脈の解剖学的走行を理解することが重要です．冠動脈はAHA（米国心臓病協会）の分類に基づいて各部分が分類（番号付け）されています．近年では冠動脈CTを考慮した新しい分類も提唱されていますが，本書では一般に使われている1975年の分類に基づいて述べます．

冠動脈造影は立体的な構造を平面に投影したものであり，まずは冠動脈造影での像と心臓の位置関係を知る必要があります．冠動脈造影の基本断面は第一斜位と第二斜位になります．第一斜位（右前斜位；right postero-anterior oblique view：RAO）は患者の右前方向へ，第二斜位（左前斜位；left postero-anterior oblique view：LAO）は左前方向への撮影を意味します（図1A）．ただ冠動脈造影では第一斜位は正面から30°（RAO 30°），第二斜位は正面から60°（LAO 60°）が基本になります．よって第一斜位と第二斜位は90°の関係にあります．図1Bには冠動脈CT（VR像）で各斜位から見た冠動脈の位置関係を示します．

心エコーの基本断面では第一斜位が心尖二腔像，第二斜位が心尖四腔像に対応します．ただし心エコーと冠動脈造影での画像は裏返しの関係になります．

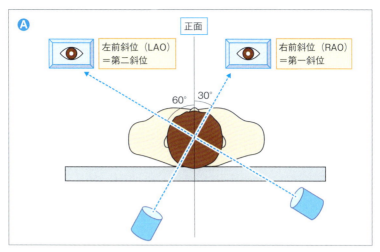

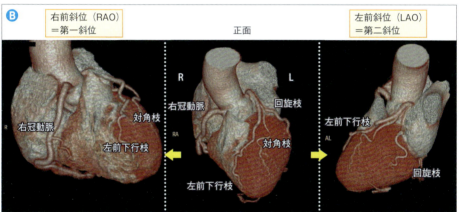

図1　右前斜位（RAO, 第一斜位）と左前斜位（LAO, 第二斜位）
A：患者の頭側からみた右前斜位と左前斜位．X線は背側より出て腹側で画像を見る
B：冠動脈CT（VR像）でみた正面像（中），右前斜位像，左前斜位像の位置関係および冠動脈の位置

　表1にAHAの冠動脈の区域分類の定義を，図2に冠動脈造影像（第一斜位，第二斜位）での各区域を示し，さらに対応する冠動脈CT像も示します．CTでは反対側の冠動脈は見えないため，第一斜位像のCTでは回旋枝，第二斜像のCTでは右冠動脈は見えません．

秘伝4　基本断面での冠動脈の走行

表1　冠動脈のAHA分類による区域区分

右冠動脈	seg	
	1	右冠動脈起始部〜右室枝（RV）起始部まで
	2	右室枝から鋭縁枝（AM）まで
	3	鋭縁枝（AM）から4PDまでの房室間溝を走る部分
	4PD	後下行枝；後室間溝を走行する枝
	4PL	後側壁枝
左冠動脈	seg	
左主幹部	5	左冠動脈起部から前下行枝/回旋枝分岐部
左前下行枝	6	左前下行枝起始部から第一中隔枝（SB1）まで
	7	第一中隔枝から第二対角枝まで
	8	第二対角枝から前下行枝末端まで
	9	第一対角枝（Dx1）
	10	第二対角枝（Dx2）
左回旋枝	11	回旋枝起始部から鈍角枝（OM）まで
	12	鈍角枝（OM）：房室間溝から出て壁を走る枝
	13	鈍角枝から後側壁枝（PL）まで
	14	後側壁枝（PL）：房室間溝から出て側壁を走る
	15	後下行枝：後室間溝を走行する

Ⓐ 右冠動脈

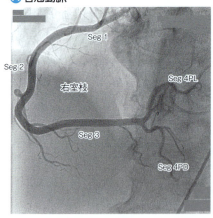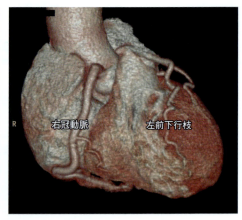

図2　冠動脈の区域分類と対応する冠動脈CT（B・Cは次頁）

A：右冠動脈．CTでは心臓底面部分を走行している部分はほとんど見えない

❸ 左冠動脈（右前斜位；第一斜位）

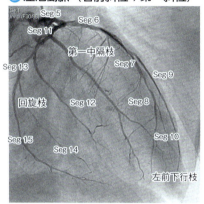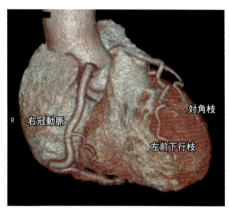

❹ 左冠動脈（左前斜位；第二斜位）

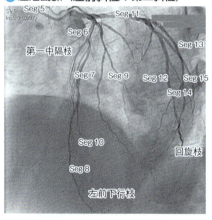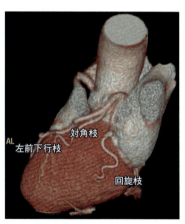

図2　冠動脈の区域分類と対応する冠動脈CT（Aは前頁）
B：左冠動脈：右前斜位．CTでは向こう側にある回旋枝は見えない．中隔枝も表面から見えないためCTでは見えない
C：左冠動脈：左前斜位

> ## 心得 2　冠動脈の灌流領域を詳しく見てみよう
> 1）左前下行枝は中隔枝で心室中隔，対角枝で左室自由壁を灌流する
> 2）左回旋枝は本幹から出た分枝が後壁を灌流する
> 3）右冠動脈は右室枝が右室を，Seg 4PDが下壁中隔側をSeg 4PLが下後壁側を灌流する

　心エコーで虚血性心疾患を診断するうえで必要な冠動脈各枝の解剖学的特徴を述べていきます．

■左冠動脈

　左冠動脈は左主幹部から左前下行枝と左回旋枝に別れます．左前下行枝は左室前壁から心尖部を灌流します．ポイントは左前下行枝本幹から出る中隔枝が心室中隔を，本幹から分かれた対角枝が左室自由壁領域を灌流するということです（図3）．**心室中隔＝中隔枝（前下行枝本幹由来）領域，自由壁＝対角枝領域**と分けて考えておくことは，心エコーでの局所壁運動を理解するうえで，また機械的合併症などの病態を理解するうえで重要です．

　左回旋枝は房室間溝を走行しますが，実際に後壁を灌流するのは本幹（Seg 11, 13）ではなく，そこからの分枝である鈍角枝（OM, Seg 12），後側壁枝（PL, Seg 14）です．冠動脈CT像でわかるように，鈍角枝，後側壁枝は対角枝と近い位置にあります（図3B）．そのため対角枝と回旋枝の間に側副血行路ができることがあります．

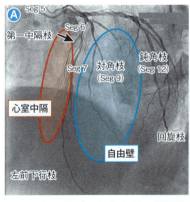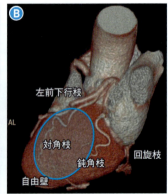

図3　左冠動脈と心室中隔の位置関係
心室中隔領域（○）は左前下行枝の中隔枝が，自由壁領域（○）は対角枝が灌流する．対角枝は左回旋枝鈍角枝（Seg 12）に近接する

なお前下行枝と左回旋枝の間に分枝がある場合があり，これを高位側壁枝（high lateral branch：HL）と呼びます．高位側壁枝も自由壁や後壁を灌流します．

■右冠動脈

　右冠動脈は右室，中隔の一部（下壁側）および下壁を灌流します．本幹は房室間溝を走行し，実際に中隔および下壁を灌流するのは末梢で2本に分かれたSeg 4PD（後下行枝）およびSeg4PL（後側壁枝）です．Seg 4PDは主に中隔の下側および下壁の中隔寄りの部分を灌流します．冠動脈造影でみるとSeg 4PDが中隔枝を出しているのがわかります（図4A）．

　心室中隔から見ると前壁側（2/3以上）が左前下行枝からの中隔枝で，下壁側がSeg 4PDからの中隔枝で灌流されており，中隔は前下行枝と右冠動脈Sep4PDに上下で挟まれたような位置関係にあります（図4Bで冠動脈模型で示します）．両方の中隔枝が心室中隔内に入っていることから，左前下行枝を責任血管とする**前壁梗塞では右冠動脈Seg 4PDから中隔枝を介して側副血流が生じやすい**ことになります．右冠動脈を責任病変とする下壁梗塞では逆に左前下行枝の中隔枝から4PDの中隔枝を通して，4PDへの側副血流が生じることになります．これは両者の解剖学的関係を考えればよくわかります．

　なお右冠動脈では**右室枝が右室の後側2/3を灌流**していることもポイントです．右室の前1/3は左前下行枝から灌流されますが，血行動態的に検出される（あるいは心エコーで観察される）ような右室梗塞は**右室枝より近位部の右冠動脈病変**で生じます．

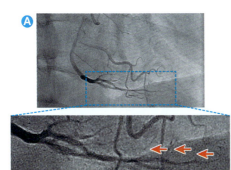
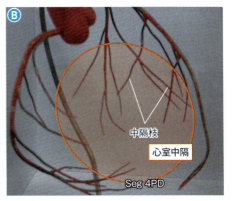

図4　右冠動脈による心室中隔下部の灌流
A：4PDよりひげ状の中隔枝が分岐する．下は[ ]枠内の拡大図
B：左前下行枝の中隔枝と右冠動脈Seg 4PDは心室中隔（○）を挟んで対峙する．冠動脈模型で示す

心得 3 傍胸骨左縁短軸像での冠動脈の走行

1) 左冠動脈は3時方向から，右冠動脈は9時方向から入る
2) 左室自由壁は対角枝で心室中隔は中隔枝で灌流される
3) 下壁中隔領域は右冠動脈4PDで灌流される
4) 冠動脈の走行を考えると可能な側副血行路がわかる

　心エコーの基本断面で冠動脈がどのように走行するかを説明します．傍胸骨左縁短軸像においては，左冠動脈は右手方向，おおよそ3時の方向から入り，前壁を走る前下行枝と後側壁へ向かう回旋枝に分かれます．右冠動脈は左手方向，おおよそ9時方向から入り下壁領域を灌流します（図5）．

　"心得2"で述べた冠動脈の構造に従い，左前下行枝の支配領域では自由壁が対角枝で，中隔領域は本幹からの中隔枝で灌流されています．回旋枝領域については3〜4時あたりの側壁領域は鈍角枝（OM, Seg 12）で，より後壁側は後側壁枝（PL, Seg 14）で灌流されます．高位側壁枝（HL）がある場合は僧帽弁レベルの対角枝領域と鈍角枝領域の間は高位側壁枝で灌流されます．

　右冠動脈は前述のように中隔下部とそれに連続する下壁領域はSeg 4PDが，よ

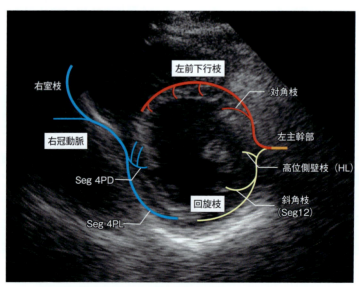

図5　傍胸骨左縁短軸像における冠動脈の走行

り後壁に近い領域はSeg 4PLが灌流します．なお後壁は主に右冠動脈が支配する場合（Seg 4PL）と左回旋枝が支配する場合があり，個人差があります．右室後壁は右冠動脈由来の右室枝が灌流します．

　側副血行路は基本的に心筋の中を通って隣接する冠動脈へと発達します．冠動脈の走行を傍胸骨左縁短軸像で考えると，側副血行路がどのように発達するかがわかります．すなわち

- 左前下行枝⇌中隔枝⇌Seg 4PD
- Seg 4PL⇌回旋枝
- 対角枝⇌回旋枝（鈍角枝など）

として発達します（図6）．対角枝と回旋枝の側副血行路は傍胸骨左縁短軸像だけではややわかりにくいので"心得2"で述べた対角枝と鈍角枝の近接関係も合わせて考えてください．

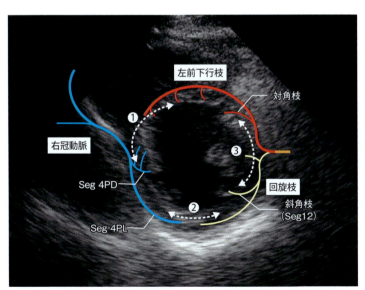

図6　冠動脈の位置関係と側副血行路
側副血行路は隣接する冠動脈間で発達するので，冠動脈走行の位置関係から①左前下行枝－中隔枝－Seg 4PD間，②Seg 4PL－回旋枝間，③対角枝－回旋枝間に出現しうる（⇢で示す）

心得 4   心尖四腔像での冠動脈の走行

1）心尖四腔像は冠動脈造影の第二斜位に相当する
2）心尖四腔像の中隔領域は左前下行枝本幹由来の中隔枝で灌流される．ただし基部は右冠動脈 Seg 4PD で灌流される

　心尖四腔像は冠動脈造影の第二斜位（LAO）に相当する断面です．ただし冠動脈造影は背側から放射線を投射し腹側で撮影するので，心エコーの像とは逆向きになります（図7）．前下行枝領域は中隔および心尖になりますので，左冠動脈本幹（中隔枝および Seg 8）が灌流しています．ただし中隔基部は右冠動脈 Seg 4PD が灌流します．右冠動脈の他の左室灌流領域は心尖四腔像では描出されません．後壁は左回旋枝の灌流領域です．右室は右冠動脈右室枝で灌流されます．

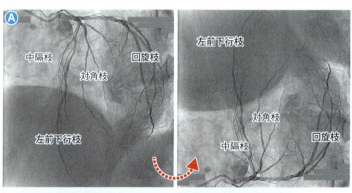

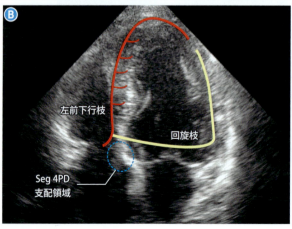

図7 心尖四腔像の冠動脈走行
心エコー像（B）は冠動脈造影の第二斜位像（A左）を上下を逆にした像（A右）として描出される．ただし心室基部は Seg 4PD で灌流される

心得 5 　心尖二腔像での冠動脈の走行

1) 心尖二腔像は冠動脈造影の第一斜位に相当する
2) 心尖二腔像の左前下行枝領域＝自由壁は対角枝で灌流される．ただし心尖部はSeg 8で灌流される
3) 下壁領域は右冠動脈で灌流される

　心尖二腔像は冠動脈造影の第一斜位（RAO）に相当します．ただし冠動脈造影は背側から放射線を投射し腹側で撮影するので，心エコーの像とは上下・左右逆向きになります（図8）．前下行枝領域は主に自由壁領域を描出し，対角枝の支配領域になりますが，心尖部はSeg 8の支配領域です．下壁領域は右冠動脈の支配領域です．

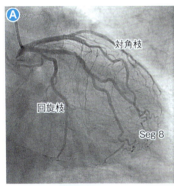
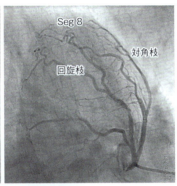
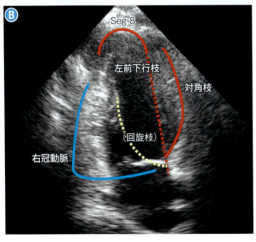

図8　心尖二腔像の冠動脈走行
心エコー像（B）は冠動脈造影の第一斜位像（A左）を上下・左右反転した像（A右）として描出される．心尖部以外の前下行枝領域は対角枝で灌流される

以上のように心尖四腔像は主に「前下行枝（中隔枝）領域＋回旋枝領域」，それと90°の位置関係にある心尖二腔像は「対角枝領域＋下壁領域」を描出しています．両者の関係は傍胸骨左縁短軸像との関係で考えるとよくわかります（図9）．

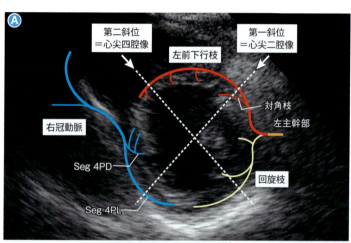

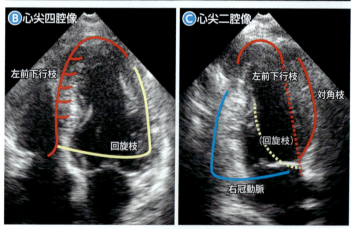

図9 心エコー基本断面の関係と冠動脈
傍胸骨左縁短軸像（A）で第一斜位像＝心尖二腔像は対角枝領域（自由壁）と右冠動脈領域（下壁領域）を，第二斜位像＝心尖四腔像は左前下行枝本幹からの中隔枝領域（心室中隔）と回旋枝領域を通る断面である

心得 6　長軸像での冠動脈走行

傍胸骨左縁長軸像および心尖長軸像は第一中隔枝の支配領域の観察に有用である

図10に傍胸骨左縁長軸像および心尖長軸像での左前下行枝の走行を示します．この断面は中隔基部がよく観察できます．中隔基部は左前下行枝の第一中隔枝の支配領域であり，この領域の局所壁運動を評価することで前壁梗塞における左前下行枝の責任部位を判定することができます（秘伝5心得1）．

両長軸像の前下行枝領域は主に中隔枝の支配領域ですが，心尖部はSeg 8で灌流されるとともに，心尖に近い部分は第二対角枝（Seg 10）の支配領域であることが多いと考えられます．対側の支配領域は右冠動脈の場合も左前下行枝の場合もあり，この断面のみでは決定できません．

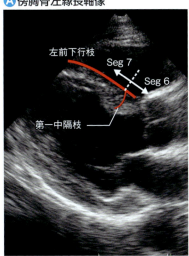
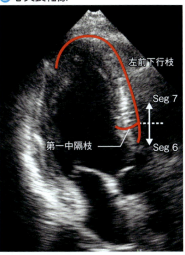

図10　傍胸骨左縁長軸像および心尖長軸像における左前下行枝の走行
傍胸骨左縁長軸像（A）および心尖長軸像（B）において心室中隔基部は，左前下行枝の第一中隔枝で灌流される．冠動脈の区域分類では左前下行枝の第一中隔枝より近位部がSeg 6，第一中隔枝より遠位（～第二対角枝まで）がSeg 7とされる

心得 7 左室17分画モデル

ASEの左室17分画モデルも冠動脈の走行から理解できる

虚血性心疾患の局所壁運動の評価には米国心エコー図学会(ASE)の左室17分画モデルがよく用いられます(図11)[1].17分画モデルは冠動脈支配を考えて左室を17の領域に分画したものです.以前は16分画モデルが使われていましたが,心筋灌流の画像診断法を考慮して,真の心尖部を加えた17分画モデルが使われるようになりました.ただ真の心尖部は壁運動に寄与することはないため,局所壁運動評価を考えるときには16分画でも17分画でも差はありません.

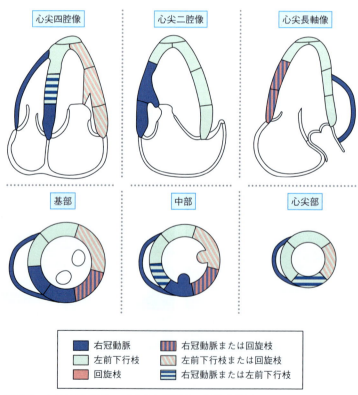

図11 左室17分画モデルと冠動脈の血流支配[1]
左室17分画モデルは冠動脈の血流支配を考慮して作られている.冠動脈支配には個人差があるため,どちらの血管支配なのか決定できない領域もある

17分画モデルも冠動脈の走行を考えると非常に理解しやすくなります．図12に17分画モデルに冠動脈の走行を重ねて示します．このように重ねると左室17分画モデルは前述のSeg 4PDの走行などについてもよく考慮されたモデルであることがわかります（私としては心尖二腔像の自由壁を大まかに左前下行枝の支配領域としているのには問題があると思いますが）．

● **参考文献**
1) Lang RM, et al：J Am Soc Echocardiogr, 18：1440-1463, 2005

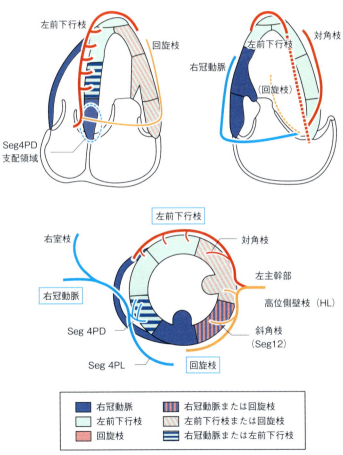

図12 左室17分画モデルと冠動脈の走行[1]
左室17分画モデルに冠動脈の走行を合わせて示す．17分画モデルが冠血流の走行からみた血流支配と一致していることがわかる

第2章　胸痛疾患をみるコツ

急性心筋梗塞
壁運動異常が冠動脈の解剖に一致して出現する

　急性心筋梗塞では，先に述べた冠動脈の走行に一致して虚血領域が出現し，それに合わせて局所壁運動異常が生じます．また血流の状態によって壁運動異常の程度も変わります．これらのことから局所壁運動から冠動脈病変の病態について推定することも可能です．本稿では急性心筋梗塞を例に，局所壁運動異常をどのように評価するかのポイントを述べたいと思います．

> **心得 1　局所壁運動異常から冠動脈責任病変を推定する**
> 1) 虚血性心疾患の局所壁運動異常は冠動脈の解剖に一致した領域に出現する
> 2) 急性心筋梗塞では局所壁運動異常の境界領域が冠動脈責任部位に相当する

　"秘伝4"で示したように左室の各心筋領域は，それに対応する冠動脈の枝によって灌流されています．ある冠動脈が閉塞するとその支配領域にある左室領域へは血流が途絶することになります（側副血行路はないとします）．これを逆に考えると，ある領域の壁運動が消失しているならば，その領域を支配している冠動脈には血流がない，すなわちその冠動脈の部位よりも近位で血流が障害されていることになります．つまり急性心筋梗塞では冠動脈閉塞部位（＝責任病変）より末梢側の支配領域に壁運動異常が生じ，閉塞部位より近位側の壁運動は正常に保たれます．言い換えると「**局所壁運動異常の境界領域が冠動脈責任部位に相当する**」ということです．つまり壁運動異常が出現する領域を正しく把握し，その部分が冠動脈のどの部分で灌流されているかを考えれば，責任病変の位置が推定できます．

　実際には完全閉塞ではなかったり，側副血行路が存在することによって壁運動異常領域と冠動脈病変が必ずしも一致するとは限りません．ただ急性心筋梗塞ではよく一致する場合が多く認められます．まずわかりやすい前壁梗塞を例に，考え方の基本を述べます．

　左前下行枝は第一中隔枝より近位部がSeg 6，それ以降がSeg 7とされます．第一中隔枝は心室中隔基部を灌流します．前壁梗塞で第一中隔枝よりも近位部＝Seg 6が閉塞すると中隔は基部から局所壁運動が障害されます（図1A）．第一中隔枝

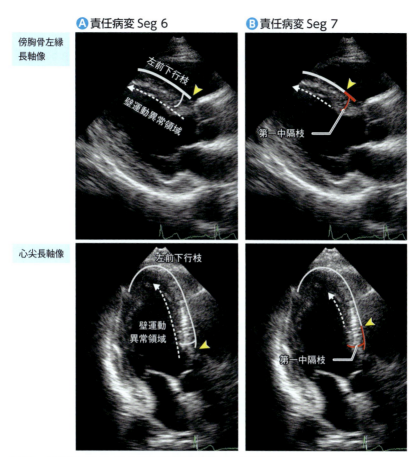

図1 前壁梗塞における壁運動異常の範囲と責任病変
A：責任病変（▷）がSeg 6（第一中隔枝より近位）では壁運動異常範囲（⚬▷）は中隔基部を含む
B：Seg 7が責任病変の場合は中隔基部の壁運動は保たれる

より遠位＝Seg 7の閉塞では，中隔基部の壁運動は保たれます（図1B）．よって**中隔基部の壁運動が低下していれば責任病変はSeg 6，保たれていればSeg 7と推測**されます．

　前壁梗塞の例は壁運動異常から責任病変を推測する方法が基本です．以下の"心得"では同様の方法を使って各冠動脈ごとに責任病変を推定する方法を述べます．

心得 2　前壁梗塞の見かた

1) 前壁梗塞では長軸像で中隔基部の壁運動が低下していたら Seg 6 が，保たれていたら Seg 7 が責任病変
2) 傍胸骨左縁短軸像僧帽弁レベルで側壁領域の壁運動が低下していたら Seg 6 が責任病変の可能性が高い

　前壁梗塞の責任病変推定の基本は"心得 1"のように傍胸骨左縁長軸像および心尖長軸像での心室中隔基部＝第一中隔枝領域の局所壁運動異常の有無から，責任病変が Seg 6 か Seg 7 かを識別することです．ただ Seg 6 が責任病変でも完全閉塞でない場合，基部の壁運動は低下はしても消失していない場合があります．前壁梗塞で基部の壁運動が低下していたら，Seg 6 が責任病変の可能性を考えます．

　中隔基部の壁運動が不明瞭な場合は傍胸骨左縁短軸像での自由壁＝対角枝領域を参考にします．第一対角枝は第一中隔枝より遠位で分岐することが多いため（図2A），Seg 6 で閉塞すると第一対角枝への血流は途絶，Seg 7 が責任病変の場合は第一対角枝より遠位で閉塞し，側壁の血流は保たれることが多いです．よって傍胸骨左縁短軸像**僧帽弁レベル**で側壁（自由壁）の壁運動が低下していると Seg 6 が，保たれているなら Seg 7 が責任病変である可能性を考えます（図2B）．ただ中隔基部の壁運動からの推定よりも確実性はやや低く，側壁は明瞭に描出できないことも少なくないので，参考と考えるべきです．

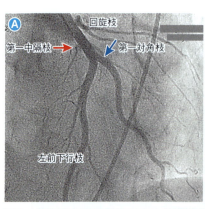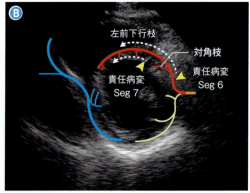

図2　傍胸骨左縁短軸像でみる前壁梗塞の責任病変
A：第一対角枝は第一中隔枝より遠位で分岐することが多い
B：責任病変が Seg 6 の例では傍胸骨左縁短軸像の僧帽弁レベルで壁運動異常範囲（▷）は自由壁を含み，Seg 7 では自由壁の壁運動は保たれることが多い

心得 3　後壁梗塞の見かた

1) Seg 11 が責任病変：側壁〜後壁に局所壁運動異常が生じる
2) Seg 12 が責任病変：側壁のみに局所壁運動異常を認め，後壁の壁運動は保たれる
3) Seg 13 が責任病変：後壁のみに局所壁運動異常を認め，側壁の壁運動は保たれる

　後壁梗塞（左回旋枝病変）については傍胸骨左縁短軸像での側壁側の局所壁運動からSeg 11・12・13の責任病変を鑑別することができます（図3）．傍胸骨左縁短軸像では鈍角枝（Seg 12）が3〜4時あたりの側壁領域を，より後壁側は後側壁枝（Seg 14）が灌流します．Seg 11は回旋枝起始部から鈍角枝（Seg 12）までの本幹，Seg 13は鈍角枝以遠の本幹（Seg 14PLまで）と定義されますので，Seg 11が責任病変の場合，Seg 12・Seg 14の両支配領域，すなわち側壁〜後壁

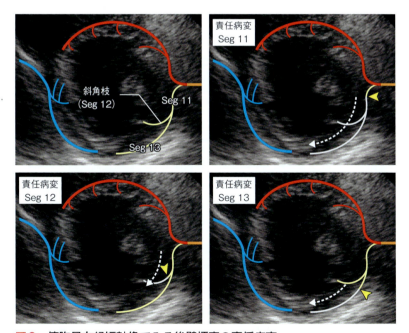

図3　傍胸骨左縁短軸像でみる後壁梗塞の責任病変
回旋枝の閉塞部位（▷）による壁運動異常範囲（∞▷）の違いを示す

にかけて局所壁運動異常が認められます．Seg 13の場合は鈍角枝（Seg 12）より遠位にのみ虚血が生じますので，側壁領域の局所壁運動は保たれ，後壁のみに壁運動異常が認められます．Seg 12の病変では側壁のみに壁運動異常が認められ，後壁の壁運動は保たれます．

> **心得 4　下壁梗塞の見かた**
> 1）下壁梗塞は右室後壁の壁運動異常があればSeg 1が責任病変，なければSeg 2以遠
> 2）Seg 1の閉塞では局所壁運動異常が下壁基部から広がることが多い
> 3）局所壁運動異常の程度，広がりからSeg 4PDとSeg 4PLへの灌流状況が推定できる

　下壁梗塞（右冠動脈病変）の責任病変についてはSeg 1とSeg 2以遠を鑑別することが基本です．Seg 1＝右冠動脈近位部は右冠動脈起始部から右室枝起始部までと定義されますので，Seg 1が責任病変の場合は右室枝への血流も途絶し，右室梗塞が合併します．Seg 2以降の病変では右室の壁運動は保たれています．よって**右室（後壁）に局所壁運動異常があればSeg 1，なければSeg 2以遠**と判断されます．右室後壁の壁運動は心尖四腔像よりも**傍胸骨左縁短軸像**で観察した方がわかりやすいことが多いように思われます．通常の短軸像で右室が見えにくい場合はプローブを少し傾けて右室を画面中心にして観察します．

　右室は側副血流が供給されていることが多く，また虚血に対する耐性も強いため，右冠動脈近位部病変であっても必ずしも血圧低下などの古典的な右室梗塞の病態を示すとは限りません．そのような場合でも右室の壁運動異常を認めることが多く，血圧が維持されているからといってSeg 1が責任病変の可能性は否定できません．**右室梗塞でも急性期には必ずしも右室の拡大を認めません**．右室拡大がなくても右室梗塞は否定されず，右室径は急性期の右室梗塞の鑑別にはあまり役に立ちません．

　右室枝は複数存在するため，Seg 2が責任病変であっても2本目以降の右室枝への血流が障害され，心尖部に近い領域では右室の壁運動異常を認めることがあります．傍胸骨左縁短軸像でも心尖部に近い断面のみで右室の壁運動異常が認められる場合はSeg 2が責任病変である可能性は否定できません．**僧帽弁レベルから右室の壁運動異常がある場合はSeg 1と考えてよいでしょう**．

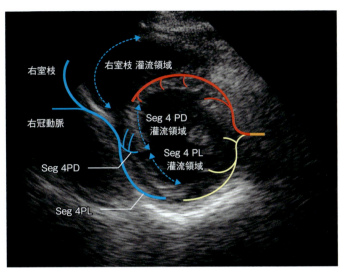

図4 右冠動脈の血流支配
右室の後壁側2/3は右冠動脈の右室枝により灌流される．この領域の壁運動が消失している場合，責任病変はSeg 1と考えられる．左室下壁を灌流するのはSeg 4PDとSeg 4PLで，Seg 4PDは中隔下部から下壁（ほぼ後乳頭筋まで），Seg 4PLは下壁〜後壁を支配する．ただし後壁の血流支配は右冠動脈による場合と回旋枝による場合がある

　右室の壁運動異常以外では，Seg 1が責任病変の場合，下壁領域が全体に虚血に陥るために傍胸骨左縁長軸像や心尖長軸像で下壁の壁運動消失が左室基部より始まっていることも多いようです．ただ決定的な鑑別ポイントではなく，あくまで参考的な所見です．

■Seg 4PL・PD領域の評価

　必ずしも責任病変の推定には関係しませんが，傍胸骨左縁短軸像で下壁梗塞を見るときには，**Seg 4PD領域（中隔下部〜下壁）とSeg 4PL領域（下壁〜後壁）の壁運動異常を別々に評価する**ことも，心筋梗塞の病態評価には有用です．秘伝4心得3で述べたようにSeg 4PDには中隔枝を介して左前下行枝から，Seg 4PLには左回旋枝から側副血行路が供給されます．したがってSeg 3までの責任病変であってもSeg 4PD領域とSeg 4PL領域への血液灌流状態は異なる可能性があります．この2つの領域を別々に評価することで急性期の側副血行路や，その後の回復経過などをより詳細に評価できるので有用です（**図4**）．両者の境界ははっきりしませんが，ほぼ後乳頭筋のあたりにあるように思われます．

心得 5　後壁領域の壁運動異常の鑑別

1) 下壁梗塞と後壁梗塞の鑑別の基本は心尖二腔像と心尖四腔像
2) 傍胸骨左縁短軸像で壁運動異常が中隔下部領域に認められる場合，左回旋枝よりも右冠動脈が責任血管の可能性が高い
3) 傍胸骨左縁短軸像で壁運動異常が後側壁領域全体に広がっている場合は右冠動脈よりも左回旋枝が責任血管の可能性が高い

　右冠動脈と左回旋枝の大きさには個人差があります．後下行枝（posterior descending artery：PD）および後側壁枝（posterior lateral artery：PL）が右冠動脈から分岐するものを右冠動脈優位型，左回旋枝から分岐するものを左冠動脈優位型といいます（図5）．日本人では約90％が右冠動脈優位型，10％が左冠

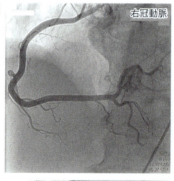
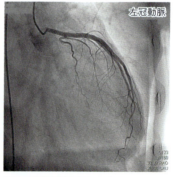
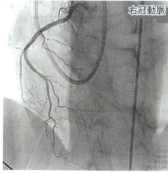
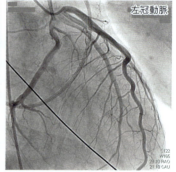

図5　右冠動脈優位型と左冠動脈優位型
A：右冠動脈優位型で回旋枝低形成の症例．回旋枝がこのような低形成であることはそれほど多くなく，Seg 14まで存在することが多い
B：左冠動脈優位型で右冠動脈低形成の症例．左回旋枝は左室下部まで拡がっている（右）

動脈優位型とされます．今までの説明は主に右冠動脈優位型を基本としていましたが，左冠動脈優位型では必ずしも当てはまらないこともあります．また，傍胸骨左縁短軸像で後壁領域にのみ壁運動異常がある場合は心エコーのみではどちらのタイプか判定できず，どの冠動脈が責任血管かわからない場合もあります．

■ **右冠動脈病変と左回旋枝病変**

傍胸骨左縁短軸像のみで責任冠動脈が判定できないときは，心尖四腔像・二腔像から考えます．心尖四腔像は左回旋枝領域を，心尖二腔像は右冠動脈領域を含むので，どちらの断面に壁運動異常が認められるかから鑑別できることも少なくありません．ただ大きな右冠動脈あるいは左回旋枝の場合，両方の断面で壁運動異常を認めて鑑別が困難な場合もあります．

傍胸骨左縁短軸像での鑑別のポイントの1つは，**下壁領域の壁運動異常が中隔下部を含んでいるかどうか**です．左冠動脈優位型で右冠動脈低形成の場合でも，左回旋枝による中隔下部の灌流は限定的であり，このような例での後壁梗塞では中隔下部まで壁運動異常が広がることはあまりありません（図6A）．心尖四腔像で中隔基部にも壁運動異常がある場合も同様に左回旋枝よりも右冠動脈病変の可

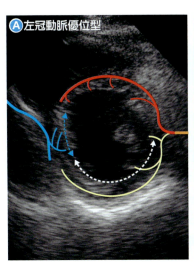 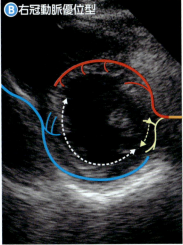

図6　傍胸骨左縁短軸像での右冠動脈優位型と左冠動脈優位型
白破線（----）で壁運動異常の出現する範囲を示す
A：左冠動脈優位型で回旋枝が責任病変の場合，回旋枝が多くても中隔下部の壁運動は保たれていることが多い
B：右冠動脈優位型で右冠動脈が責任病変の場合，高位側壁まで壁運動異常の領域が広がることは少ない

能性が考えられます．

　同様に右冠動脈優位型で左回旋枝が低形成の場合でも，右冠動脈が高位側壁まで広がることは多くはありません．よって傍胸骨左縁短軸像で後壁から3時～4時の位置にまで壁運動異常が広がっている症例は左回旋枝が責任病変のことが多いと考えます（図6B）．なお右室後壁の壁運動異常を認める場合は右冠動脈Seg 1が責任病変です．ただしこれらのポイントを考えても鑑別できないこともあり，心エコーでの限界かと思われます．

心得 6　注意すべき左主幹部梗塞

1) 左主幹部梗塞は左前下行枝領域から回旋枝領域に連続する壁運動異常で診断する（「セブン，イレブン，LMT」）
2) 中隔の壁運動が保たれた左主幹部梗塞を見逃さない

　左主幹部（left main trunk：LMT）梗塞は発症早期にショックに陥ることが多く，心筋梗塞のなかでも最も重篤な病態です．心電図では広範囲のST低下，aV_R誘導でのST上昇などを認めますが，必ずしも特異的な心電図ではありません．心室内伝導障害を合併することもあり，心電図だけでは診断に苦慮することも少なくありません．心エコーなら左主幹部梗塞を迅速に診断することが可能です．

■ 左主幹部梗塞の心エコー像

　左主幹部の病変は左前下行枝近位部と左回旋枝近位部の同時閉塞と同等と考えます．心エコーでは左前下行枝と左回旋枝の支配領域の両方に壁運動異常が出現します．両領域の壁運動を同時に観察するうえでは傍胸骨左縁短軸像が有用です（図7）．ちなみに**傍胸骨左縁短軸像では7時から11時までの範囲に壁運動異常が生じる**ということから，「セブン，イレブン，LMT」と呼んでいます．傍胸骨左縁短軸像では**2つの領域の壁運動異常が連続して存在することが，左前下行枝と左回旋枝の二枝病変との鑑別点**になります．二枝病変でどちらかが近位部病変でない場合は，両領域の間に正常収縮の領域が存在します（二枝とも起始部病変であるなら，左主幹部病変と等価であり，同じ対応が必要となります）．

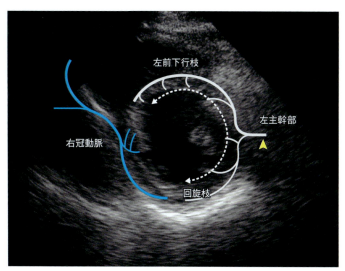

図7 左主幹部梗塞の壁運動異常
左主幹部の閉塞（▷）により左前下行枝，回旋枝とも起始部から全体に血流が障害される．壁運動異常（白破線：----）は左前下行枝，回旋枝の支配領域全体に連続して出現する

■中隔の壁運動にだまされない

　医療機関まで搬送できた左主幹部梗塞の多くは，左主幹部が不完全閉塞であるか良好な側副血行路が存在することで，左冠動脈支配領域への血流が不十分ながらも維持されています．側副血行路としては右冠動脈Seg 4PDから中隔枝を介して左前下行枝本幹へ流入するものがしばしばみられます（図8）．心室中隔への血流が維持されるため，中隔の壁運動は比較的保たれ，正常に近い収縮を認めることもあります（過剰収縮を示すことさえあります）．このような場合，中隔の動きに惑わされて側壁の壁運動異常を見逃し，後壁梗塞と診断してしまう場合がありますので注意が必要です．**傍胸骨左縁短軸像で中隔の壁運動が保たれていても側壁から後壁に連続した壁運動異常が認められたら左主幹部梗塞の可能性を考える必要があります．**

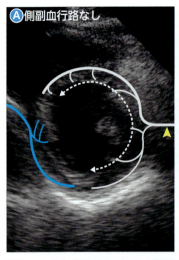 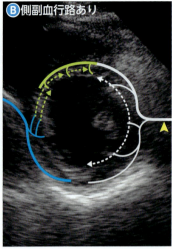

図8　左主幹部梗塞における側副血行路の影響
　病院まで搬送できた左主幹部梗塞では側副血行路が発達していることが多い．側副血行路としては右冠動脈 Seg 4PD から中隔枝を介して左前下行枝へ入るものが多い（B）．その場合中隔領域は側副血行路により灌流されるため，中隔の壁運動は比較的保たれ，ときには壁運動異常の領域（白破線：----）は左室自由壁〜後壁に縮小する（B）．中隔の動きは正常であることもあり，左主幹部梗塞を見逃す原因ともなる

心得 7　不完全閉塞・側副血行路がある場合

1) 急性心筋梗塞のリスク領域で，壁運動が消失していない領域には何らかの血流がある
2) 責任病変に対応する領域の壁運動が完全に消失していない場合，不完全閉塞の可能性がある
3) 不完全閉塞の場合，リスク領域では近位側の局所壁運動が最も保たれている
4) 責任病変に対応する部位以外のリスク領域内で局所壁運動が不連続に保たれている場合，側副血行路の存在を考える
5) 側副血流は一番近い冠動脈から供給される

　局所壁運動評価の基本は「壁運動がある領域には何らかの血流が供給されている」ということです．急性心筋梗塞では①責任病変が完全閉塞ではない　②側副血流，などでリスク領域の一部に血流が供給されます．そこで**リスク領域に局所壁運動がどれほど残存するかで責任病変の閉塞状態や側副血行路を推定**します．

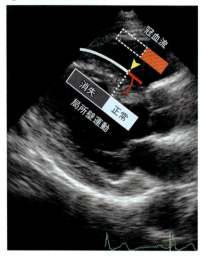 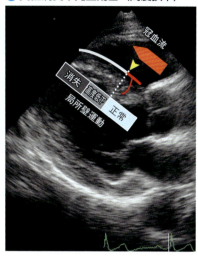

図9　責任病変の閉塞状態の推定
境界領域に壁運動が残存している場合は不完全な閉塞の可能性が考えられる

■ 不完全閉塞の推定

　責任病変の閉塞状態は壁運動異常を認める領域の最も近位側の壁運動で判断します．不完全閉塞の場合，リスク領域全体の壁運動が改善する場合もありますが，一般には近位側の壁運動が最も保たれ，遠位側に行くほど壁運動低下は著明となります．特に高度狭窄が残存し血流がわずかしかない場合，責任病変に近い部分のみに壁運動が残存します．そこで正常領域と壁運動異常領域の境界部位が完全な壁運動消失でなく，狭い範囲のみに壁運動が残る場合は責任病変は不完全閉塞でかつ高度狭窄があると推定されます（図9）．境界領域が明瞭で，近位側の壁運動が消失している時は完全閉塞の可能性が高いと考えます．

■ 側副血行路の推定

　側副血行路による血流の場合は，必ずしも責任病変により近い領域の方が壁運動が維持されているとは限りません．遠位側の方により良好な局所壁運動の残存がある場合は側副血行路の存在を考えます（責任病変の近傍に側副血行路が入ることもあり，その場合は不完全閉塞病変との鑑別は困難ですが）．側副血行路については，その解剖学的にどのように発達するのかを考えます．側副血行路は一番近い冠動脈から心筋の中を通過してきますので，"心得6"で述べた短軸像での冠

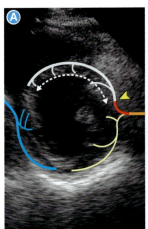 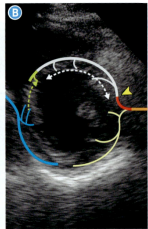 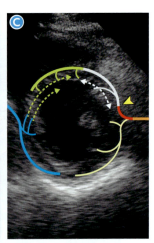

図10　前壁梗塞における右冠動脈由来の側副血行路の推定
側副血行路がない場合（A）局所壁運動が消失する範囲（白破線：----）は中隔下部まで広がるが，B→Cへと側副血流が増えると壁運動が消失する範囲は小さくなる．その範囲の大きさから側副血行路の発達を推定できる

動脈走行から ①左前下行枝⇄中隔枝⇄Seg 4PD，②Seg 4PL⇄回旋枝，③対角枝⇄回旋枝，として発達することがわかります．局所壁運動を評価する際に，上記の解剖学的関係を考えるとどの冠動脈から側副血流が来ているか推定できます．

　残存する局所壁運動の範囲から側副血流の量も推定できます．例えば前壁梗塞で右冠動脈Seg 4PDから中隔枝を介して左前下行枝へ側副血流が入る場合を考えてみます（責任病変は完全閉塞とします）．側副血流が全くなければ中隔下部近くまで壁運動は消失します（図10A）．右冠動脈からの側副血行路がある場合，側副血流は中隔枝を通して灌流されるので，右冠動脈に近い中隔下部の方がより壁運動が改善します．側副血流が豊富なほど壁運動が改善している範囲はより前壁側に拡がり壁運動が消失する（akinesis）範囲は小さくなります（図10B, C）．壁運動が消失している領域の範囲が小さいほど右冠動脈由来の側副血流が良好といえます．"心得6"で述べたように左主幹部梗塞例では中隔枝を介した側副血流が良好な場合，心室中隔の壁運動がほとんど正常に見えることがあります．

心得 8　多枝病変の見かた

1) 「多枝病変の可能性」を常に考えて各枝の領域を確認する
2) 完全閉塞病変で良好な側副血行路があり壁運動も正常な場合，慢性完全閉塞病変（CTO）の可能性も考えられる
3) 自然再疎通して血流が比較的改善していても壁運動の低下を認める場合は，責任病変の可能性が高い
4) 他の病変に壁運動異常を認めないなら，局所壁運動異常が認められる領域の支配血管が責任病変の可能性は高い
5) 局所壁運動消失＋明らかな壁厚低下は慢性病変の可能性がある

　急性冠症候群では多枝病変の症例も少なくなく，無症候性に心筋梗塞をすでに発症している場合もあります．多枝病変でもすべての病変枝の支配領域に壁運動異常があるとは限りませんが，少なくとも壁運動異常がある多枝病変を見逃さないようにしなければなりません．そのためには**「多枝病変の可能性があること」**を常に忘れず，責任冠動脈がわかっても，ほかの冠動脈の支配領域にも壁運動異常がないかを領域ごとに確認することです．

■ 責任病変をどう推測するか

　多枝病変症例における責任病変の決定は，冠動脈インターベンション（PCI）をどの病変に行うべきかに直結しています．多枝病変症例で急性期にすべての病変を再疎通するべきか，責任病変のみを再疎通する方がよいかはいまだに議論の分かれるところです．すべての病変へのPCIが可能だとしても，腎障害のある症例では造影剤の使用量を考えると実施部位を限定せざるを得ません．

　責任病変の決定は冠動脈造影を実施しても難しいことがあります．多枝病変でも，冠動脈の1カ所のみ閉塞し，かつ閉塞部位が心電図や心エコーの所見と一致するのであれば問題となりません．しかし責任病変が自然に再疎通して，高度狭窄が2ヵ所以上あるような場合，どちらが責任病変かの決定は容易ではありません．閉塞病変が2ヵ所以上あることも珍しくありません．一枝のみが閉塞している場合ですら，閉塞している病変は慢性完全閉塞病変（CTO）で，高度狭窄部位が責任病変であるかもしれません．

　臨床的には，冠動脈造影での病変の状態（冠動脈内血栓の状態やワイア通過の困難さなど）や側副血行路の発達などから責任病変を決定しようとしますがその

推定には限度があります．プラークの破たんは必ずしも高度狭窄病変で生じるとは限らず，狭窄率は必ずしも責任病変の指標になりません．PCI前の心エコーで責任病変を推測できるならば，PCIの戦略にとって有用な情報となります．

■ 心エコーでの責任病変の推定

もちろん閉塞病変で他の病変の支配領域に壁運動異常がなければ，そこが責任病変です．しかし冠動脈病変が再疎通して良好な血流（TIMI flow grade 3）があり，その支配領域の局所壁運動が正常に保たれているような場合は判断はできません．完全閉塞病変でその支配領域に良好な側副血流が供給され，対応する領域の局所壁運動が正常である場合は，冠動脈病変はCTO病変である可能性が高いと考えられます（ただし発症早期に限ります．責任病変でも時間が経過した場合は，側副血流の影響で壁運動が正常化することもあります）．

自然再疎通した冠動脈の支配領域に壁運動の低下がみられた場合は，その部位が責任病変である可能性も考える必要があります．血流が再開してもしばらく収縮の消失が持続する，気絶心筋の状態になっていることが考えられるからです．特に症状発症からの時間が短く，かつ再開した血流が良好（TIMI flow grade 3）で壁運動が低下している場合にはその可能性は高いと思われます．ただし高度狭窄が存在している場合であれば，気絶心筋よりも血流の慢性的な障害（TIMI flow grade ≦2）による冬眠心筋の可能性もあり，必ずしも責任病変とはいえません．

局所壁運動が消失している領域で壁厚の局所的低下やエコー輝度の高度な上昇などが認められた場合，その部位は以前に心筋梗塞を起こしている可能性が高く，対応する病変が完全閉塞であればCTO病変であると考えられます．この場合，心筋バイアビリティが低く，再疎通療法を実施しても局所壁運動は改善しない可能

表1 多枝病変を有する急性冠症候群における責任病変の推定

病変部位		心エコー所見	責任病変の可能性
完全閉塞		壁運動消失	責任病変の可能性あるが違う場合もある
		壁運動消失＋壁厚低下	慢性閉塞病変の可能性が高い
	側副血行路良好	壁運動正常	発症直後では慢性閉塞病変の可能性が高い
		壁運動低下	判定できない
閉塞していない		壁運動正常	判定できない
	高度狭窄あり	壁運動低下	判定できない
	血流良好	壁運動低下	責任病変の可能性あり

性もあります．

　なお私見ですが，局所壁運動の消失した（akinesis）領域が周囲の収縮に引っ張られた動き（tethering）を示す場合も慢性病変の可能性が高いと思います．

心得 9　局所壁運動評価の極意
冠動脈病変のストーリーが作れるかを考えよう

　ここまでの解説で，心エコーでの局所壁運動評価から①責任病変の推定，②責任病変の開存状況，③側副血行の状態，を推定することが可能であることを解説してきました（表2に責任病変の推定のポイントをもう一度まとめておきます）．これらの要素を組み合わせることで，心エコーから冠動脈病変の状態を推定できるはずです．そこで，局所壁運動評価を行う場合は現象の記述に終わらず，**冠動脈病変についての「ストーリー」を作る**ようにしましょう．

　「前壁に壁運動異常がある」だけで終わらず「責任病変はSeg 6の完全閉塞で，右冠動脈から軽度（poor）な側副血流が入っている」というように結果を解釈することが大切です．各断面での所見からの推測が一致しない場合には，壁運動評価のどこかに間違いがあるはずです．あるいは解剖学的に説明できないような場合は虚血性心疾患ではないのかもしれません．**ストーリーが矛盾なく作れない場**

表2　急性心筋梗塞の責任病変の心エコーによる推定

責任冠動脈	壁運動異常領域	観察できる断面	推定される責任病変
左前下行枝	心室中隔〜心尖部	傍胸骨左縁長軸像 心尖長軸像	中隔基部の壁運動が 　異常ならSeg 6 　正常ならSeg 7
	左室自由壁	傍胸骨左縁短軸像 心尖二腔像	自由壁の壁運動が 　異常ならSeg 6 　正常ならSeg 7
左回旋枝	側壁〜後壁	傍胸骨左縁短軸像 心尖四腔像 （心尖長軸像）	側壁側の壁運動が 　異常ならSeg 11 or 12 　正常ならSeg 13
右冠動脈	下壁〜後壁	傍胸骨左縁短軸像 心尖長軸像 心尖二腔像	基部まで壁運動が 　異常ならSeg 1（?）
	右室（後壁）	傍胸骨左縁短軸像 心尖四腔像	右室後壁の壁運動が 　異常ならSeg 1 　正常ならSeg 2以降

合には，心エコーを見直すことで正しい評価が可能となります．このようなストーリー作りで局所壁運動評価の精度は格段に向上します．「冠動脈病変のストーリー作り」こそ壁運動評価の能力を高めるための「究極奥義」なのです．

心得 10　虚血性心疾患と心筋疾患の鑑別

1) 広範な左室の収縮低下をみた場合，虚血性心疾患の可能性を忘れない
2) 冠動脈領域に一致しない壁運動異常は心筋疾患の可能性が高い
3) 壁運動異常の範囲が支配領域の分画内に収まっているかは鑑別のポイント
4) 前壁に壁運動異常があり，心尖部の壁運動が比較的保たれている場合は虚血性心疾患ではない可能性が高い
5) 局所的な壁厚の低下が参考になる場合もある

　急性冠症候群（特に急性心筋梗塞）の心エコーを局所壁運動異常を中心に述べてきました．慢性期の冠動脈疾患では症状は胸痛のみと限らず，呼吸困難など心不全症状が主訴の場合も少なくありません．収縮不全による心不全では，その原因が虚血性心疾患なのか，それ以外の心筋疾患などによるのかの鑑別がしばしば問題になります．心不全を呈するような虚血性心疾患では多枝病変のことが多く，心電図から判断できないことが少なくありません．
　心エコーでの虚血性心疾患と心筋疾患の鑑別には限界がありますが本稿で述べるいくつかのポイントは参考となります．

■ 局所壁運動異常の範囲をみる

　虚血性心疾患の局所壁運動異常は冠動脈支配の解剖に従って出現します．もし局所壁運動異常の広がりが冠動脈の解剖とあまりにも一致しない場合は，心筋疾患の可能性があります．あるいは"心得9"で述べた「冠動脈病変のストーリー」がどうしても矛盾なく作成できなければ，心筋疾患の可能性を考えるべきでしょう．ただ心不全を呈する虚血性心疾患は多枝病変のことも多く，局所壁運動異常の分布は複雑なものとなります．側副血行路が発達した例ではさらに複雑です．このように局所壁運動異常が冠動脈の支配領域に一致しているかの判断は必ずしも容易ではありません．
　局所壁運動異常が冠動脈支配と一致するかのポイントとしては，壁運動異常の範囲が各分画内に収まっているかを考えるのもよいでしょう．ASEの17分画モ

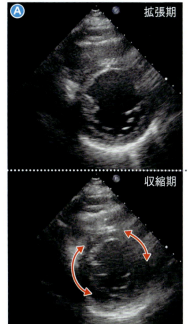

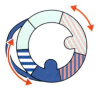

図11 拡張型心筋症症例での壁運動異常の程度と範囲
A：全体に壁運動の軽度低下を認めるが，➡部分の2カ所は収縮低下が著明であった
B：壁運動が特に低下した部分をASE17分画モデルで示す（➡部分）．連続せず，かつ分画の範囲に収まらない

デルを考え壁運動異常の範囲が左室の分画を無視するように広がっているなら心筋疾患の可能性があります（図11, 12）．

■ 壁運動低下の程度の局所的な違い

鑑別のもう1つのポイントとなりうるのが，壁運動低下の程度の局所的な違いです．冠動脈疾患では，病変のある冠動脈の末梢ほど冠灌流圧が低下するため遠位部の心筋領域ほど虚血による傷害の程度が強いと考えられます．虚血性心疾患では遠位側ほど局所壁運動が低下するはずです（図13）．この特徴は左前下行枝では特に明瞭で，心尖部が最も収縮が低下する傾向にあります．よって**前壁の壁運動が低下しているにもかかわらず，心尖部の壁運動が左室基部よりも良好であるような症例は虚血性心疾患以外の可能性が高い**と考えられます．心アミロイドでは心尖部のストレインは保たれることが多く，relative apical sparingと呼ばれます（図14）．

ただし，心尖部の壁運動が特に傷害されていても必ずしも虚血性心疾患とは限りません．たこつぼ心筋症がその代表ですが，拡張型心筋症でも心尖部も基部も

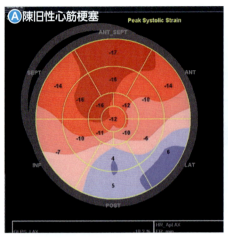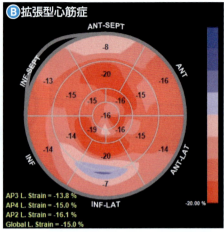

図12 虚血性心疾患と心筋症における壁運動異常の分布

陳旧性心筋梗塞と拡張型心筋症における心尖方向へのストレイン（longitudinal strain）をブルズアイ表示で示す．断層エコーでみる局所壁運動異常とは同じものではないが，陳旧性後壁心筋梗塞（A）でのストレイン低下領域はほぼ左回旋枝の領域にとどまっているのに対し，拡張型心筋症（B）ではその範囲は冠動脈支配の範囲に一致しない

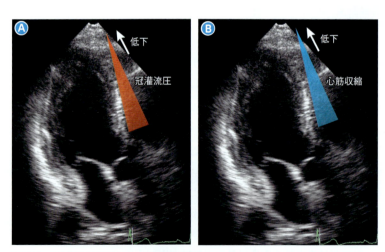

図13 虚血性心疾患での壁運動異常

責任病変が完全閉塞でなく血流が残存していても，末梢側ほど心筋灌流圧は低下し心筋の収縮もより低下する

同じ程度に収縮が低下していることもあります．よって心尖部の収縮低下のみから虚血性心疾患と診断するのは難しいですが，「**前壁に壁運動異常があって心尖部**

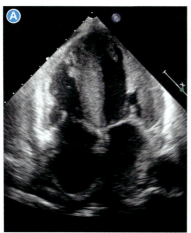 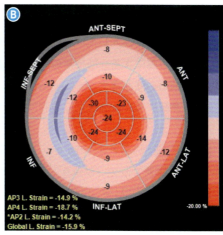

図14 心アミロイドにおけるrelative apical sparing
心アミロイド症例に長軸方向へのストレイン（longitudinal strain）（B）．心尖部で保たれている（apical sparing）のが特徴である．2Dエコーでは特徴的な高度な左室肥大，心筋のspeckledパターンを示す（A）

の壁運動が比較的保たれている場合は虚血性心疾患ではない可能性が高い」とはいえます．

遠位側ほど虚血性傷害が高度であることが前下行枝以外でも成り立つかは断定できません．私見ですが，右冠動脈については傍胸骨左縁短軸像でその傾向が認められますが，心尖二腔像でははっきりしないことが多いと思います．心尖二腔像では左室基部の壁運動がより低下していたり，壁厚の低下が認められることもあります．右冠動脈については左室の心筋に灌流しているのはSeg 4PD・4PLであり，Seg 1〜3は導管に過ぎません．下壁の壁運動異常，Seg 4PD・4PLの大きさが関係し単純に心尖に近いほど虚血が高度とはいえないのでしょう．右冠動脈病変は左前下行枝の場合ほど単純ではなさそうです．

■ 壁厚の局所的低下

心筋の局所的な菲薄化も虚血性心疾患の可能性を示唆する所見です．拡張型心筋症での壁厚低下と異なり，虚血性心疾患では心筋菲薄化は完全に壊死した部位に局所的に認めます．**冠動脈支配領域の末梢側に一致して心筋が部分的に菲薄化していれば虚血性疾患の可能性が考えられます**．ただし心サルコイドでの中隔基部の菲薄化などのように虚血性心疾患以外にも局所的な壁厚低下を示す疾患もあるため，絶対的な鑑別点とはいえません．

心得 11　壁運動異常以外の心エコー所見

1) 急性期に左室拡大している症例は初回の心筋梗塞ではない
2) 大動脈解離による心筋梗塞の可能性も忘れないように
3) 慢性期の心筋菲薄化（≦0.6 cm）やdyskinesisは心筋バイアビリティ消失を意味するが，急性期には判断できない

　虚血性心疾患の心エコーのポイントは局所壁運動のみではありません．血行動態の評価は重要であり，"秘伝6"で述べる機械的合併症の診断は必須です．ここでは虚血性心疾患の心エコーを見るうえでのちょっとしたポイントを述べます．

■左室拡大のある場合

　急性心筋梗塞症例で左室の明らかな拡大を認めることがあります．非常に大きな心筋梗塞の症例であっても，初回の心筋梗塞のみで発症早期から左室の拡大をきたすことはありません（慢性期は別です）．**左室拡大があるような症例であれば，以前に心筋梗塞の既往があるか，慢性的な高度の心筋虚血がある**と考えられます．糖尿病症例などでは無症状で心筋梗塞を発症していることがあり，病歴のみからではわからないことがあります．心筋梗塞の明らかな既往がない症例であっても左室拡大がある場合は心筋梗塞の既往あるいは高度の多枝病変を考える必要があります（弁膜疾患や心筋疾患がない場合ですが）．

■大動脈解離の可能性も考える

　胸痛を主訴とし，明らかに急性心筋梗塞と考えられるような症例であっても，上行大動脈の観察は必ず必要です．大動脈基部のみでよいので大動脈解離を示唆するような所見がないかを確認します．Stanford A型の大動脈解離では解離が冠動脈に及び心筋虚血を呈することがあります．右冠動脈に虚血が生じることが多く，下壁の壁運動異常を認めます．左冠動脈の虚血を生じることもあり，前壁梗塞と思われる症例が大動脈解離であったということもあります．後述（秘伝7）のように大動脈内にflapが確認できれば大動脈解離の可能性は非常に高いのですが，flapが見えずとも大動脈基部が拡大している症例や，大動脈弁閉鎖不全，心膜貯留のあるような症例では大動脈解離の可能性も考えて心エコー図検査を行う必要があります．

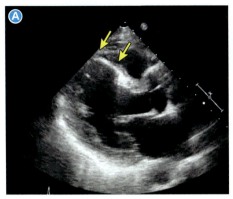 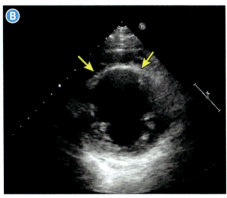

図15 陳旧性前壁梗塞に認める壁厚の低下
左前下行枝 Seg 7 以下の支配領域は菲薄化し，エコー輝度も上昇している（→）

■心筋菲薄化とバイアビリティ

　慢性の虚血性心疾患では虚血領域の中に，局所壁運動が消失するとともに壁厚が菲薄化している領域を認めることがあります（図15）．エコー輝度の上昇も伴うこともあります．**拡張期の壁厚が0.6 cm未満の領域は心筋バイアビリティがないと考えられます**[1]．ただ0.6 cm以上の壁厚があっても必ずしも壁運動が回復するとは限らず，菲薄化した領域は心筋バイアビリティは低いと考えるべきでしょう．

　慢性期にdyskinesisを呈するような領域も心筋バイアビリティは低いものと考えられます．ただし梗塞急性期には周りの健常領域に引っ張られる（tethering）ことで，虚血領域がdyskinesisを呈したり壁厚が低下しているように見えることがあります．このような領域は慢性期の心エコーでは壁厚低下やdyskinesisの所見は消失していることが多く，**急性期の心エコーのみから心筋バイアビリティを評価すべきではない**と考えます．

● 参考文献
1) Cwajg JM, et al：J Am Coll Cardiol, 35：1152-1161, 2000

第2章 胸痛疾患をみるコツ

秘伝 6 急性心筋梗塞でのショック，心不全
広範囲梗塞が最も多く，稀に機械的合併症もある

急性冠症候群の診断において，心エコーは局所壁運動評価以外にも重要な役割を果たします．心不全やショックを合併した症例での原因の診断も大きな役目です．ショックの多くは広範囲の梗塞によるものですが，稀に起こる機械的合併症は見逃してはいけません．

心得 1　ショックを伴う急性心筋梗塞

1) 急性心筋梗塞でのショックの原因としては広範囲梗塞が最も多い
2) 広範囲梗塞では左室駆出率 35％程度でもショックになりうる
3) 頻度は高くなくても，機械的合併症の可能性もあることをまず思い出す
4) 大動脈解離に合併する心筋梗塞にも注意

急性心筋梗塞にショックや重篤な心不全を伴う場合，広範な心筋梗塞に加えて右室梗塞や機械的合併症の可能性を考える必要があります．表1に大規模研究での急性心筋梗塞に伴うショックの原因[1]を，また表2にはショックに陥った症例における冠動脈責任血管について示します[2]．ショックの原因としては広範囲梗塞による左室機能不全が8割と多く（表1），そのなかでも左前下行枝を責任病変とする広範囲前壁梗塞が最も多い原因と考えられます（表2）．左主幹部梗塞も全体の5.6％を占めます．下壁梗塞では右室梗塞や調律異常（房室ブロック，徐脈）によることが多く，血圧低下を認めた下壁梗塞の35％は右室梗塞を合併していた

表1　急性心筋梗塞に伴うショックの原因

左室機能不全	78.5 %
急性重症僧帽弁閉鎖不全	6.9 %
心室中隔穿孔	3.9 %
右室機能不全	2.8 %
心タンポナーデ/心破裂	1.4 %
その他	6.7 %

（文献1をもとに作成）

との報告もあります．

大規模研究でのショック例の左室駆出率の平均は34％と非常な低値ではありません．心室機能不全を原因とする例に限っても33％で，機械的合併症でのショックと有意差はありません[2]．慢性心不全では35％の左室駆出率ではショックにならないのに，**心筋梗塞による急性左室不全では35％でもショックになることには注意が必要**です．

機械的合併症はショックの原因としてそれほど多くはありませんが，絶対に見逃してはいけない合併症です．その診断には心エコーが有用ですが，機械的合併症の可能性を考えて検査を行わないと見逃してしまうこともあります．**ショックを伴う症例をみた場合には，「機械的合併症の可能性もある」**ことを念頭において心エコー図検査を進めることが重要です．

表1の原因のなかには含まれませんが，**大動脈解離での冠動脈解離による心筋虚血についても注意**が必要です．特に，右室梗塞や房室ブロックなどがないにもかかわらず，ショックに陥った下壁梗塞では大動脈解離の可能性も考えて大動脈基部も見ておくことは重要です．

表2　ショックを伴う急性心筋梗塞における冠動脈責任病変

	全体	ショックの原因		p
		機械的合併症	機能不全	
左主幹部病変（≧50％）	15.5％	10.9％	16.2％	0.161
病変枝数				0.029
0または1	22.7％	24.8％	22.7％	
2	23.9％	35.4％	20.9％	
3	53.4％	39.8％	56.4％	
責任血管				0.053
左前下行枝	41.3％	33.3％	42.7％	
左回旋枝	15.8％	26.9％	13.5％	
右冠動脈	29.5％	30.8％	29.9％	
左主幹部	5.6％	3.9％	6.4％	
静脈グラフト	7.8％	5.1％	7.5％	

（文献2，Table4より引用）

心得 2　機械的合併症：自由壁破裂

1) 自由壁破裂では少量の心膜貯留でもショックに至ることがある
2) 心エコーで診断とともに心嚢穿刺の可能性を判断する
3) 心エコーガイドにより心嚢穿刺をより安全に実施できる

　機械的合併症は左室心筋構造の破壊による合併症で，発生部位により自由壁破裂（心破裂），心室中隔穿孔，乳頭筋断裂として出現します．突然のショックや心不全の増悪として発症する危険な病態で，冠再疎通療法により頻度は著しく低下しましたが，再疎通後数日して出現することもあるので注意が必要です．

■ 自由壁破裂の病態

　自由壁破裂は突然の胸痛とともにショックに陥ることが多く，診断確定の前に不幸な転機を辿ることも少なくありません．前壁梗塞での第一対角枝領域に生じることが多いのですが，後壁梗塞でも発症します．急激に進行する blow out 型とやや緩徐な woozing 型に分類することもあります．

　blow out 型は急激に進行し心エコーの余裕もないことがほとんどで，致死率も非常に高い病態です．woozing 型では心膜貯留はやや緩徐に進行し，心エコーでの新たな心膜貯留で診断されます．緩徐とはいえ，慢性の心膜貯留よりもはるかに急速に心膜貯留が進行し，心外膜が十分に伸展できないため少量の貯留でも心タンポナーデに陥ります．したがって**ショック症例では心膜貯留が少なくても自由壁破裂の可能性は除外できません**．右房，右室の虚脱などの心タンポナーデに伴う所見があれば確実ですが，そのような所見がなくとも否定できません．フリースペース内に血栓・凝固塊様の像を認める場合は血性心嚢液を示唆し，自由壁破裂の可能性はさらに高くなります．

■ 心エコーガイド下での心嚢穿刺

　自由壁破裂の治療は破裂部位の外科的閉塞になりますが，緊急手術までの間にできるだけ血行動態を安定させることが重要です．補液などとともに，可能な症例では心嚢穿刺が有効です．心エコーは心嚢穿刺の可能性を確認するとともに，心エコーガイド下での心嚢穿刺の際にも重要になります．

　穿刺部位としては剣状突起下が第一選択になります．まず剣状突起下アプローチで，心尖部側の心膜貯留が穿刺できるだけあるか，肝臓を避けて穿刺できるか，を確認します（図1）．剣状突起下からの穿刺がどうしても困難と判断されたら左

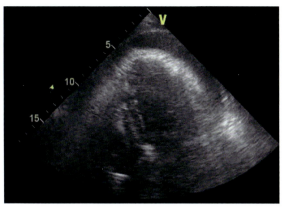

図1　剣状突起下アプローチによる心膜貯留の確認

穿刺できるだけのフリースペースが存在するか，穿刺方向に肝臓がないかを確認する

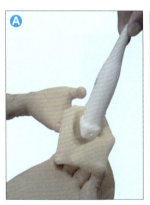 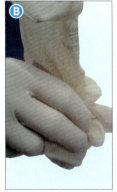

図2　心エコーガイド下での心囊穿刺で清潔手袋をプローブカバーの代用として使う

プローブカバーがすぐに使えない場合，清潔な手袋をその代用としてエコーガイド下で穿刺を行う．補助者が手袋内にプローブを入れ（A），プローブカバーとして使う（B）

腋窩線第7-8肋間からの穿刺を考えます．この場合は気胸のリスクがあるため，左腋窩線から最も心膜貯留が大きく，かつ胸壁との間に肺組織がない部位・方向があるかを確認します．

穿刺はカテ室にて透視下で行えばより安全ですが，その余裕がないことが多いと思われます．現場で行う場合も穿刺術野は清潔にし，術者も清潔手袋のみならず，清潔術衣，マスク，帽子を着用します．滅菌したプローブカバーを用いてプローブおよびコードを清潔に扱うようにします．専用のプローブカバーがない場合は，ラテックスの清潔手袋などで代用し，表面側に接触しないように手袋の中へプローブを挿入します（図2）．手袋を使うとコード部分が不潔なまま露出するので，介助者がコードを持って清潔部位に接触しないようにします．また，エコーゼリーの代わりにイソジンゲルを用います．

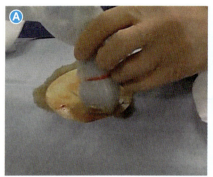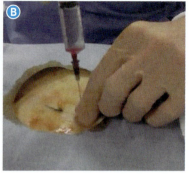

図3　心エコーガイド下での心嚢穿刺
A：プローブカバーを使い，清潔操作にて心エコーでフリースペースまでの方向・距離を覚える
B：プローブを当てた部位から，覚えた方向に穿刺針を進める

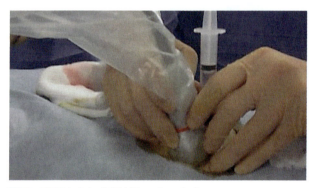

図4　穿刺方向に自信がもてないとき
プローブを当てたままで，プローブと平行に穿刺針を進める方法もある

　清潔な操作で剣状突起下など穿刺部位にプローブを当て，心嚢液までの安全で最短のルートが描出されるプローブの方向・角度，心嚢腔までのおおよその距離を決め，記憶しておきます（図3A）．覚えた方向に穿刺針を進めます（図3B）．カテラン針で試験穿刺をし，血液が吸引できたら，その方向にあわせて穿刺針を進めます（具体的な穿刺手技については成書を参照してください）．記憶による穿刺方向に自信がなければ，エコーを記録しながらプローブと平行に穿刺針を進める方法もありますが（図4），穿刺方向が制限されるなどの問題があります．もし生検用プローブが利用可能でしたら，穿刺をより簡便かつ安全に行うことができます．

心得 3 機械的合併症：心室中隔穿孔

1) 心室中隔穿孔の発症は心筋梗塞発症1日以内と3〜5日目が多い
2) 前壁梗塞は心尖部に，下壁梗塞では心室基部が好発部位
3) 明らかな左→右シャント血流以外に右室負荷所見，吸い込み血流の存在も発見のヒント

　心室中隔穿孔の発症頻度はPCIによる再疎通療法の普及で心筋梗塞の0.2％と非常に低くなりましたが，いまだに予後は不良です．高齢，女性，脳梗塞の既往のある症例，慢性腎臓病，心不全などが発症の危険因子です．冠動脈再疎通までの時間が発症率と関係し，特に再灌流の遅れた症例で発症率が高くなります．

　好発時期には梗塞発症1日以内と，3〜5日後の2つのピークがあります．早期発症例は心筋内の出血や血腫の破裂より生じ，スリット状の裂け目ができて右室側と左室側の高さの違う位置に複雑な形態をとる傾向があります．遅れて発症する場合は梗塞領域の凝固壊死などにより菲薄化した部位が破壊されて生じ，右室と左室が同じ位置で交通する単純な形態を示します．前壁梗塞および下壁梗塞に合併して発症し，両者の頻度はほぼ同等とされます．**前壁梗塞例では心尖部側に発症することが多く，下壁梗塞例では多くは左室基部の中隔と下壁の接合部に生じます**．これは中隔の左前下行枝による灌流部位が過収縮し，心筋内出血・血腫の部位に強いずり応力がかかるためと説明されます（図5）．

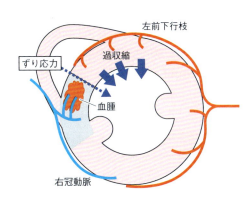

図5　下壁梗塞での心室中隔穿孔
左前下行枝に灌流された部位の中隔は過収縮し，心筋内血腫の部位にずり応力がかかりスリット状に断裂する

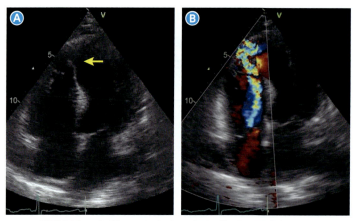

図6 前壁梗塞に合併した心室中隔穿孔（心尖四腔像）
A：心尖部近傍の中隔に心筋の断裂を認める（⇨）
B：カラードプラで同部位を通過する左→右シャントを認める

■心室中隔穿孔の心エコー所見

　症状については無症状に近いものから，ショック・重症心不全で発症するものまでいろいろです．遅れて発症する例では徐々に心不全が進行してくる症例もあります．再疎通療法の普及以前には高齢の急性心筋梗塞症例を保存的に対応した結果，1週間後に心不全が増悪し，救急搬送されると心室中隔穿孔ということもありました．今ではこのような例はないと思いますが，高齢は機械的合併症の危険因子であり，高齢者でも可能な限り再疎通療法を行うべきです．

　急性期に外科手術が必要になる可能性があり，再疎通療法については抗血小板療法が問題になります．血行動態の不安定な急性心筋梗塞症例では，心臓カテーテルの前に機械的合併症の有無を調べる必要があります．心室中隔穿孔では聴診（収縮期雑音の前胸部部位），thrill（振戦）の触知など身体所見が大切ですが，カテーテル前の心エコーによって確実に診断できます．このためにも**急性心筋梗塞症例でも，可能な限り急性期に心エコー図検査をしておくべきです．**

　心室中隔穿孔はカラードプラでの左→右シャントで診断されます．前壁梗塞では心尖部側に（図6），下壁梗塞では左室基部の中隔下部に発症します．通常のカラードプラでは心尖部を観察しないこともありますが，**心室中隔穿孔を疑った場合心尖部近くも観察する**必要があります．穿孔部位が心筋の断裂として観察されることもありますが（図6，7），必須の所見ではなく，**ドプラでのシャント血流**

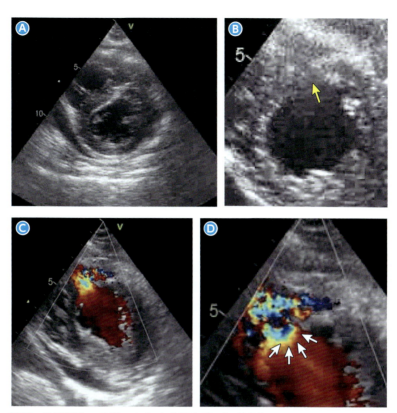

図7 前壁梗塞に合併した心室中隔穿孔（短軸像）
A：断層エコーで中隔の圧排像を認め（D-shape），右室負荷の存在が示唆される
B：中隔に心筋の断裂を認める（⇨）
C：カラードプラで同部位を通過する左→右シャントを認める
D：吸い込み血流がflow convergence（PISA）を伴って確認される（⇨）

の確認の方が有用です．小さな穿孔ではシャント血流がわかりにくく，左室側の吸い込み血流から発見されることもあります．

　右室拡大，中隔の圧排・奇異性運動などの右室負荷所見を認めることがあり，**急性心筋梗塞で右室負荷所見が出現した場合，肺血栓塞栓症の合併とともに心室中隔穿孔の可能性も考えます**（図7）．シャント血流の幅から穿孔の大きさを推定したり，心室中隔欠損と同じように肺・体血流比（Qp/Qs）も求められます．ただほとんどの症例で早期の手術が必要であることを考えると，血行動態が安定した小さな穿孔で慢性期の手術の可能性がある症例以外ではあまり重要ではありません．

心得 4　機械的合併症：乳頭筋断裂

1) 乳頭筋断裂は主に下壁梗塞による後乳頭筋断裂で生じる
2) 高度の急性僧帽弁閉鎖不全とfrail valveが特徴
3) 左房の拡大を伴わないことが多い

　乳頭筋断裂は急性僧帽弁閉鎖不全を引き起こし，血圧の低下や急性の肺うっ血で発症します．他の機械的合併症と同じく冠動脈再疎通療法により頻度は著しく減少し，心筋梗塞の0.3％程度とされています．

　傍胸骨左縁短軸像での冠動脈走行からわかるように，前乳頭筋は左前下行枝（対角枝）と左回旋枝（鈍角枝，OM）の2重支配を受けるのに対して，後乳頭筋は右冠動脈の一枝のみから血液供給を受けます（図8）（左冠動脈優位型では回旋枝が支配する場合があります）．したがって前乳頭筋に関係する左前下行枝病変（前壁梗塞）や左回旋枝病変（後壁梗塞）では乳頭筋断裂は稀であり**ほとんどが下壁梗塞（右冠動脈，稀に回旋枝）に認められます**．

　急性心筋梗塞で乳頭筋が梗塞になる頻度は意外と高く，心筋MRIでの研究では再疎通療法を実施した心筋梗塞の40％で乳頭筋の梗塞が認められています．かつ乳頭筋梗塞の4分の1は前乳頭筋に生じていました[3]．乳頭筋が梗塞を起こしても乳頭筋断裂，急性僧帽弁閉鎖不全に至る症例は非常に稀と考えられます．

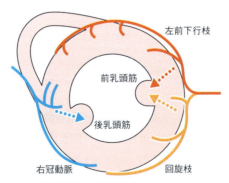

図8　乳頭筋の血流支配
冠動脈の走行と乳頭筋の位置関から，前乳頭筋は左前下行枝（対角枝）と回旋枝（鈍角枝，Seg 12）の両方から灌流されるのに対し，後乳頭筋は右冠動脈のみから灌流される．そのため乳頭筋断裂は下壁梗塞で生じる

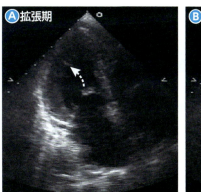 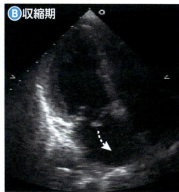

図9 乳頭筋断裂での僧帽弁の動き
僧帽弁前尖がムチのように大きく動くfail valveを示す（⇢）

■乳頭筋断裂の診断

　胸部X線では急性心不全による中心性の肺うっ血を呈し，特徴的な蝶形陰影（バタフライ・シャドウ）をしばしば認めます．**カラードプラで新たに中等度以上の偏心性の僧帽弁閉鎖不全を認めることから乳頭筋断裂を疑います．**弁尖の組織性状は正常なことが多く，**弁尖はムチ状の動き（frail valve）を示し**（図9），また乳頭筋断端が弁尖に付着しているのを認めることもあります．逆流ジェットは偏心性に吹き，左房圧が上昇するため逆流の持続時間は短くなります．**僧帽弁閉鎖不全の程度に対して左房の拡大を認めないのも特徴**で，慢性の僧帽弁閉鎖不全との鑑別ポイントになります．

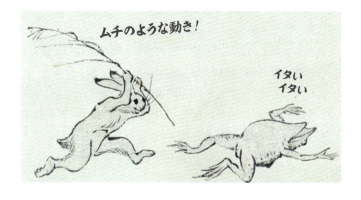

心得 5　その他の合併症

1) 肉柱，仮性腱索，アーチファクトなどを心尖部血栓と誤診しないために，心エコーでの血栓の特徴を確認する
2) 仮性心室瘤は頸部が瘤本体より狭く，頸部と最大径の比は＜0.5
3) Dressler's syndrome は今日では非常に稀である

　心筋梗塞亜急性期～慢性期に発症する合併症には心内血栓，仮性心室瘤，（真性）心室瘤，心膜貯留などもあります．はっきりした自覚症状がなく，心エコーで偶然みつかることが多い病態です．

■ 心尖部血栓

　心筋梗塞に伴う心内血栓は前壁梗塞で心尖部に形成されることがほとんどです．慢性期心室瘤（心尖部瘤）に形成されることが多いのですが，心尖部の血流うっ滞によって亜急性期に生じる場合もあります．再疎通療法の普及，それに伴う急性期でのヘパリン使用と抗血小板剤療法の普及によって心内血栓は以前よりはるかに少なくなっています．

　心尖部血栓は心エコーで偶然に発見されることが多いのですが，心尖部が明瞭に描出できず見逃したり，逆に過大評価で誤診することも少なくありません．心尖部血栓と間違いやすいものには，肉柱，仮性腱索（false tendon），多重反射やサイドローブなどのアーチファクトがあります．また設定断面によっては心筋の一部分が血栓のように見えることもあります．これらの間違いを避けて，心エコーで心尖部血栓と診断するポイントには

① 心内膜と区別された境界をもつ echodense な（十分なエコー輝度をもった）構造物である
② 収縮期から拡張期に連続的に観察できる
③ 局所壁運動が低下・消失した領域に付着する
④ 少なくとも 2 つ以上の断面（一般に心尖部像と短軸像）で確認できる
⑤ 他の心内組織（乳頭筋，肉柱，仮性腱索など）と区別し得る

などがあります．アーチファクトとの鑑別にはゲインや関心領域の深さ，断面やビーム方向などを変化させて観察します．肉柱などとの鑑別には超音波造影剤によるコントラストエコー（図10）も有効です．ただし本書執筆時には本邦では保険適応内で心エコーに使用できる超音波造影剤はありません．

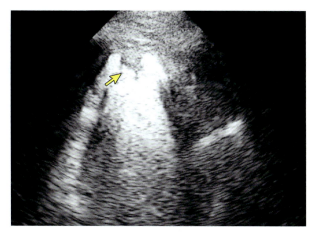

図10 コントラストエコーで確認された心尖部血栓（→）

■仮性心室瘤

　自由壁破裂に関連した病態として仮性心室瘤（pseudoaneurism）があります．自由壁破裂部位が周囲の心膜組織の癒着により限局した血腫を形成し，徐々に血腫が吸収されて瘤様になったものです．心膜によって限局されるため，急性期にはショックなどは認めず，慢性期に心不全などを発症することもあります．無症候性に存在する場合も少なくありません．梗塞部位が伸展されて生じる真性の心室瘤と異なり，瘤壁は心膜組織からなり，筋層は欠落しています．そのため破裂しやすく，発見されれば迅速な手術が必要です．**下壁梗塞に合併することが多い**ですが，後壁梗塞や前壁梗塞でも形成されることがあります．

　心エコーでは瘤の入り口（頸部）が瘤本体よりも狭い形態を示すことで真性心室瘤と鑑別され，ドプラエコーで左室との間で両方向への自由な交通を認めます．前者については頸部と最大径の比が＜0.5であることで診断されます（図11）．左室と仮性瘤の境界部が鋭角をなすのも特徴です．仮性瘤周囲の心膜腔にはモヤモヤエコーや血栓像を認めることもあります．

■Dressler's syndrome

　心筋梗塞の数日〜数週間後に発熱，心膜貯留を呈する病態はドレスラー症候群（Dressler's syndrome）と呼ばれていました．心筋障害後の免疫反応による心膜炎として，心臓手術後の心膜貯留と同じ機序によることから最近ではこれらをまとめて心臓傷害後症候群（post-cardiac injury syndromes）と呼びます．心エ

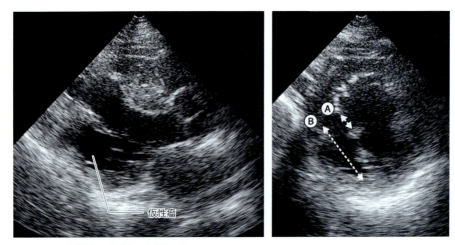

図11 下壁梗塞に合併した仮性瘤
頸部（**A**）が瘤本体の径（**B**）より小さいことで真性の心室瘤と区別される

コーで心膜貯留として診断されますが，心タンポナーデに至ることはないとされます．再疎通療法の普及により今日では非常に稀な病態となっています．

● 参考文献
1）Hochman JS, et al：J Am Coll Cardiol, 36：1063-1070, 2000
2）Wong SC, et al：J Am Coll Cardiol, 36：1077-1083, 2000
3）Tanimoto T, et al：Circulation, 122：2281-2287, 2010

第2章　胸痛疾患をみるコツ

秘伝 7　大動脈解離
診断は症状などから可能性を思いつくことで始まる

　大動脈解離はリスクの高い疾患で，特にStanford A型は一刻も早い手術が必要です．早期発見が重要ですが，急性冠症候群と間違えて診断が遅れてしまうことも稀ではありません．まずは症状などから大動脈解離の可能性を思いつくことが診断の第一歩です．心エコーでの診断には限界がありますが，緊急時のスクリーニングとしての価値は高いものがあります．

心得 1　大動脈解離を疑うべきとき
1) 痛みの発症様式・種類・放散・強さから大動脈解離の可能性を考えよう
2) 胸部X線，身体所見にも注目しよう

　大動脈解離の分類としてはStanford分類やDeBakey分類が用いられます（図1）．どちらも手術の必要性を考えた分類で，上行大動脈に解離がある場合（Stanford A型，DeBakey I型・II型）は緊急手術の適応となり，上行大動脈を含まないStanford B型/DeBakey III型は，急性期は降圧療法による内科的対処が基本です．

　経胸壁心エコー（TTE）での大動脈解離の診断は限界があり，心エコーで大動脈解離を示唆する所見が得られなくても，大動脈解離の可能性を否定することはできません．またアーチファクトを大動脈解離のflapと見誤ることも少なくありません．しかし救急の現場で迅速に行うことができることから，経胸壁心エコーは大動脈解離の発見の第一歩として重要な役割を果たします．また心エコーの所見は手術方針の参考としても重要です．

　大動脈解離の検出には大動脈の観察が必要ですので，基本断面からの観察だけでは見逃してしまいます．大動脈解離の可能性を考えた心エコーを行う必要がありますが，そのためには検査の前に大動脈解離の可能性をまず考えつくことが重要です．どのような場合に大動脈解離の可能性を考えるべきでしょうか．

■痛みの性状

　大動脈解離を考えるきっかけとしては痛みの性状が重要です．古典的な症状は「胸を裂くような激しい痛みが突然発症し，背中の肩甲骨の間に広がっていく」とされ，痛みの「**発症様式**」「**種類**」「**放散**」「**強さ**」が鑑別に重要なポイントとなり

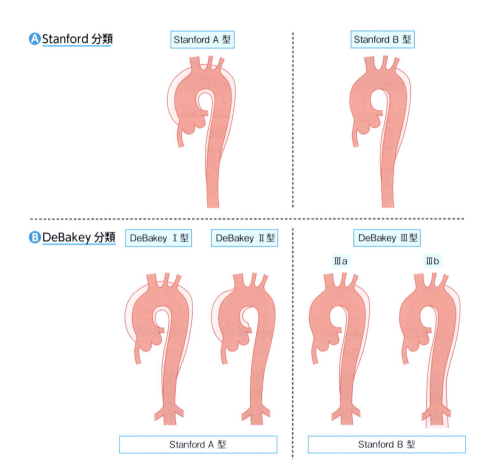

図1 大動脈解離の分類
A：Stanford分類では上行大動脈に解離があるものをA型，ないものをB型と分類する
B：DeBakey分類ではⅠ型・Ⅱ型・Ⅲ型に分類し，Ⅰ型とⅡ型がStanford A型，Ⅲ型がStanford B型に相当する
　Ⅰ型：上行大動脈にtearがあり弓部大動脈より末梢に解離が及ぶもの
　Ⅱ型：上行大動脈に解離が限局するもの
　Ⅲ型：下行大動脈にtearがあるものとし，さらにⅢ型はⅢa型：腹部大動脈に解離が及ばないもの，Ⅲb型：腹部大動脈に解離が及ぶものと分類

ます．痛みの種類・放散・発症時の強さの3つについて問診すると検査前の診断確率が高くなることがわかっており，心エコーを始める前にこれらの情報を確認しておくことが重要です．表1に特徴的な自覚症状による大動脈解離の診断感度を示します[1]．**突然発症の激しい胸背部痛が下方へ移動する場合は，特に大動脈解離を疑います．**

表1　大動脈解離の自覚症状の特徴

	感度（95％信頼区間）
何らかの痛み	90％（85～94％）
胸痛	67％（56～77％）
前胸部痛	57％（48～66％）
後胸部痛	32％（24～40％）
背部痛	32％（19～47％）
腹痛	26％（16～31％）
突然の痛み	84％（80～89％）
激しい痛み	90％（88～92％）
裂けるような痛み	39％（14～69％）
移動する痛み	31％（12～55％）
失神	9％（8～12％）

大動脈解離についての報告をメタ解析した結果に基づく，特徴的な症状とそれによる大動脈解離診断の感度
（文献1を参考に作成）

■ 身体所見・胸部X線

　身体所見は症状の性状に比べて特異的な所見は少ないと思われます．大動脈解離ではほとんどの例で**血圧上昇**を認め，手術適応例であっても緊急的な降圧療法が必要となります．また**左右上下肢の間で血圧差**を認めることも多く，大動脈解離が疑われるような症例では左右上下肢の血圧測定は必須であり，**20 mmHg以上の血圧差は大動脈解離を疑わせる**所見です．

　胸部X線では縦隔陰影の拡大（図2），**大動脈陰影の拡大，大動脈壁の内膜石灰化の内側偏位**などが認められます．大動脈の外縁と内膜の石灰化部位との距離は通常2～3 mmまでで，石灰化がX線上6 mm以上内側に偏位している場合は大動脈解離の可能性が考えられます．特徴的な症状（急性発症/裂けるような痛み），胸部X線所見（縦隔陰影拡大/大動脈陰影拡大），身体所見（脈圧上昇/血圧差）のいずれもない症例では大動脈解離の可能性は低いとされます[2]．

　大動脈解離に関連した既往歴としては高血圧症，Marfan症候群，大動脈弁二尖弁，大動脈弁人工弁置換術などがあります．大動脈解離症例でのMarfan症候群の頻度は5％程度ですが，Marfan症候群の頻度が人口の0.02％程度であることを考えると，Marfan症候群での大動脈解離の発症率は高いと考えられます．比較的若年者でも大動脈解離を発症することがあるので注意が必要であり，若年での大動脈解離発症からMarfan症候群が診断されることもあります．大動脈弁二尖

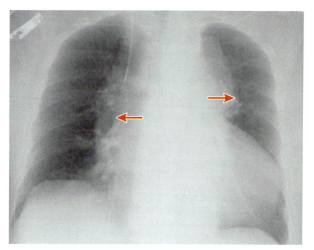

図2 大動脈解離における縦隔陰影の拡大（→）

弁症例は対照群に比べ大動脈解離発症の頻度が高く，発症リスクは通常の8倍以上です[3]．ただ大動脈弁二尖弁はほかの心血管疾患発症時に偶発的に発見されることが多く，既往歴としてわかっていることは多くありません．

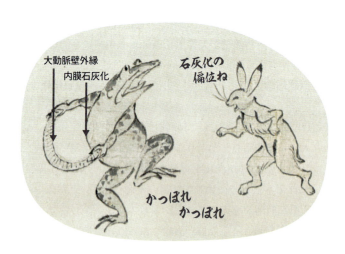

心得 2 基本断面でのポイント

胸痛症例で，大動脈基部の拡大（≧4 cm），大動脈弁閉鎖不全，心膜貯留などを認めたら大動脈解離を思いだそう

　大動脈解離を疑われた症例において，経胸壁心エコーは救急外来で実施すべき検査であり，その目的は①**大動脈内のflapなどを検索する直接的な診断**と，②**心膜貯留，大動脈弁閉鎖不全，心筋虚血など大動脈解離に付随する病態の評価**，の2つです．経胸壁心エコーによる陰性的中率は低く，経胸壁心エコーでflapなどを認めても大動脈解離を否定できません．しかし基本断面で①**大動脈基部の4 cm以上の拡大**，②**大動脈弁閉鎖不全**，③**心膜液貯留**，などを認めた場合は解離性大動脈の可能性を考える必要があります（図3）．まずは大動脈内のflapなどの検索を行い，みつからなくとも"心得1"の臨床所見と併せて次に行うべき画像診断の必要性を検討します．

　経胸壁心エコーの次の検査として，経食道心エコーはCTに匹敵する高い診断精度をもち，欧米のガイドラインでも推奨されます．しかし本邦ではCTで診断されることが圧倒的に多いようです．本書では経胸壁心エコーについてのみ述べますので，経食道心エコーについては成書を参考にしてください．

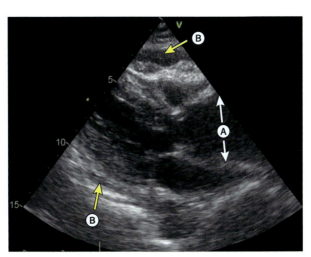

図3　大動脈解離（Stanford A型）の心エコー
大動脈基部の拡大（⇨），心膜液貯留（⇨）を認める

心得 3　経胸壁エコーで大動脈の観察できる設定断面を覚えよう

1) 上行大動脈は傍胸骨左縁長軸像より1肋間上から観察
2) 大動脈弓は胸骨上窩，下行大動脈は右鎖骨上アプローチで

　臨床所見などから急性冠症候群よりも大動脈解離の可能性が高いと考えられる場合，大動脈を観察することになります．まず断層エコーで大動脈内のflapの有無を確認し，カラードプラなどで真腔と偽腔を区別します．表2に大動脈の観察に適した断面をまとめます．

表2　経胸壁心エコーでの設定断面と観察できる大動脈の部位

断面	大動脈の部位
傍胸骨左縁長軸像（基本断面）	下行大動脈（断面像）
傍胸骨左縁長軸像（1肋間上）	大動脈弁弁輪部，Valsalva洞，STジャンクション，上行大動脈
傍胸骨左縁短軸像	大動脈弁，Valsalva洞
心尖四腔像・二腔像（基本断面より後方へ）	下行大動脈
剣状突起下アプローチ（長軸像）	腹部大動脈近位部
胸骨上窩アプローチ（図4）	大動脈弓，腕頭動脈，左総頸動脈，左鎖骨下動脈，下行大動脈
右鎖骨上窩アプローチ（図4）	大動脈弓，腕頭動脈，左総頸動脈，左鎖骨下動脈，下行大動脈

（文献4を参考に作成）

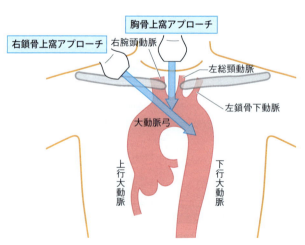

図4　胸骨上窩アプローチと右鎖骨上アプローチ

心得 4　大動脈解離での心エコー①

1) まず1肋間上の傍胸骨左縁長軸像から上行大動脈基部を確認する
2) depth（超音波深度）を変えることで傍胸骨左縁長軸像で下行大動脈を観察する
3) 心尖長軸像・五腔像で大動脈基部を確認する
4) 心尖部アプローチでも下行大動脈を確認する

　大動脈解離が疑われる場合，まず最初に傍胸骨左縁長軸像を基準断面より1肋間上から見ることで大動脈基部〜上行大動脈を観察します．この部位にflapが認められた場合はStanford A型の大動脈解離が考えられます（図5）．

　Flapは可動性のある直線的な構造物として描出され，**大動脈内にflapで区切られた2つの腔（真腔および偽腔）を認めると大動脈解離と確定**されます．また①偽腔の完全な閉塞，②内膜石灰化の大動脈中央への移動，③偽腔内で内膜層と分離した血栓の存在，④大動脈の拍動による大動脈壁各層のずれ，なども陽性所見です[5]．

　傍胸骨左縁長軸像では，depth（超音波深度）を深くすることで心臓の下の位置に下行大動脈が描出されます．図6に下行大動脈内に描出されたflapを示します．

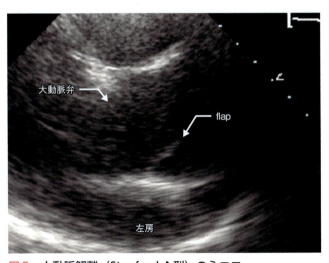

図5　大動脈解離（Stanford A型）の心エコー
傍胸骨左縁長軸像を通常より一肋間上より描出すると，上行大動脈内に可動性のあるflapを認め，Stanford A型の大動脈解離と考えられた

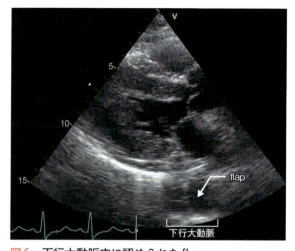

図6　下行大動脈内に認められたflap
傍胸骨左縁長軸像で描出された下行大動脈の中ほどに垂直なflapが認められる

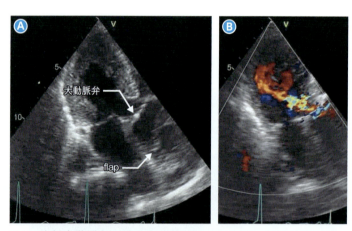

図7　上行大動脈内に認められたflap
A：心尖長軸像で上行大動脈にflapを認める
B：カラードプラでは大動脈弁閉鎖不全の合併を認める

　心尖長軸像あるいは心尖五腔像（心尖四腔像＋左室流出路）でStanford A型の大動脈基部〜上行大動脈のflapを確認できることがあります（図7）．この像では大動脈弁閉鎖不全の合併も確認します．心尖長軸像，四腔像で下行大動脈も観察します（図8）．

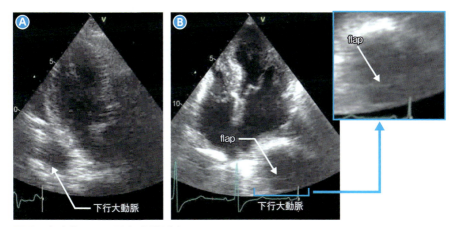

図8　心尖像からの下行大動脈内
A：心尖長軸像で下行大動脈を観察できる．大動脈解離症例であるが，この例ではflapは確認できない
B：図7と同じStanford A型症例であるが，心尖四腔像で見ると下行大動脈にflapを認める．右上に下行大動脈の拡大図を示す

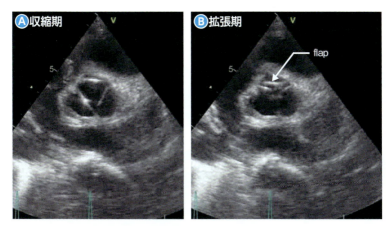

図9　傍胸骨左縁短軸像の大動脈弁レベルで観察しえたflap
Stanford A型症例で拡張期に大動脈弁が閉じたとき（B）に右冠尖の位置にflapを認める

　図9の症例では傍胸骨左縁短軸像の大動脈弁レベルで右冠尖の位置にflapを認めます．Stanford A型で解離が大動脈弁に至った症例です．

心得 5　大動脈解離での心エコー②

1) 胸骨上窩アプローチで大動脈弓を中心に下行大動脈を描出する
2) 右鎖骨上窩アプローチで大動脈弓および三分枝を描出できる
3) 心窩部〜腹部から腹部大動脈も確認する

■ 胸骨上窩アプローチ（図10〜15）

　胸骨上窩アプローチは被検者を仰臥位にし，枕を外して行います．枕を肩甲骨下に置いて首を後方に屈曲させればより描出しやすくなります．大動脈弓から下行大動脈にかけて観察することができます．

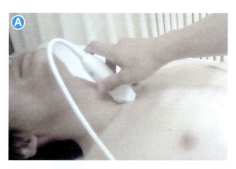
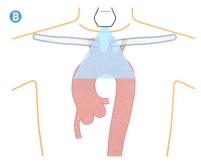

図10　大動脈描出のための胸骨上窩アプローチ
A：仰臥位で胸骨上部の窪みにプローブを当てて描出する　B：胸骨上窩アプローチでの超音波の拡がり＝描出範囲（■）

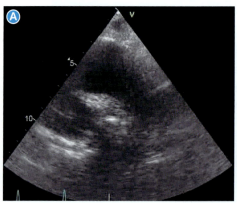
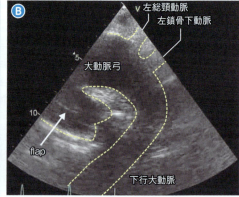

図11　胸骨上窩アプローチによる大動脈描出（Stanford A型大動脈解離）
この例では大動脈弓にはflapは確認できないが上行大動脈内にflapを認める．大動脈弓の拡大も認める

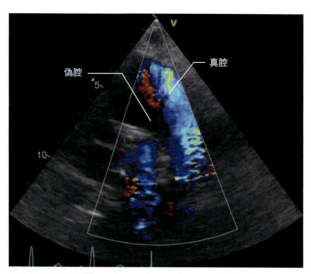

図12 胸骨上窩アプローチでのカラードプラ（Stanford A型大動脈解離）
図11と同じStanford A型の症例．flapの描出ができなかった下行大動脈内で血流がない部分が認められる．血流のある側が真腔，ない側が偽腔である

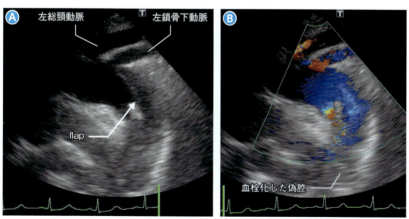

図13 胸骨上窩アプローチでのカラードプラ（Stanford B型大動脈解離）
A：flapは大動脈弓以遠から認められStanford B型の大動脈解離と考えられる
B：カラードプラでは血流はflap上方から下行大動脈の左側へ流れる．このことより下行大動脈は左鎖骨下動脈遠位よりらせん状に解離していると考えられる．下行大動脈内で血流のない部分は血栓化した偽腔であろう

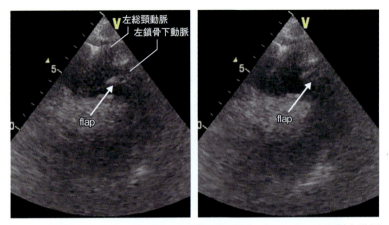

図14 胸骨上窩アプローチでの大動脈弓の抽出（Stanford A型大動脈解離）

Stanford A型の症例において大動脈弓に可動性のあるflapが描出された．しかし心エコーではflapの一部が描出されるのみで，解離腔の拡がりは不明である

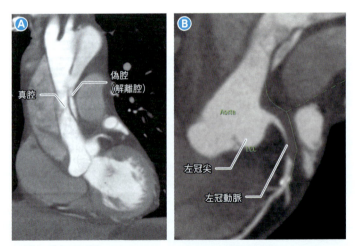

図15 CTで確認されたStanford A型大動脈解離

図14と同じ症例のCT．解離は大動脈基部から左冠動脈に及び，左冠動脈の血流を低下させていた．心エコーではこのような拡がりは確認できなかった

■ 右鎖骨上窩アプローチ（図16，17）

　右鎖骨上窩アプローチも仰臥位で被検者に左を向かせて描出します（図16）．大動脈弓から下行大動脈，さらに大動脈からの三分枝も描出できることがあります（図17）．

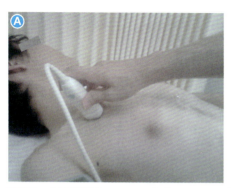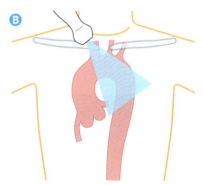

図16　大動脈描出のための右鎖骨上窩アプローチ
A：仰臥位で被検者に左を向かせて描出する
B：右鎖骨上窩からの超音波の拡がり

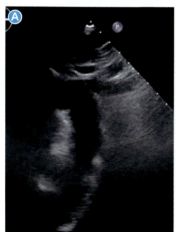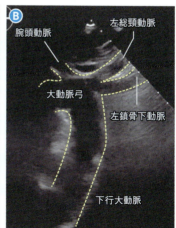

図17　右鎖骨上窩アプローチによる大動脈描出（正常例）
本例は大動脈解離例ではないのでflapは認めない

■腹部大動脈の描出（図18）

　大動脈解離が疑われる場合，心窩部～腹部から腹部大動脈の描出も行います．コンベックスプローブを使う方がわかりやすいのですが，セクタープローブのままでもよいので確認しましょう．体表からのエコーは肥満や腹部ガスの影響を受けるため，腹部大動脈の描出には適さないことも多いのですが，腹腔動脈から腎動脈の間の部分は描出されやすいのでぜひ確認すべきです．腎動脈，腹腔動脈への解離の有無とともに，血流の有無もドプラエコーで確認します．腎臓への血流が障害されている場合は腎機能の低下に注意する必要があり，侵襲的対応を必要とする場合もありますので腎血流の有無はできるだけ確認したいポイントです．

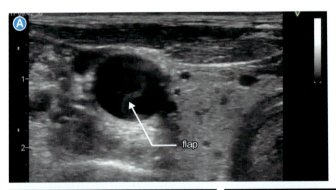

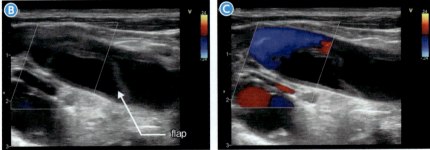

図18　腹部大動脈解離
コンベックスプローブで描出した腹部大動脈短軸像（A），長軸像（B）でflapを認める．カラードプラ（C）で偽腔内に血流を認めない

心得 6 より正確な診断のために

1) アーチファクトとの鑑別にはカラードプラでの血流パターンや大動脈壁とflapの動きが一致するかを確認する
2) 偽腔は真腔より大きく，モヤモヤエコーや血栓を認め，前方への収縮期血流は低下・消失している
3) 経胸壁心エコーによるStanford B型の診断精度はA型よりも低い

■アーチファクトとの鑑別

　心エコーでの大動脈解離の診断ではflapとアーチファクトとの鑑別が重要です．大動脈のSTジャンクションのような高反射部位によるサイドローブ，多重反射，鏡面反射などは直線的なアーチファクトを大動脈内に作りだし，しばしばflapと誤診されてしまいます．アーチファクトの問題は経食道エコーにおいても生じます．アーチファクトの鑑別については，ゲインなどの設定を調節したり，多断面からの観察を行うなどの一般的な方法（第1章秘伝1心得4）に加え，カラードプラでの血流パターンから鑑別できることがあります．大動脈解離では，真腔と偽腔の血流が異なるためflapの両側で血流パターンが異なるのに対し，**アーチファクト周辺の血流パターンには変化は認められません**．また**アーチファクトは大動脈壁の動きに一致した動きを示すのに対し，flapは大動脈壁とは関係のない動きを示します**．心周期に応じた大動脈壁の動きと一致するかの判断には，経食道エコーの場合Mモードでの観察が有効とされており，経胸壁心エコーでも同様にMモードで評価できると考えられます．

■真腔・偽腔の鑑別

　大動脈がflapによって2つの腔に分画されていることが確認できたら，どちらの腔が真腔で，どちらが偽腔かを鑑別します．**多くの場合偽腔の方が真腔よりも大きくなっています**．真腔は収縮期に拡大し，拡張期には虚脱し，モヤモヤエコーは真腔内には認めないか，ごく軽度にしか存在しません．真腔内では収縮期には前方血流を認め，ときには収縮期に真腔から偽腔への交通血流のジェットを認めることもあります．それに対して**偽腔は拡張期に径が大きくなり，モヤモヤエコーや血栓を腔内に認めます．カラードプラでは収縮期の血流は逆行性か，流速が遅いか，あるいは血流を認めません**（表3）[5]．偽腔内の血流は交通血流の存在を示し，血流がない場合は交通がないことを意味します．経食道エコーではカラード

表3 心エコーによる真腔と偽腔の鑑別

	真腔	偽腔
サイズ	大部分の例で真腔＜偽腔	
心周期による変化	収縮期に拡大	収縮期に縮小
収縮期血流	前方血流	なし・低流速または逆行性
モヤモヤエコー・血栓	なし	モヤモヤエコー・血栓認める
血流の交通	収縮期に真腔から偽腔へ	

(文献5をもとに作成)

プラでエントリー，リエントリーの位置を確認できますが，観察できる範囲の限定される経胸壁心エコーではエントリー，リエントリーの確認は困難です．

経胸壁心エコーでの大動脈解離の診断は陰性的中率が低く，flapなどの所見が認められなくても大動脈解離の可能性は否定できません．特にStanford B型はStanford A型よりも心エコーでの診断精度は低くなります．Stanford A型では一刻も早く手術をする必要があり，緊急手術の準備中に急変することも珍しくなく大動脈解離が強く疑われるなら心エコーよりも造影CTなどの実施を優先すべきです．もし造影CT実施までに時間があればその間に心エコーを実施します．筆者は先に造影CTで大動脈解離が診断されたら，緊急手術までの間に必ず心エコーを実施し，心膜貯留や大動脈弁閉鎖不全症などを確認するようにしています．

● 参考文献

1) Klompas M：JAMA, 287：2262-2272, 2002
2) von Kodolitsch Y, et al：Arch Intern Med, 160：2977-2982, 2000
3) Michelena HI, et al：JAMA, 306：1104-1112, 2011
4) 「Washington Manual of Echocardiography」(Rasalingam R, et al eds), Lippincott Williams & Wilkins, 2012
5) Evangelista A, et al：Eur J Echocardiogr, 11：645-658, 2010

第2章 胸痛疾患をみるコツ

秘伝 8 肺血栓塞栓症
突然発症の呼吸困難・胸痛と心エコーの右室負荷所見が特徴

　肺血栓塞栓症は突然の呼吸困難や胸痛で発症し心エコーでは急性の右室負荷所見が特徴です．しかし右室負荷所見のないこともあり，確定診断には造影CTなどが必要です．ショック症例では心エコー検査が迅速な治療方針決定に重要です．原因疾患の診断には下肢静脈エコーも有用です．

心得 1 肺血栓塞栓症の症状と診断

1）古典的な症状は突然の胸痛（呼吸性に変動），息切れ，低酸素血症だが，実際には多彩な形をとる
2）背景因子や発症状況も診断には有用
3）臨床所見などからのスクリーニングにはWellsスコアなどが有用である

■肺血栓塞栓症の症状

　肺血栓塞栓症は血栓が急激に肺動脈を閉塞する疾患であり，塞栓源のほとんどは下肢静脈（膝下静脈よりも中枢側）または骨盤内静脈です．古典的な肺血栓塞栓症の症状は，突然発症する胸痛（胸膜痛），息切れ，低酸素血症とされています．実際にははじめは無症状で徐々に息切れが発症してくる場合から，発症とともにショックに至る症例まで多彩です．

　表1に本邦の登録研究での肺血栓塞栓症の自覚症状を示します[1]．一番多い症状は呼吸困難であり7割強で認めるのに対し，胸痛を認めるのは4割程度に過ぎません．肺血栓塞栓症の胸痛は末梢肺動脈の閉塞から生じた胸膜の炎症によるもので，**深呼吸や咳嗽で増強する「胸膜痛」**ですが，中枢肺動脈が閉塞した場合，**狭心症様の前胸部痛が生じることもあります**．これは右室の虚血によるものと考えられ，急性冠症候群や大動脈解離との鑑別が必要となります．失神や咳嗽，喀血も比較的よくみられます．しかしこれらの症状は非特異的であり，初期段階では見逃されることも少なくありません．まずは他の原因がない急性の呼吸器症状から肺血栓塞栓症の可能性を疑うことが重要です．

表1 救急外来で肺血栓塞栓症を疑われた症例における主訴[1]

自覚症状	頻度
呼吸困難	72%
胸痛	43%
発熱	10%
失神	22%
咳嗽	11%
冷汗	25%
上腹部痛	10.7%
血痰	6%
動悸	22%

肺塞栓症研究会で症例登録された579例における自覚症状

■危険因子・発症状況

　肺血栓塞栓症では危険因子や発症の状況も診断の手がかりとして重要です．先天的要因として抗リン脂質抗体症候群，プロテインC欠乏症，プロテインS欠乏症，アンチトロンビン欠乏症など凝固系の異常があげられます．後天的要因としては術後（特に整形外科手術，悪性腫瘍手術，脳外科手術後），カテーテル留置，肺血栓塞栓症の既往，48時間以上の安静，入院，感染，悪性腫瘍，肥満，妊娠・出産後，ピル，ホルモン置換療法などがあげられます．旅行に伴う長時間座位（エコノミークラス症候群）や災害後の車中泊などもよく知られてた危険因子です．また発症状況としては**起立時・歩行時や排尿・排便時**などが多いことが知られています．

■Wellsスコア

　しかしこれらの症状・背景因子は必ずしも特異的ではなく，多くの場合これらだけでは診断には不十分です．そこで病歴，症状，背景因子などを組み合わせることで診断精度を上げるために**表2**のようなWellsスコアが考えられました。Wellsスコアは救急の現場で確認可能な情報から肺血栓塞栓症の可能性を推定します．**確定診断のためのツールではなく，造影CTなど次の段階の検査に進むべきかを決定するためのものです**．オリジナルのスコアから，肺血栓塞栓症の可能性を三段階または二段階で推定します．三段階評価では「可能性低い」の有病率を10%程度，「中等度」で30%程度，「高い」で65%程度と推定されるように決められ

表2　肺血栓塞栓症診断のための Wells スコア

	オリジナル版	簡易版
肺血栓塞栓症，深部静脈血栓症の既往	1.5	1
心拍数 ≧ 100/分	1.5	1
4週間以内の手術または安静臥床	1.5	1
喀血	1	1
活動性の悪性腫瘍	1	1
深部静脈血栓症の臨床症候	3	1
肺血栓塞栓症以外の可能性が低い	3	1
臨床的可能性		
三段階評価		
可能性低い	0〜1	N/A
可能性中程度	2〜6	N/A
可能性高い	≧7	N/A
二段階評価		
肺血栓塞栓症の可能性低い	0〜4	0〜1
肺血栓塞栓症の可能性あり	>5	>2

三段階評価では「可能性低い」の有病率は10％程度,「中等度」は30％程度,「高い」は65％程度, 二段階評価では「可能性低い」の有病率は12％程度である
(文献2より引用)

ています．二段階評価では「可能性低い」での有病率が12％程度になるように決められています．臨床的により使いやすくするための簡易版もあり，この場合は二段階のみで可能性を推定します．

　Wellsスコアには「肺血栓塞栓症以外の可能性が低い」という，あいまいな項目が含まれることが精度のうえで問題ともされています．Wellsスコアは，「可能性が10％程度しかないのでCT検査はしない」というように検査の必要性を決めるツールであり，確定診断のためにはD-ダイマーの測定や心エコー，造影CTなどの画像診断法が必須です．

心得 2　D-ダイマー・CT をどう使うか

1) D-ダイマーが正常範囲内であれば肺血栓塞栓症の可能性は低い．ただし正常値より高値は肺血栓塞栓症を確定するものではない
2) 画像診断法の基本は多列 CT による造影 CT

　肺血栓塞栓症のスクリーニングとしてはD-ダイマーの測定が有用です．D-ダイマーは陰性的中率が高い検査で，正常値であれば急性の肺血栓塞栓症や深部静脈血栓症の可能性は非常に低いと考えます．しかし悪性腫瘍，炎症，出血，外傷，手術などによってもD-ダイマーは上昇するため，**D-ダイマーが上昇していることは肺血栓塞栓症を確定するものではありません．**

　D-ダイマーは測定法（ELISA法，ラテックス比濁法など）や試薬により測定限界や再現性に差がある可能性があります．年齢とともに検査の特異度が下がり，80歳以上では10％程度になります．欧米では年齢に合わせたカットオフ値（**50歳以上のカットオフ値＝年齢 × 10 mg/L，ELISA法**）も推奨されています．

　画像診断法として最も推奨されるのは多列CTによる肺動脈造影です（図1）．多列CTにより空間分解能が著明に向上し，64例CTを使った前向き研究では感度95％，特異度83％で肺血栓塞栓症を診断できます[3]．

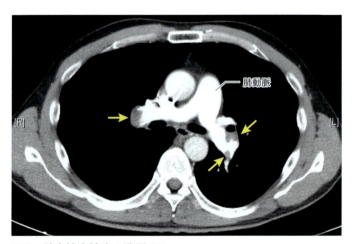

図1　肺血栓塞栓症の造影CT
左右肺動脈に複数の血栓像（⇨）を認める

心得 3　肺血栓塞栓症を疑われる症例での診断手順

1) ショック・血圧低下を伴う場合：状況に応じて造影CTか心エコー
2) ショック・血圧低下を伴わない場合：リスクに応じて造影CTかD-ダイマー測定
3) 下肢深部静脈血栓の検索には造影CTよりも下肢静脈エコー

　肺血栓塞栓症の画像診断としては造影CTが確実な方法ですが，心エコーはどう使うべきでしょうか．欧州のガイドラインでは肺血栓塞栓症が疑われる症例の診断ステップを，ショック・血圧低下がある場合とない場合に分けています（図2）[2]．ショック・血圧低下があれば一刻も早い処置が必要です．可能なら直ちに造影CTを行うべきですが，すぐに実施できない場合は心エコーが推奨されます．心エコーではまず右室拡大の有無を迅速に判断します．右室拡大を認めた場合，その時点で造影CTが実施でき，血行動態も安定しているなら造影CTを行います．そうでない場合は心エコーの結果だけで血栓溶解療法などの治療を開始してよいとされます．

　血行動態の安定した症例はある程度の余裕があるので，臨床所見などから肺血栓塞栓症の可能性を評価し，可能性が高ければ造影CTを，低〜中等度であればD-ダイマーでスクリーニングを行い造影CTの必要性を判断します．

　現実には施設によって造影CTが実施できなかったり，D-ダイマーの結果がすぐに得られないことも少なくありません．そのような場合は，まずは心エコーを中心にリスク評価や治療方針の決定を行うべきです．

　心エコーはリスク評価でも重要です．**右室の収縮能低下は肺血栓塞栓症の重要な予後不良因子**の1つであり，造影CTで確定診断できた場合でも心エコーによって右室のサイズや機能を評価することは大切です[4]．

　肺血栓塞栓症の原因では下肢の深部静脈血栓症が最も多く，**心エコーと同時に下肢静脈エコーの実施が望ましい**と考えられます．最近は造影CTでも下肢静脈血栓の検索が可能です．しかし肺動脈造影に下肢静脈への造影CTを追加すると肺血栓塞栓症の診断感度は向上するが特異度，陰性的中率は向上しないこと，被曝および造影剤使用の問題，下肢静脈エコーと造影CTの検出精度には差がない[5]ことより，ガイドラインではCTよりも下肢静脈エコーが推奨されています[2]．

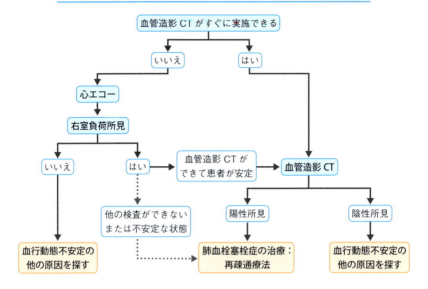

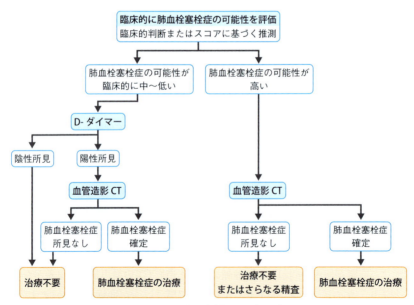

図2 肺血栓塞栓症を疑われる症例の診断アルゴリズム
A：ショック・血圧低下を伴う高リスク症例に対する診断アルゴリズム
B：ショック・血圧低下を伴わない低リスク症例に対する診断アルゴリズム
(文献2, Fig 3・4より引用)

心得 4　肺血栓塞栓症の心エコー所見

1) 右室圧負荷所見，McConnell徴候，60/60サインなどが肺血栓塞栓症を示唆する所見
2) 心エコーで異常所見がなくとも肺血栓塞栓症は否定できない
3) McConnell徴候，60/60サインは急性右心負荷の所見であり，肺血栓塞栓症に特異的ではない

　心エコーでの肺血栓塞栓症の所見としては，右心系への圧負荷と右心・下大静脈内の血栓の存在があげられます．残念ながら，単独で十分な診断精度が得られるような心エコー所見は今のところありません．よく認められる所見としては

1) 右室圧負荷所見　　3) McConnell徴候
2) 60/60サイン　　　4) 右心系における塞栓子

などがあります．

1) 右室圧負荷所見

- 傍胸骨左縁長軸像での右室拡張末期径＞30 mm（図3）または心尖四腔像にて右室径＞左室径
- 収縮期における左室中隔扁平化（D-shape）（図4）
- 右室流出路のacceleration time＜90 msまたは三尖弁閉鎖不全の最大圧較差＞30 mmHg（図5）
- 肺動脈近位部の拡大
- 下大静脈の拡大と呼吸性変動の消失

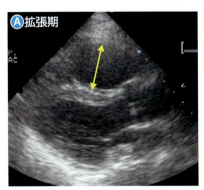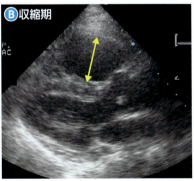

図3　肺血栓塞栓症での右室拡大
傍胸骨左縁長軸像で右室径（⇔）が30 mm以上に拡大し，右室の収縮も低下している

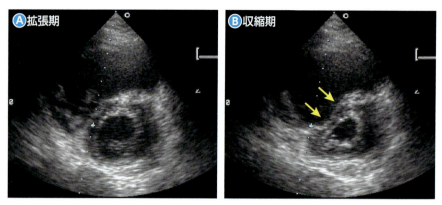

図4 肺血栓塞栓症における右室拡大と収縮期の中隔圧排像

肺血栓塞栓症による右室負荷は圧負荷であるため，収縮期（B）で中隔の圧排が認められ，"D" の字のような形（D-shape）になっている（→）

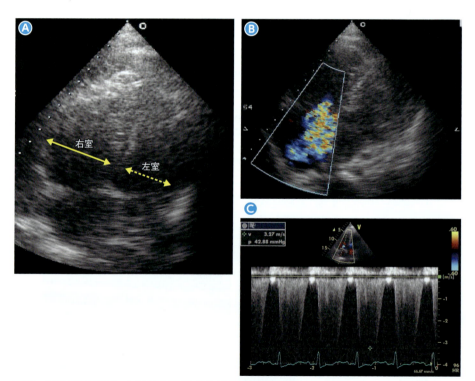

図5 肺血栓塞栓症における右室拡大と三尖弁閉鎖不全

心尖四腔像（A）における右室拡大（右室径≧左室径）は緊急心エコー（FOCUS）でも肺血栓塞栓症を示唆する所見として最も重視される．右室拡大により中等度以上の三尖弁閉鎖不全（TR）が生じ（B），TRの最大圧較差（TR-PG）は30 mmHg以上を示す（本症例では43 mmHg；C）

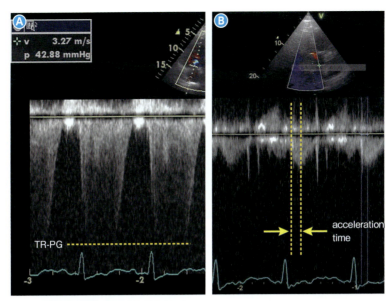

図6 肺血栓塞栓症の60/60サイン
図5と同じ症例.
A：三尖弁閉鎖不全の最大圧較差（TR-PG）は43 mmHgで＞30 mmHgであるが，60 mmHgを超えない
B：右室流出路のacceleration time（右室流出路血流の駆出開始から最大流速までの時間）は54 msと60 msを超えない

2) 60/60サイン[6)]

- 右心系の圧上昇はあるが三尖弁閉鎖不全の最大圧較差（TR-PG）は60mmHgを超えずかつ右室流出路のacceleration time（血流の駆出開始から最大流速までの時間）が60msを超えない（図6）

3) McConnell徴候

- 右室中部〜基部の壁運動低下は低下するが，右室心尖部の収縮は正常あるいは過収縮を呈する（図7）．

60/60サインおよびMcConnell徴候はいずれも右室収縮能の低下を示し，右心系の負荷が急性に生じたものであることを示します．慢性肺疾患などによる慢性的な右心負荷との鑑別に有効かと思われますが，肺血栓塞栓症に特異的な所見ではなく，急性の右心負荷であれば認められる可能性があります．そのためMcConnell徴候では肺血栓塞栓症と右心梗塞を鑑別することができないことがあります．

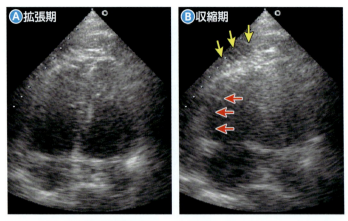

図7　肺血栓塞栓症のMcConnell徴候
右室中部〜基部（→）の収縮は障害されるが，心尖部（⇨）の収縮は保たれていることをMcConnell徴候という

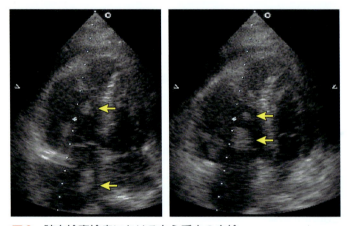

図8　肺血栓塞栓症における右心系内の血栓
右房および右室に複数の可動性の血栓（⇨）を認めた

　右心系の血栓の存在は稀ですが，確認できた場合は肺血栓塞栓症の可能性が高く，かつ予後不良を示唆する重要な所見です（図8）．なお下肢静脈エコーによる深部静脈血栓の検出を心エコーと併せて行うことで診断精度が向上します．

心得 5　下肢静脈エコーで静脈血栓を探す

1) 肺血栓塞栓症が疑われる症例での近位側の下肢静脈血栓は，肺血栓塞栓症を強く示唆する所見である
2) 肺血栓塞栓症で緊急性が高いときには4点の静脈圧迫テストが有用
3) 下腿静脈の検索は深部静脈血栓の診断精度を向上させるが，肺血栓塞栓症の診断には他の画像診断が必須

■下肢静脈エコーの意義

　肺血栓塞栓症の最大の原因は下肢深部静脈血栓であり，肺血栓塞栓症の70％に下肢静脈血栓が認められます．血管エコーによる検索でも肺血栓塞栓症の30〜50％で深部静脈血栓を認めます．欧州のガイドラインでは肺血栓塞栓症を疑われた症例において下肢静脈エコーで深部静脈血栓を検索することは，さらなる画像検査が必要かを考えるために推奨されています[2]．特に**臨床的に肺血栓塞栓症が疑われた症例に血管エコーで下肢近位側に静脈血栓を認めた場合（図9, 10）**は，それだけで肺血栓塞栓症と診断してもよいとされ（クラスⅠ）さらなる検査を行わずに抗凝固療法を開始してもよいとされます[2]．

Ⓐ 断層エコー　　　Ⓑ カラードプラ

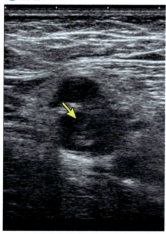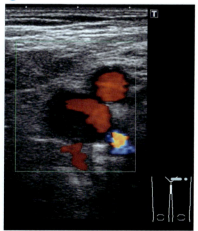

図9　左大腿部位に認めた静脈内血栓
A：断層エコーで静脈内に血栓像（⇨）を認める
B：カラードプラでは静脈内の血栓部位には血流が認められない

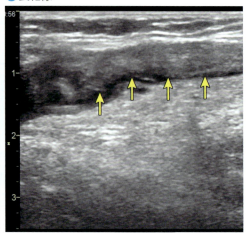

図10　下肢静脈血栓症
短軸像（A），長軸像（B）で下肢静脈内に血栓像（⇨）を認める．このように明らかな血栓が認められる症例では血管圧迫は行わない

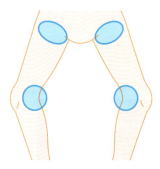

図11　スクリーニングのための4点圧迫法の部位
4点圧迫法での圧迫部位を●で示す．
両下肢の大腿部および膝窩部を静脈エコーで観察し，血栓が明らかでない場合は静脈圧迫を行う．膝窩部は被検者の膝を外側へ向けて（カエル足）検査を行う

■静脈圧迫テスト（4点圧迫法）

　肺血栓塞栓症が疑われる状況では詳細な下肢静脈エコーを実施する余裕がないこともあります．そこでスクリーニングとして左右の大腿部および膝窩部の4カ所での静脈圧迫テストによる静脈エコーが推奨されています[2]（図11）．プローブで体表から圧迫することで静脈内腔が消失すれば血栓の存在は否定でき，**変形しない場合や内腔の消失が一部しか認められない場合は血栓の存在が確定できます**（図12，13）．肺血栓塞栓症の場合は新鮮血栓であり，圧迫で血栓が遊離する可能性があるため断層エコーやカラードプラで**血栓の存在が確定している場合は静脈圧迫は行いません**（図10）．

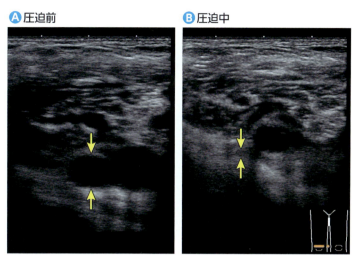

図12 静脈圧迫法
血栓の存在しない場合，圧迫前に認めた静脈内腔（A ⇨）はプローブで体表から圧迫することでほぼ完全に消失（B）する

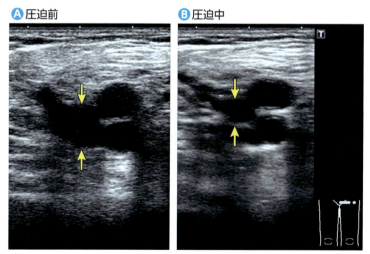

図13 静脈圧迫法：血栓が疑われる場合
図12と同じ症例の左側の大腿静脈ではプローブの圧迫によっても静脈内腔の変化は軽度のみで，静脈内血栓の存在が疑われた

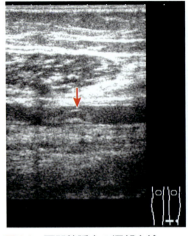 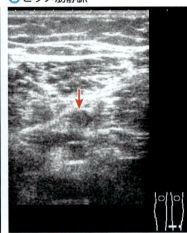

図14 下腿静脈内の深部血栓
肺血栓塞栓症の症例において左腓骨静脈（A）およびヒラメ筋静脈（B）に血栓像を認めた．本症例では膝窩静脈より近位側の静脈内には血栓は認められなかった

　左右大腿部・膝窩部の4点での静脈圧迫法の診断精度は高く，カラードプラ法よりも安定した検査法とされています．ただし可能であれば通常の血管エコーをより広い範囲に対して実施することで，深部静脈血栓の診断精度は2倍に向上します．下腿静脈では初発頻度が最も高いヒラメ筋静脈の確認も重要です（図14）．ヒラメ筋静脈の血栓は再発性が高くかつ近位側への進展で肺血栓塞栓症を発症しやすく，7 mm以上に拡張している場合はリスクが高いといわれます．ただし**下腿の深部静脈の存在だけでは必ずしも肺血栓塞栓症を示すものではなく，下腿静脈で静脈血栓を認めた場合は造影CTなど他の画像診断法が必要です**[2]．

心得 6　肺血栓塞栓症における心エコーの意義

1) 心エコーで所見を認めなくても肺血栓塞栓症は否定できない
2) スクリーニングとしては視覚的右室拡大，中等度～高度の三尖弁閉鎖不全，McConnell徴候（±左室のD-shape）で判断
3) 心エコーでの右室機能不全，右心系の血栓は予後不良のサイン

表3に右心系負荷，60/60サイン，McConnell徴候による肺血栓塞栓症の診断精度を示します[6]．60/60サインおよびMcConnell徴候は"心得4"で述べたように右心負荷が急性かどうかを示すものであるため，単独では感度は高いものの特異度は高くありません．また心・肺疾患で慢性的な右心負荷がある場合，心エコーでの診断精度は低くなります．このような場合，①3つのエコー所見を総合する，②TRの最大流速（あるいは収縮期肺動脈圧）が上昇しても，肺動脈閉鎖不全によって求めた肺動脈楔入圧の上昇がない場合は肺循環系の障害と考える，③心エコー以外の所見と総合する，などで判断します．一般に心エコーによる陰性的中率は40～50％とされ，**心エコーで典型的な所見がないことは必ずしも肺血栓塞栓症を否定するものではありません**．そのためASEのガイドラインでは心エコーを肺血栓塞栓症の主たる診断の方法として用いることは推奨されません[4]．

心エコーは肺血栓塞栓症の確定診断法としては限界がありますが，非循環器専

表3　心エコーによる肺血栓塞栓症の診断[6]

	右室負荷所見	60/60 sign	McConnel徴候
心・肺疾患の合併のない症例			
感度	78％	100％	100％
特異度	81％	25％	19％
陽性的中率	90％	100％	100％
陰性的中率	64％	37％	35％
	右室負荷所見	60/60 sign	McConnel徴候
心・肺疾患を合併した症例			
感度	21％	89％	100％
特異度	80％	26％	20％
陽性的中率	65％	82％	100％
陰性的中率	36％	40％	40％

（文献6，Table 4より引用）

門医のためのFOCUSの目的の1つとしては肺血栓塞栓症のスクリーニングが挙げられます．FOCUSでは右室と左室の大きさが1：1より大きい場合に肺血栓塞栓症の可能性を考えるとしています．このように，心エコーは救急の現場での迅速なスクリーニング法としても大きな価値があります．救急の心エコーでは，筆者はまず症状（突発的に発症した呼吸困難，胸痛など）を確認し，①**視覚的な右室の拡大**（必ずしも右室≧左室でなくても，明らかに右室が通常より大きい場合），②**中等度〜高度の三尖弁閉鎖不全**（カラードプラで視覚的に判断），③**McConnell徴候**の3つを認めたら肺血栓塞栓症の可能性が高いと考えています．これに右心系圧負荷の所見として**中隔の圧排像（D-shape）**を認めれば，さらに可能性が高いといえます．エビデンスではないですが，スクリーニングとしてはこれでよいと思っています．

　肺血栓塞栓症については抗凝固療法，血栓溶解療法などの内科的治療，カテーテル治療，外科的血栓摘除術などが行われます．適切な治療を早期に行うことで予後は改善しますが，今でも不幸な転機をたどる症例もあります．**肺血栓塞栓症の予後を規定するのが症状を伴う血行動態の破たんと，症状はなくても右室機能障害です**．ショック合併例は肺血栓塞栓症の5％程度ですが，死亡率は25〜40％と高く，特に心肺蘇生を必要とする症例の死亡率は65〜95％にも上ります．

　ショックの症例では右室機能が予後の重要な規定因子となります．血行動態が安定している症例でも，右室機能障害例は短期予後は2〜10倍不良であり，右心系に血栓塞栓子を認めた症例では短期死亡率が3倍高くなります[7]．血行動態が安定しCTなどで確定診断ができた症例でも，右室負荷所見やMcConnell徴候，右心の血栓の有無などを心エコーで確認しておくべきです．

● 参考文献
1) 岡田 修，他：Ther Res 2001;22:1481-1486
2) Konstantinides SV, et al：Eur Heart J, 35：3033-69, 3069a-3069k, 2014
3) Budoff MJ, et al：J Am Coll Cardiol, 52：1724-1732, 2008
4) Saric M, et al：J Am Soc Echocardiogr, 29：1-42, 2016
5) Goodman LR, et al：AJR Am J Roentgenol, 189：1071-1076, 2007
6) Kurzyna M, et al：Am J Cardiol, 90：507-511, 2002
7) Barrios D, et al：Chest, 151：409-416, 2017

第2章　胸痛疾患をみるコツ

秘伝 9　たこつぼ心筋症の心膜炎・気胸
「典型的な」たこつぼ心筋症だけがたこつぼ心筋症ではない

　　たこつぼ心筋症は急性心筋梗塞との鑑別が必要な疾患の代表例です．心エコーは特徴的な心尖部膨隆に加え，壁運動異常の拡がりを見極めることが診断に重要です．そのためには秘伝4・5で述べた冠動脈と心エコーの関係を理解していることが基本となります．ただ古典的な所見を示さない例もあることにも注意が必要です．なお心膜炎，気胸についても本稿でふれます．

心得 1　たこつぼ心筋症の症状

1）たこつぼ心筋症の古典的キーワードは「中高年女性」「ストレス」「前胸部誘導のST上昇」「正常冠動脈」「心尖部の壁運動低下・膨隆」
2）契機は精神的のみならず身体的ストレスも多く，認めない例もある
3）再発や予後不良例も存在する

　急性冠症候群，特にST上昇型急性心筋梗塞との鑑別が必要な疾患がたこつぼ心筋症（ストレス心筋症）です．古典的な病像としては「高年齢者の女性」が「精神的なストレス」に続いて「前胸部痛」が出現，心電図で前壁梗塞を思わせる「前胸部誘導にST上昇」を認めるが，緊急で実施した心臓カテーテル検査では「冠動脈には有意狭窄はなく」，左室造影では「心尖部の壁運動は消失し，たこつぼ様の膨隆（ballooning）」を認めます．多くの例では経過は良好で1～2週間後の心エコーで壁運動は正常に改善しますが，心電図はT波の陰性化とQT延長（巨大陰性T波）がしばらく残存します（図1，2）．原因としてはカテコラミンとの関係なども考えられていますが，いまだによくわかっていません．

■診断基準と実際の症状

　表1にたこつぼ心筋症調査研究グループの診断の手引きを示します[1]．ただ「診断の手引き作成過程」[2]によると，この診断の手引きは「症例を典型例に限り，その病態を究明することが疾患の外延を拡張する作業より優先されると判断」して作成されたものであり，病像を絞りすぎている印象は否めません．

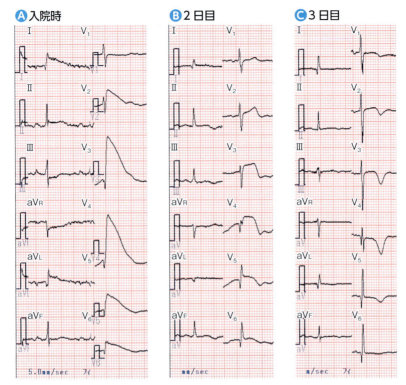

図1 たこつぼ心筋症での心電図変化

入院時の心電図（A）では前胸部誘導（V_2〜V_6）およびI，aVLに前壁梗塞超急性期のようなST上昇を認める．2日目（B）でもST上昇は持続（入院時の心電図はこの程度のST上昇を示すことも多い）．3日目（C）では前胸部誘導でT波の陰転化を認める

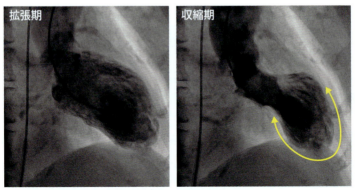

図2 たこつぼ心筋症における左室造影

図1と同じ症例における入院当日の左室造影．心尖部の広範囲な収縮消失と，特徴的な"たこつぼ"様の心尖部膨隆を認める．冠動脈造影では有意狭窄は認めなかった

表1 たこつぼ心筋障害（たこつぼ心筋症）診断の手引き

I．定義

たこつぼ心筋障害（たこつぼ心筋症）：takotsubo (ampulla) cardiomyopathyとは，急性発症の原因不明の左心室心尖部バルーン状拡張（無収縮）を呈する症例をさす．本症では左心室にあたかも「たこつぼ」様の形態をとる．心尖部の無収縮は，数週から1月以内に，大部分の症例において，ほぼ正常化する．
心室収縮異常は主に左心室に生じるが，右心室にも認められる例がある．心室流出路機能性狭窄（圧較差，血流速度充進，心雑音）も観察される．
（注）他の原因，例えば，脳血管障害患者が，本疾患と同様の心室収縮異常を呈する場合には「脳血管障害に合併したたこつぼ心筋障害」として，特発性と区別して扱う．

II．除外項目

たこつぼ心筋障害（たこつぼ心筋症）の診断にあたっては，以下の病変，疾患による異常を除外しなければならない．
a）冠状動脈の器質的有意狭窄または攣縮．特に左心室心尖部を含めて広範に灌流する左前下行枝病変による急性心筋梗塞（冠状動脈造影は，急性期の造影が望ましいが，慢性期に行い有意狭窄病変がないか，心室収縮異常形態に関与する病変がないことを確認することが必要である）
b）脳血管障害
c）褐色細胞腫
d）ウイルス性もしくは特発性心筋炎
（注）冠状動脈病変の除外には冠状動脈造影が必須である．脳血管障害，褐色細胞腫などでたこつぼ様の心筋障害を合併することがある．

III．診断の参考事項

1) 症状：急性冠症候群に類似の胸痛，呼吸困難．症状なく発症することもある．
2) 契機：精神的ストレス，身体的侵襲．明らかな契機なしに発症することもある．
3) 高齢者ことに女性に多い傾向が知られる．
4) 心室造影または心エコー図における心尖部バルーン状拡張とその速やかな改善．
5) 心電図：発症直後はST上昇がみられることがある．その後，典型例では，広範な誘導でT波が陰転し，次第に陰性部分が深くなり，QT延長を伴う．この変化は徐々に回復するが，陰性T波は数カ月続くことがある．急性期に異常Q波やQRS電位差の変化を認めることもある．
6) 検査項目：典型例においては，心筋逸脱酵素値上昇は中程度以下に留まる．
7) 予後：大部分が速やかに回復するが，肺水腫や他の後遺症を呈する例，死亡例がある．

厚生労働省 特定疾患特発性心筋症調査研究班 たこつぼ心筋症（心筋障害）調査研究グループによるたこつぼ心筋障害（たこつぼ心筋症）診断の手引き（第2案）
（文献1より引用）

　Mayo clinicの作成した診断基準[3]では

① 1本の冠動脈の支配領域を超える範囲の一過性の左室壁運動障害が存在する
② 冠動脈の閉塞病変や，造影での急性プラーク破たんを示す所見がない
③ 心電図異常の新たな出現または心筋トロポニンの上昇
④ 褐色細胞腫や心筋炎の除外

などが診断基準としてあげられています．心エコーでは，①が虚血性心疾患との

鑑別で重要となります．日本の「診断の手引き」と異なり，脳血管障害に合併した場合も，たこつぼ心筋症に含めています．

欧米の国際たこつぼ心筋症登録研究では全症例の90％が女性で平均年齢は約67歳であり，80％が50歳以上の女性であったとされます[4]．症状としては胸痛が最も多く75％の症例で認め，45％では呼吸困難感を訴えます．また失神も8％で認めています．強い感情的なストレスを引き金に発症するというイメージがありますが，実際には身体的ストレスが感情的ストレスより多く，30％では明らかな契機がありませんでした．

約90％の症例で入院時に心筋トロポニンの上昇を認めます．入院時の心筋トロポニンは同一条件での急性冠症候群よりも高いとされますが，入院中のトロポニン上昇は急性冠症候群例の方が高値で，やはり心筋障害としてはたこつぼ心筋症の方が軽度です．またクレアチンキナーゼ（CK）は一部の例を除いて上昇しません．心電図でのST上昇は急性冠症候群と同程度ですが，ST低下を認める率は急性冠症候群よりも小さく，**多くの例でQTcの延長を認めます**．

■ 経過と予後

経過としてはほとんどの例は左室収縮能は著明に改善しますが，20％の症例は入院中に合併症を認め，その頻度は急性冠症候群と同程度とされます．ショックを10％に認めるとともに，心室頻拍を3％，左室内血栓を1％，心破裂を0.2％に認め，死亡率も4％あり決して予後がよいとはいえません．発症30日目までに7％に重篤な脳・心血管イベントを認め，長期的には全死亡が6％/人・年，重篤な脳・心血管イベントも10％/人・年に認めます．再発はないと思われがちですが，実際には1.8％/人・年で再発を認めます．

このように**典型的な症状や心電図変化なく発症することもあるので注意が必要**です．心エコーでも特徴的な所見を示さないこともあることを本稿で説明します．また当初考えられていたよりも合併症は多く，**長期的には心血管イベントや再発に注意する**必要があります．

心得 2 たこつぼ心筋症の心エコー

1) 心尖部膨隆は心エコーでもたこつぼ心筋症の特徴的所見であるが，明らかではない場合もある
2) 壁運動異常の範囲が1本の冠動脈の支配領域を越えることが特徴

　たこつぼ心筋症の典型的な心エコー像では心尖部の壁運動が消失，心基部は過収縮を示し，心尖部が膨隆（apical ballooning）して「たこつぼ」様の形態を示します．心尖部の膨隆は心尖四腔像が最も確認される断面です（図3）．

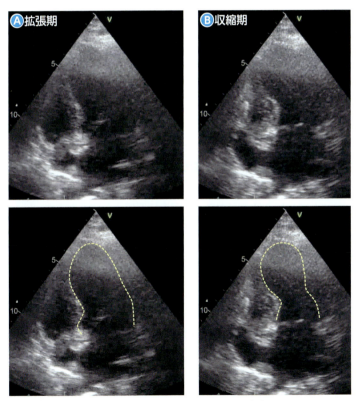

図3　たこつぼ心筋症の心エコー像（心尖四腔像）
典型的なたこつぼ心筋症の心尖四腔像．下に心内膜境界を◯で示す．典型的な心尖部の壁運動消失と心尖部膨隆（apical ballooning）を認める

秘伝9　たこつぼ心筋症の心膜炎・気胸

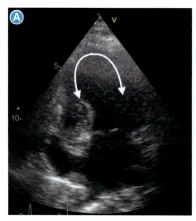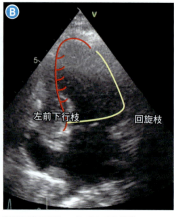

図4　たこつぼ心筋症の心エコー像（壁運動異常；心尖四腔像）
図3と同じ症例．A：壁運動異常を示す領域を⇨で示す．Bの冠動脈走行で示される左前下行枝の支配領域を越えて，左回旋枝領域に壁運動異常が拡がっている

　心エコーでは左室造影ほどはっきりした「たこつぼ」様の心尖部膨隆が認められない症例もあります．これは心尖部が明瞭に描出されなかったら，正しい設定断面で描出されない，などの理由によりますが，"心得3"で述べる「心室中部型」など心尖部膨隆がない症例もあります．そのため，たこつぼ心筋症と前壁梗塞との鑑別にはたこつぼ様の膨隆のみにこだわるべきではないと考えます．**たこつぼ心筋症では冠動脈一枝の支配領域を越える範囲に局所壁運動障害が存在するのが特徴**です．古典的なたこつぼ心筋症（心尖部型）では，心尖四腔像で壁運動異常が前壁梗塞にしては回り込みが大きく，回旋枝領域まで広がります（図4）．
　ただし上述の壁運動異常の範囲は前下行枝中部および回旋枝中部病変の二枝病変でも説明できます．心尖部膨隆があれば診断がつきますが，明瞭ではない場合診断が困難なこともあります．診断の手引きにもあるように最終的な診断には冠動脈造影が必須です．
　心尖長軸像，二腔像でも心尖を中心にした壁運動異常を認めますが，心尖部膨隆は心尖四腔像に比べて目立たない症例もあります（図5）．心尖長軸像，心尖二腔像でも壁運動消失の領域が冠動脈の走行に一致しないことがポイントです．心尖二腔像では左前下行枝領域（対角枝〜左前下行枝末梢）から右冠動脈領域にまで拡がります（図6）．各断面を見比べて心尖部の形態や壁運動異常の範囲を確認することも大切です．

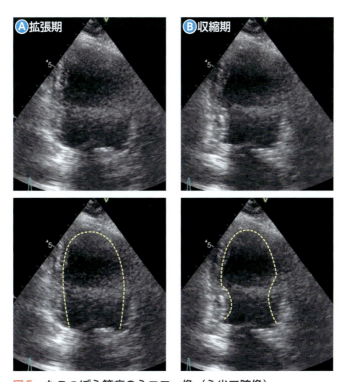

図5 たこつぼ心筋症の心エコー像（心尖二腔像）
たこつぼ心筋症の心尖二腔像．下では心内膜境界を○で示す．心尖部の壁運動消失は認めるが心尖部膨隆は心尖四腔像よりも目立たないことが多い

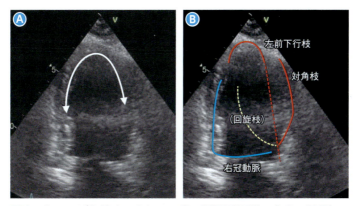

図6 たこつぼ心筋症の心エコー像（壁運動異常；心尖二腔像）
図5と同じ症例．A：壁運動異常を示す領域を▷で示す．Bの冠動脈走行で示される前下行枝の支配領域を越えて，右冠動脈の領域にまで壁運動異常が拡がっている

心得 3　たこつぼ心筋症のバリエーション

1) たこつぼ心筋症には典型的な「心尖部型」以外に「心基部型（逆たこつぼ型）」「心室中部型」「局所型」などがある
2) 心室中部型では心尖部の壁運動が残存していることに注意する

■ たこつぼ心筋症のタイプ

　典型的なたこつぼ心筋症は心尖部に病変（壁運動異常，心尖部膨隆）がありますが，心尖部以外に異常を認めるタイプもあります（図7）．心尖部の壁運動が保たれ，心基部に局所壁運動異常が生じる心基部型は「逆たこつぼ」型とも呼ばれます．左室中部や左室の一部にのみ壁運動異常を示す症例も存在します．欧米の報告では82％の症例は典型的なたこつぼ型（「心尖部型」）でしたが，15％は左室中部のみに壁運動異常のある「心室中部型」（図8），2％は「心基部型（逆たこつぼ型）」，1％は局所のみに壁運動異常がある「局所型」でした（図9）[4]．心室中部型では心尖部の壁運動が保たれていることを見逃してしまうこともありま

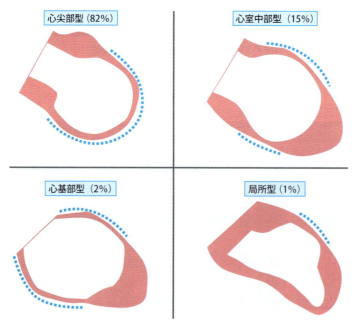

図7　たこつぼ心筋症の病型[4]
破線（---）で壁運動異常の領域を示す．頻度は欧米での報告[4]による

す．心尖部膨隆を認めないため，心尖部にも壁運動異常があると思い込んで「広範囲の前壁梗塞」や「左前下行枝＋左回旋枝末梢の二枝病変」などと診断してしまうこともあります．心尖部の注意深い観察が重要です．

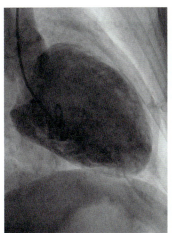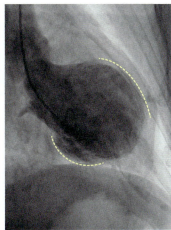

図8　心室中部型たこつぼ心筋症の左室造影像
壁運動消失を示す領域を破線（- - -）で示す．左室基部および心尖部の壁運動は保たれている．心尖部膨隆は認められない

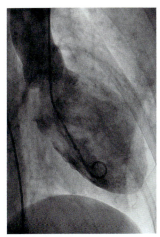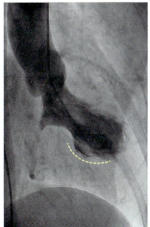

図9　局所型たこつぼ心筋症の左室造影像
壁運動消失を示す領域を破線（- - -）で示す．壁運動消失は下壁領域のみにしか認めない．冠動脈造影では左右冠動脈とも狭窄病変を認めなかった

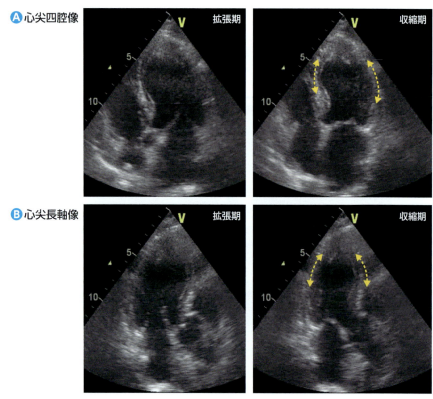

図10 心室中部型たこつぼ心筋症の心エコー像
━▷で壁運動消失の部位を示す．心尖四腔像（A）および心尖長軸像（B）で左室中部の中隔領域および後壁領域に壁運動異常を認めるが，心尖部領域の壁運動異常は保たれている．心尖部膨隆は認めない

■ 心エコーのポイント

　図10の心室中部型たこつぼ心筋症の心尖四腔像（図10A）および心尖長軸像（図10B）では中隔および後壁領域に壁運動消失を認め，心尖部の壁運動は保たれています．左前下行枝病変では心尖部の壁運動が保たれ左室中部の壁運動が低下することはほとんどありえません．心尖部の動きは注意深く観察する必要があり，中隔からの一連の壁運動異常と誤って見てしまう場合もあります．

　図11は局所型のたこつぼ心筋症で，冠動脈造影では狭窄病変は認めません．図11Bの心尖二腔像で下壁領域のみに壁運動異常を認めます．この心尖二腔像のみでは下壁梗塞との鑑別ができません．図11Aの傍胸骨左縁短軸像では中隔中部～下部から下壁へと壁運動異常が拡がっており，右冠動脈一枝の支配領域を越えた壁運動異常を認めることで，虚血性心疾患と鑑別されます．

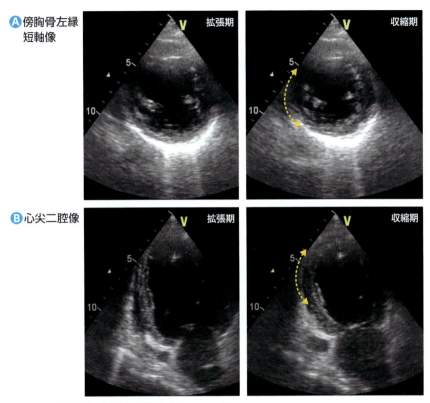

図11　局所型たこつぼ心筋症の心エコー像
⇢で壁運動消失の部位を示す．
A：傍胸骨左縁短軸像（乳頭筋レベル）では中隔中部から下壁へと壁運動異常が拡がっている
B：心尖二腔像では左室中部の下壁領域のみに壁運動異常を認める

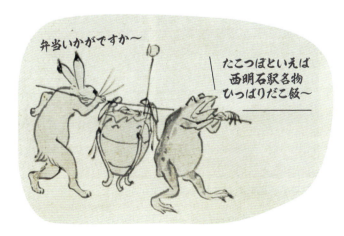

秘伝9　たこつぼ心筋症の心膜炎・気胸

心得 4　ショックを伴うたこつぼ心筋症

たこつぼ心筋症のショックは，ポンプ失調以外に左室流出路の機能性狭窄や僧帽弁閉鎖不全が原因の場合もある

　たこつぼ心筋症でもショックを伴う例があり，その原因には広範な壁運動異常によるポンプ失調以外に，左室流出路の機能性狭窄や僧帽弁閉鎖不全の合併などもあります．機能性狭窄とはたこつぼ心筋症の特徴である心基部の過収縮が，閉塞性肥大型心筋症（HOCM）でみられるような流出路の閉塞および僧帽弁の収縮期前方運動（SAM）を生じ，**左室流出路の圧較差を生じるものです**（図12，13）．機能性狭窄はたこつぼ心筋症の10～25％に認められ稀ではありません．

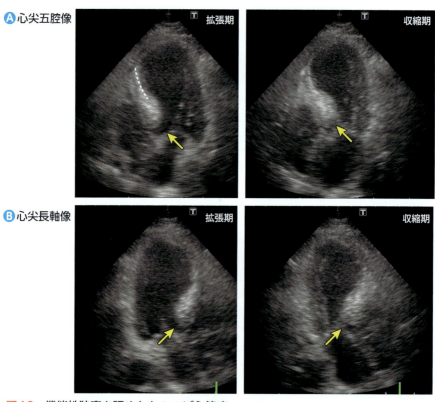

図12　機能性狭窄を認めたたこつぼ心筋症
破線部（○○○）で壁運動消失の部位を示す．心尖五腔像（Ⓐ）および心尖長軸像（Ⓑ）で左室流出路（⇨）が収縮期（右）で閉塞される．僧帽弁のSAMも認める

心尖部の膨隆が僧帽弁のtetheringを生じ，SAMとともに**急性の機能性僧帽弁閉鎖不全症**を生じることがあります（図13）．たこつぼ心筋症の20％で中等度以上の僧帽弁閉鎖不全を認めるともいわれます[5]．

　たこつぼ心筋症の**約10％でショックを認める**との報告もあり，その頻度は急性冠症候群に近いとされます[4]．ポンプ失調に伴うショックではカテコラミン製剤や大動脈内バルーンパンピング（IABP）が有効ですが，左室流出路狭窄が原因の場合では逆に病態を増悪させることもあり，このようなときはβブロッカーが有効とされています．心不全やショックを伴うたこつぼ心筋症の心エコーでは，その原因としてポンプ失調以外のものが関係していないかを心エコーによって診断することが重要です．

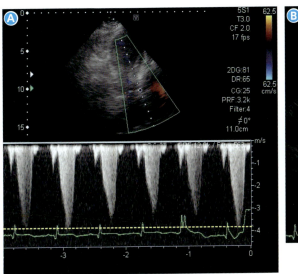
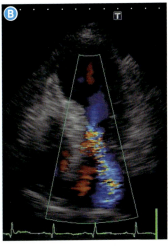

図13　たこつぼ心筋症における機能性狭窄および僧帽弁閉鎖不全
図12と同じ症例．
A：左室流出路に60 mmHgの圧較差を認めた
B：この症例ではtetheringおよびSAMにより僧帽弁閉鎖不全の出現を認めた

心得 5　急性心膜炎の見かた

1) 急性心膜炎のST上昇は下に凸
2) 心膜貯留が主たる所見だが局所のみに認められることもある
3) 心筋心膜炎では壁運動異常も認める

　急性心膜炎の原因としては特発性，ウイルス性が多く，細菌性，結核性，自己免疫疾患，腎不全，甲状腺機能低下症などによることもあります．胸痛は85〜90％の症例に認められ，**典型的には鋭い呼吸性変動を伴う心膜痛で，臥位で増悪し，立位や前屈座位で改善**します．微熱を伴うことも多く，呼吸困難感，咳嗽，嚥下障害などもみられます．身体所見では心膜摩擦音が特徴的です．

　心電図では広範囲の誘導において下に凸のST上昇を認め，心房筋の炎症によるPR部位の低下も認めます（図14）．急性心筋梗塞以外に，早期再分極との鑑別が問題になります．急性心膜炎のST上昇は時間とともに変化しますが，早期再分極では変化しません．急性心膜炎ではV_6誘導でST上昇開始部の電位とT波の電位の比（ST/T）が>0.25のことが多く，早期再分極と鑑別できるといわれます．

　急性心膜炎は，①胸痛，②心膜摩擦音，③心電図変化，④心膜貯留のうち2つ

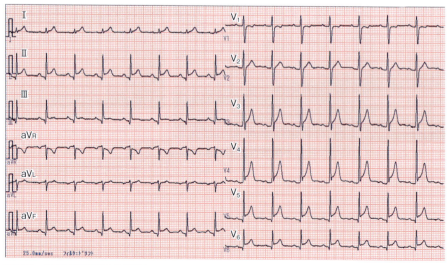

図14　急性心膜炎の心電図
Ⅱ，aV_F，V_3〜V_6誘導において下に凸のST上昇を認める

を満たすことで診断されます（表2）[6]．心エコーでは**心膜貯留が中心的所見**（図15）で，**心膜輝度の上昇，心膜肥厚などを認める**こともあります．心膜液は少量から多量まであり，全周性の場合も局所のみの場合もあります．心膜腔内のフィブリン線維状の物質は炎症性を示唆します．心タンポナーデに至ることもあり，

表2　急性心膜炎の診断基準[6]

	特徴	頻度
胸痛	鋭い，呼吸性変動のある心膜痛．立位や前屈で改善	>85〜90%
心膜摩擦音	胸骨左縁の表層的な摩擦音	≦33%
心電図での広範囲なST上昇またはPR低下の新たな出現	下に凸のST上昇	〜60%
心膜貯留（新規または増悪）		〜60%
上記の4つのうち，2つ以上を満たすものを急性心膜炎と診断		

参考所見
炎症マーカー（CRP，血沈，白血球数）の上昇 画像診断での心膜の炎症像（MRIでのガドリニウム遅延造影所見など）

（文献6をもとに作成）

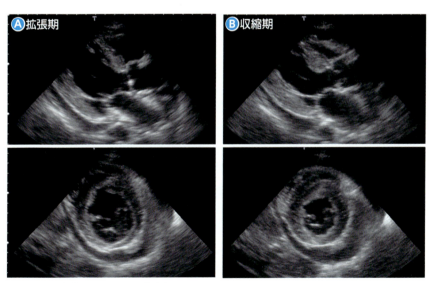

図15　心膜炎における心膜貯留
急性心膜炎により多量の心膜貯留をきたした症例．左室の収縮は良好に保たれている

注意が必要です．壁運動異常は急性心筋梗塞との鑑別で重要ですが，心筋にまで炎症が拡がった心筋心膜炎では壁運動異常を認めます．心筋心膜炎の壁運動異常は局所的な場合も全同性の場合もありますが，劇症化しショックに至ることもあるので注意が必要です．

心得 6　気胸を肺エコーでみよう

1) 胸膜の動き（lung sliding）の消失は気胸を示唆する所見
2) Mモードではsea shoreサインの消失が気胸を示唆する
3) Lung pointを認めれば気胸はほぼ確実

　心臓疾患以外の胸痛疾患としては気胸も忘れてはならず，特に緊張性気胸は緊急性を要します．心エコーでは心尖像で心臓が見えなかったり，異常な心臓の位置の移動で気がつくこともありますが，肺エコーを使うことで気胸の存在を高い精度で診断できます．

　正常では組織内に音響反射を生じるインピーダンスの差がないため，肺は一様な散乱像となり内部構造は描出されません．肺エコーはこの性質を逆手にとり，空気による「アーチファクト」の変化から病態を診断します．**気胸の診断には胸膜の部分が観察しやすい高周波のリニアプローブが適します**．セクタプローブでは胸膜が明瞭に描出できないこともあるので，気胸を疑うときはリニアプローブを使用します．被検者を仰臥位とし，プローブを肋間において観察します．

■肺エコーでの気胸の見かた

　肺エコーでは心不全のBラインが有名ですが，気胸はlung slidingの消失で診断します．胸膜は肋骨直下の深さの位置で高輝度の組織として描出されます．正常な肺では呼吸によって胸膜の画面上の水平方向への軽度の動き（揺らぎのようにも見えます）が観察され，これを**lung sliding**と呼びます．

　胸膜は壁側胸膜と臓側胸膜から構成されますが，正常では胸郭に固定した壁側胸膜に対して臓側胸膜が呼吸によって相対的に動きます（図16）．エコーでは解像度の関係で壁側胸膜と臓側胸膜は分離されずに1つの組織として描出されるため，両胸膜の相対的な動きが1つの胸膜が動いているように見えるlung slidingが生じます．気胸では壁側胸膜と臓側胸膜の間に空気層ができるため，固定した壁側胸膜しか描出されずlung slidingは消失します．

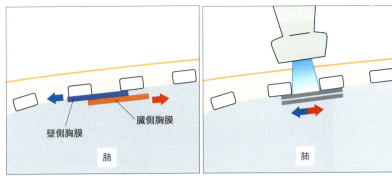
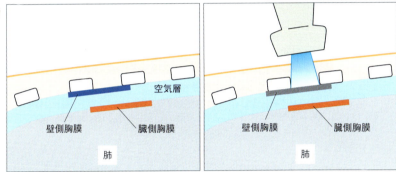

図16 Lung slidingの機序

A 左：正常の肺では固定した壁側胸膜に対して臓側胸膜は呼吸により相対的に動く
　右：エコーでは壁側胸膜と臓側胸膜が1つに描出されるため，胸膜全体が動くように見える（lung sliding）
B 左：気胸では壁側胸膜と臓側胸膜の間に空気が存在するため臓側胸膜が描出されない
　右：呼吸によって動かない壁側胸膜のみが描出されlung slidingは消失する

　なお正常の肺をMモードで観察すると，浅い胸壁の部分は水平の線のみが描出され，胸膜より深部の肺の部分は，胸膜の動きを反映して顆粒状に見えます（図17）。胸膜より浅い部分を海の波，胸膜以下を砂浜に見立てて"seashore sign"と呼びます．気胸のMモードでは胸膜の動きが消失して砂浜部分のない水平方向の線のみ（波だけ）になります．バーコードサインと呼ぶこともあり，lung slidingの消失と同じ意味をもちます．

　Lung slidingの存在は気胸を完全に否定できる所見です．その消失は気胸を強く示唆しますが，無気肺，片側挿管，胸膜癒着などでも消失することがあります．気胸の部位と正常な肺の境界部位を観察すると，lung slidingが途中の部位で消失するのがわかることがあり，lung pointと呼ばれ気胸をより強く示唆します．側胸部でみられることが多く，プローブを前胸部から側胸部へ動かすと消失して

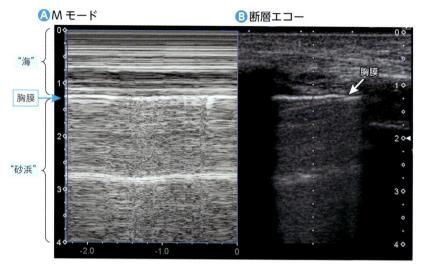

図17　肺エコーにおけるseashore sign
Lung slidingの存在する肺をMモード（A）で観察すると胸膜より上の部分は線状に見える（海の波に例えられる）のに対し胸膜以下の部分は点状に描出され，砂浜に例えてseashore signという．Bは対応する断層エコー像である

いたlung slidingが再度出現することで判断できます．Lung pointがあればほぼ気胸と考えてよいですが，描出にはやや熟練が必要です．
　肺エコーの評価は胸郭をいくつかの領域に分けて行います．胸部を傍胸骨，前腋窩線，後腋窩線で区分し，さらに上下肺野に分けた片側6領域での精査が基本（BLUEプロトコール）ですが，救急では胸部を上下および前胸部・側胸部で分画した片側4領域（両側8領域）での観察でも十分です．

● 参考文献
1）たこつぼ心筋症（心筋障害）調査研究グループ：厚生労働科学研究費補助金 難治疾患克服研究事業 特発性心筋症に関する調査研究班，平成14-16年度 総合研究報告書 97, 2005
2）河合祥雄，他：心臓，36：466-468, 2004
3）Scantlebury DC & Prasad A：Circ J, 78：2129-2139, 2014
4）Templin C, et al：N Engl J Med, 373：929-938, 2015
5）Parodi G, et al：J Am Coll Cardiol, 50：647-649, 2007
6）Adler Y, et al：Eur Heart J, 36：2921-2964, 2015

第3章

心不全をみるコツ

第3章　心不全をみるコツ

秘伝 1　心不全とはどんな病気なのか
まずは病態をしっかり理解しよう

　「心不全」という病気には，いつも何か漠然とした感じがつきまといます．虚血性心疾患，不整脈，心筋疾患などならば，はっきりした「イメージ」をもつことができるのに，「心不全」は何となくモヤモヤしています．心不全の心エコーを考えるうえでは，まず心不全とはどのような病態か，そしてその病態をどう把握していくかを知る必要があります．まずは心エコーからは少し離れて心不全そのものについて考えてみましょう．

心得 1　心不全をどう定義するか
1) 心不全とは心臓の異常＋症状で定義される症候群である
2) 症状は必ずしも心不全に特徴的でない
3) 1つの検査だけで心不全を診断することはできない

　まずは「心不全」とはどのような病態かを考えましょう．表1に主要なガイドラインでの心不全の定義を示します．どのガイドラインも「心臓の異常」による「特徴的な症状」を呈する「臨床的な症候群」として心不全を定義しています．

　他の心疾患では「特徴的な症状」は診断の入り口に過ぎず，そこから検査によって「病気の本態」としての器質的・機能的な異常にたどり着くのが診断のプロセスです．それに対して心不全では症状そのものが症候群の中心的な構成要素となっており，症状があってこその心不全ということになります．

　問題は中心となる症状が必ずしも心不全に特徴的ではなく，他の疾患でも認められることです．表1に示された症状はどれも他の疾患でも認められます．腎不全では息切れ，浮腫，全身倦怠感のすべてがそろって現れます．心不全＋腎不全を合併する症例（心－腎連関）での症状は心不全によるのか，腎不全によるのか，区別はできるのでしょうか．

　もう1つの構成要素である心臓の異常というのも問題です．収縮能の低下や弁膜症ならわかりやすいですが，拡張不全や心膜疾患，不整脈，さらには代謝異常や血管系の疾患なども原因となります．その一方で米国のガイドラインは「心不全とは心筋疾患あるいは左室機能障害と同義ではない」ことを強調しています[1]．

表1　ガイドラインによる心不全の定義

米国心臓病学会[1]
心不全とは心臓の血液充填または血液駆出の構造的・機能的障害に起因する複雑な臨床的症候群である．その基本的症候としては患者の運動耐容能を低下させる息切れや疲労感，肺うっ血，臓器のうっ血，末梢浮腫の原因となる体液貯留がある．
欧州心臓病学会（ESC）[2]
心不全は典型的な症状（息切れ，足首の腫脹，疲労感など）や徴候（内頸静脈圧上昇，肺水泡音，末梢浮腫など）が特徴の臨床的症候群であり，心臓の構造的・機能的な変化による安静時・負荷時における心拍出量の低下，心内圧の上昇によって起こる．
日本循環器学会[3]
心不全の定義
なんらかの心臓機能障害，すなわち，心臓に器質的および/あるいは機能的異常が生じて心ポンプ機能の代償機転が破綻した結果，呼吸困難・倦怠感や浮腫が出現し，それに伴い運動耐容能が低下する臨床症候群．
急性心不全の定義
心臓の構造的および/あるいは機能的異常が生じることで，心ポンプ機能が低下し，心室の血液充満や心室から末梢への血液の駆出が障害されることで，種々の症状・徴候が複合された症候群が急性に出現あるいは悪化した病態．

　このような病態であるため，「心不全は主に丁寧な病歴聴取と身体所見に基づく臨床診断であって，心不全をそれだけで診断できるような検査はない」とガイドライン[1]にあるのはまさに至言です（BNPの高値＝心不全ではない!!）．

心得 2　心不全は心臓だけの病気ではない

1）心不全の病態には血管系の関与も大きい
2）心不全とは神経体液性因子なども関与する全身疾患と考えるべき
3）心臓の異常の存在は必須の条件であり，診断の出発点である

　かつて心不全は単純に「心臓の血液拍出が不十分で臓器に血液が十分に供給されず，全身のうっ血が起こる」病態と考えられていました．しかし心臓だけを考えればよいといった簡単な病気ではないことが次第にわかってきました．

■心不全を規定する要素

　動脈系は血管抵抗として働きますし，静脈系はバッファーとして心臓へ戻る血液量を調節します．血管系も心不全の病態に大きく関与するとして心不全は「心臓＋血管系」の病気としてとらえられるようになりました．

血管は常に同じ太さではなく拡大・収縮します．血管の状態をコントロールしているのは自律神経系であり，レニン–アンジオテンシン–アルドステロン（RAAS）系です．アンジオテンシン変換酵素（ACE）阻害薬やアンジオテンシン受容体遮断薬（ARB），アルドステロン受容体阻害薬が心不全の予後を著明に改善することは，RAAS系が心不全の病態で大きな働きを示していることを示しています．

心不全が重症なほど交感神経系活性が亢進していること，交感神経β受容体阻害薬（βブロッカー）が心不全の予後を改善することもわかってきました．こうして交感神経系が心不全病態に大きな役割を果たすことが理解されるようになり，心不全は「心臓＋血管系＋神経体液性因子（交感神経系，RAAS系）」の全身疾患と考えられるようになりました．最近では心不全と炎症や全身の代謝異常が密接に関係していることもわかってきています．

■ まず心臓の異常を診る

このように心不全の病態を把握するには心臓を調べるだけでは不十分であり，それが心不全の理解をより難しくしています．しかし，**まず心臓に異常がなければ，それは心不全ではありません**．心不全の診断は，心臓の異常を発見することから始めるべきです．心臓における原因は多くの場合心室の収縮または拡張機能の異常ですが，弁膜，心外膜，心内膜，不整脈や伝導系の異常も原因となり，その原因は1つとは限りません．このような原因を明らかにしてこそ正しい治療方針が決定されます．

> **心得 3　心不全の診断における心エコーの役割**
> 1）心エコーは心不全診断のゲートキーパーである
> 2）心エコーで心不全の原因疾患を診断する
> 3）心エコーは心不全の血行動態を明らかにできることが強み

心不全が単なる心臓の機能異常ではなく，血管系・神経体液因子を含めた全身疾患だとすると，心エコーは心不全の診断においてどのような役割を果たすべきでしょうか．"心得2"で述べたように心不全の起点は心臓の異常ですから，それを検出するのが第一の役割であるのは間違いありません．

■ 心不全診断の流れと心エコー

図1に欧州心臓病学会ガイドラインでの心不全診断のフローチャートを示しま

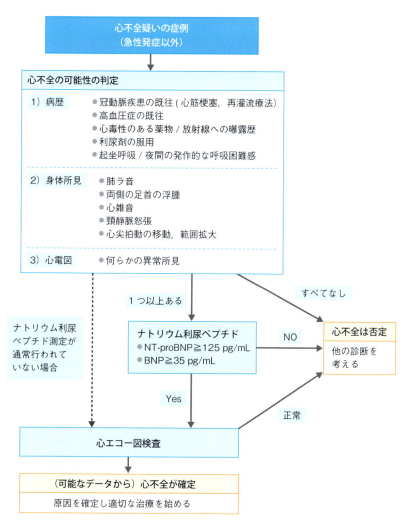

図1　心不全を疑われた症例における診断フローチャート
(文献2, Fig 4.1より引用)

す[2]．まず症状から心不全を疑い，病歴，身体所見，心電図で可能性があればBNPまたはNT-proBNPを測定しますが，これらは除外診断のためと位置づけられています（そのため診断基準値は低く設定されています）．心不全の可能性が否定できない場合には心エコー検査で異常所見の有無を確認します．このように心エコーはまずゲートキーパーとして心不全診断の中心的役割を果たします．

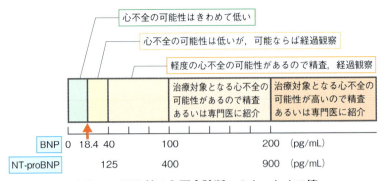

**図2 BNP，NT-proBNP値の心不全診断へのカットオフ値
（日本心不全学会の提唱）**

（文献4：日本心不全学会「血中BNPやNT-proBNP値を用いた心不全診療の留意点について」
より転載）

　フローチャートでは心不全と確定したら，次のステップでは原因疾患を検索します．当然のことながら，ここでも心エコーが中心的な役割を果たします．しかし心エコーの役割はここで終わるべきではありません．

　心不全は心臓のみの疾患ではなく，血管系を含めた全身の循環システムに問題が生じた状態です．その状態は病態の変化によって（そこには神経体液因子が大きく関係します）あるいは治療によって，動的に変化していきます．**心不全を治療するためには，まずこの動的システムの状態を把握**すること，そして**どのような治療によってシステムの状態を改善させるかを認識**する必要があります．もちろん心エコーは全身の血管系の状態を測定することはできません．しかし循環システムにおけるポンプである心臓の中での血流や圧を計測することによって，循環系全体の状態を把握することができます．

　心不全の原因を心臓の構造的異常のみ考えるのであれば，画像診断法は心エコーに限らず，MRIやCTの方が優れている面も多々あります．しかし非侵襲的に心臓内の血行動態を計測できるのが心エコーの最大の利点です．この利点を活かすことによって心不全の病態は初めて正しく把握できるのです．

　図1に述べたBNPの基準は欧州での基準です．日本での基準とは少し異なります．図2に日本心不全学会の提唱によるBNP，NT-proBNPの評価を示します[4]．

■ 心不全の病態を正確に理解するために

ただし圧・血流のデータを羅列しただけでは循環系の状態を正確に把握することはできません．**データを正しく解釈すること**が重要であり，そのためには心臓の病態生理を理解し，それに則ってデータを読む必要があります．

本章では心不全の原因となる個々の疾患の説明よりも，心エコーで心不全の病態をどう解釈するかを重点的に述べていきます．そのため，まず心力学の基礎を含めた心不全の病態生理を最初に説明していきます．その理解をもとに心エコーで血行動態をどのように評価するか，そこから心不全の病態をどう理解していくかを述べていきます．

心得 4　症状・症候でみる心不全

1) 症状・症候から心不全を疑うことから始まる
2) 身体所見で頸静脈圧を推定しよう
3) ベンダプニアは新しい心不全の症状

"心得3"の図1に示したように，心不全の診断は心不全を疑うことから始まります．表2に心不全を疑うべき症状，身体所見を示します[2]．

■ 内頸静脈圧の推定

内頸静脈圧は中心静脈圧とほぼ等しいとされます．上半身を45°上げた状態での内頸静脈を触知し，その拍動の頂点の胸骨角からの距離で推定することができます．拍動の頂点が胸骨角から4.5 cmの高さまでで認められれば内頸静脈圧は正常範囲と考えられます（図3）．

心不全症例では触知とともに頸静脈拍動の観察でも頸静脈圧を推定できます．中心静脈圧の正常値は5〜10 cm水柱ですので，枕などで頸部を上げたときにベッド面から10 cmの高さが「ゼロ点」になり，そこから頸静脈拍動がみられる頂点までの距離が頸静脈圧となります[5]．中心静脈圧が高い場合は坐位でも頸静脈の拡大・拍動がみられることがあり，この場合は中心静脈圧は20 mmHg以上と推定されます[5]．

静脈圧が高くて肝うっ血をきたした場合，肝臓の位置を押すと静脈圧がさらに高まって頸静脈の拡張が増強し，拍動の位置が上昇します．これを肝頸静脈逆流といい，体格などで頸静脈の拡張がわかりにくい症例で有用です．

表2 心不全の症状および身体所見

症状	症候
典型的な症状	**特徴的所見**
● 息切れ ● 起坐呼吸 ● 夜間発作性呼吸困難 ● 運動耐用能の低下 ● 倦怠感，易疲労感，運動後の症状改善に時間がかかる ● 足首の腫脹	● 内頸静脈圧上昇 ● 肝頸静脈逆流 ● Ⅲ音聴取（ギャロップ音） ● 心尖拍動の左方への偏位
必ずしも特徴的でない症状	**必ずしも特徴的でない所見**
● 夜間の咳嗽 ● 喘鳴 ● 腹部膨張感 ● 食思不振 ● せん妄（特に高齢者） ● うつ状態 ● 動悸 ● ふらつき ● 失神 ● ベンダプニア（bendopnea）	● 体重増加（1週間で2 kg以上） ● 体重減少（重症心不全例） ● 組織の消耗（カヘキシア） ● 心雑音 ● 末梢浮腫（足首，仙骨部，陰嚢） ● 肺捻髪音 ● 吸気低下と打診での肺下部での濁音 ● 頻脈 ● 脈不整 ● チェーン・ストークス呼吸 ● 肝腫大 ● 腹水貯留 ● 四肢冷感 ● 乏尿 ● 脈圧縮小

(文献2, Table 4.1より引用)

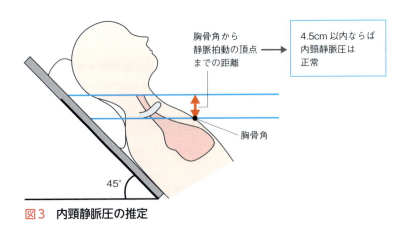

図3 内頸静脈圧の推定

■ 心不全でみられる症状

　ベンダプニア（bendopnea）は最近になって心不全の症状として認められるようになりました[6]．「かがむ」の意味の"bend"と無呼吸の"apnea"からつくられた語で，靴を履くなど前屈姿勢になると息苦しさを感じる症状です．中心静脈圧，肺静脈楔入圧の上昇を示唆し，心不全症例の1/3程度に認められます[6]．

　チェーン・ストークス呼吸は呼吸の大きさが次第に大きくなったあと，次第にゆっくりと小さくなっていき，一時的な無呼吸が出現するという変化をくり返す呼吸です．呼吸中枢系の酸素低下によって生じるもので，心不全以外に腎不全，脳卒中，死の直前などでも認められます．心エコー検査中に認められることもありますので気をつけておきましょう．

　表2に示した症状は心不全以外でも認められることもあります．これらの所見および既往歴（冠動脈疾患，高血圧症，利尿剤の使用），心電図から心不全の可能性が考えられたら，BNPかNT-proBNPを測定，その結果で心エコー検査を行い，症状が心不全によるかを検討します．あくまで症状があっての心不全であって，心エコーの異常所見のみでは心不全とは言えません．

　心エコー検査のときにも，患者との会話や観察から心不全を思わせる症状・症候がないかを気をつけましょう．

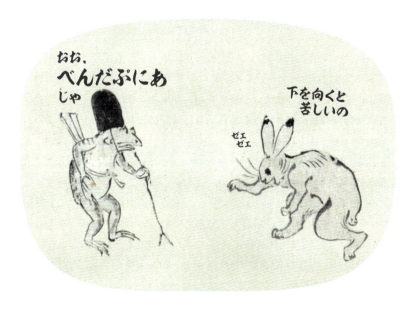

心得 5　症状・症候から心エコーで見るべきポイント

1) 右心系うっ血の症状には循環血漿量を調べる
2) 左心系うっ血の症状には左室拡張能を評価する
3) 組織灌流障害の症状には収縮能を評価する

　心不全の基本病態は「うっ血」と「組織への低灌流」です．うっ血は機能低下した心臓の後方側に認めるので，右心系の機能低下では静脈系に，左心系の機能低下では肺循環にうっ血が生じます．以下に左心・右心のうっ血および組織への低灌流に基づく症状を示します．実際には1つの病態のみがみられることは少なく，3つの病態それぞれが多かれ少なかれ出現します．どの病態による症状が主として現れるかから，おおよその心不全の状況を推測できるとともに，心エコーでも特にどこをポイントとして見ていくかが決まります．

- 右心系のうっ血：循環血漿量の過多，右心機能，三尖弁閉鎖不全など
- 左心系のうっ血：左室拡張能，僧帽弁閉鎖不全，肺高血圧など
- 組織への低灌流：左室収縮能，大動脈弁閉鎖不全，僧帽弁閉鎖不全など

■ 右心系のうっ血

　両側性の末梢浮腫（主に下腿浮腫），肝うっ血による肝腫大などは静脈系の血流うっ滞を意味します．循環血漿量の過剰が基本病態としてあり，**下大静脈の拡大の有無**が評価すべきポイントです．浮腫については血管から組織間質への血漿成分の移動によって生じますので，慢性心不全では必ずしも循環血漿量が過剰であるとは限りません（血漿タンパク量や貧血の有無も関係します）．右心系のうっ血の初期には循環血漿量の過剰は必須ですが，利尿剤を使用していると**浮腫は残存しても血管内は脱水状態**ということもしばしば認められます．下大静脈の拡大は右心系のうっ血を意味しますが，拡大がないことは組織のうっ血がないことを必ずしも意味しません．

　右心系の機能低下はある場合もない場合もあります．右室の機能評価は左室よりも難しく，不正確になりやすいのですが，**右室の拡大の有無**だけでも評価すべきです．先天性心疾患や肺性心などでは右心系のうっ血のみがあることもありますが，心不全では多くの場合が左心不全に伴うものです．下肢静脈血栓症のように右心不全以外での右心系のうっ血を鑑別するのも血管エコーを含むエコー検査

の役目です．

■ 左心系のうっ血

　左心不全は肺循環のうっ血を生じ，呼吸困難の原因となります．肺うっ血は循環血漿量の増加よりも肺循環系の圧上昇，特に肺静脈側の圧上昇によります．肺静脈には弁がないため，肺静脈の圧は左房圧で決定されます．僧帽弁狭窄以外では左房圧は左室拡張末期圧に等しいので，肺うっ血は左室拡張末期圧の上昇，すなわち左室拡張不全を示唆します．左心系のうっ血のある症例の心エコーでは左室拡張能の評価が重要なポイントとなります．肺静脈圧には僧帽弁閉鎖不全も関係しますので，その評価も大切です．

■ 組織灌流障害

　四肢冷感・冷汗，乏尿，せん妄，脈圧の縮小などが組織への灌流低下の所見とされます．心臓からの血液拍出量が組織灌流を主に規定するので，左室収縮能の評価が心エコーのポイントとなります．ただし症状の程度は必ずしも収縮能低下の程度と一致はしません．四肢冷感では末梢血管の収縮も関係しますし，乏尿は右心系のうっ血に伴う腎うっ血による腎不全でも認められます．

　最初に述べたように実際にはこの3つが併存するのがほとんどであり，かつ**心エコーでの評価と症状の程度は一致しません**．これらのことを念頭においたうえで，症状を考えて心エコーでの評価のポイントを決めていきます．

　例えば浮腫があるからといって何も考えずに利尿剤を投与すると，血管内脱水の状態で血圧低下を招いてしまった，ということにもなりかねません．先にエコーで下大静脈径さえ見ておけば，治療方針を間違うことはなくなります．

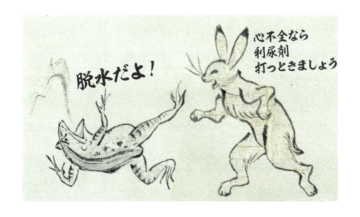

心得 6　急性心不全と慢性心不全は区別して考える

1) 急性心不全の多くは慢性心不全の代償機構の破綻による
2) 慢性心不全は心不全入院をくり返すごとに心機能は低下していく
3) 急性心不全と慢性心不全で血行動態の評価の仕方に差があることもある

　心不全にはいくつかの病態があり，診断においては各病態を混同しないようにしないと混乱が生じます．心不全の病態の分類としてまず考えるべきは急性心不全と慢性心不全でしょう．最近の日本のガイドライン[3]では急性心不全と慢性心不全の分類の重要性は薄れているとしていますが，臨床病態を考えるうえではその区別は今でも大きな意味をもちます．

■急性心不全とは

　急性心不全は心不全症状・症候が新たに急に出現する，または心不全の症状・症候が急激に増悪する病態を指します．後者は心機能の異常はあるものの血管系などの代償により安定していた状態が，何らかの原因で代償機転がうまく働かなくなり，心不全が増悪したと考えられ，急性非代償性心不全（acute decompensated heart failure：ADHF）とも呼ばれます．心不全の新規発症は急性心不全の15〜20％程度であり，急性非代償性心不全が急性心不全の多くを占めます．急性心不全は命にかかわることもある重篤な病態であり，迅速な診断・治療が必要です．

■慢性心不全とは

　急性心不全が改善しても症状・症候，心機能の異常は残存することが多く，慢性の心不全状態へと移行します．急性心不全と慢性心不全の関係は図4のように進行し，慢性心不全症例が症状の増悪による心不全入院をくり返すたびに心機能は低下し，ついには死に至ることになります[7]．このような経過を考えて，**慢性心不全患者の管理において再入院の予防が特に重視されます**．

■心エコーでの評価

　心エコーの評価についても急性心不全と慢性心不全とを分けて考えた方がよさそうです．"心得3"で述べたように心不全における心エコーの大きな役割は血行動態を評価し，病状を解釈することです．そのときには後述（秘伝10・11）の古典的な心力学の考えを用いて解釈することになるのですが，その概念は血行動態を短時間に変化させる実験に基づいています．そのため古典心力学の考え方は，

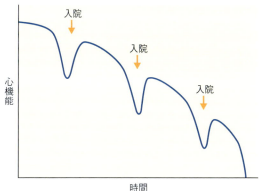

図4 心不全症例における心機能の経時的変化[7]
まず慢性心不全として徐々に心機能は低下していくが，その経過のなかで代償の破綻により急激な心機能低下を起こすことがあり，心不全入院となる．治療によって心機能は改善するが，実際には入院前（代償が破綻する前）のレベルまでには改善していないと考えられる．このような心不全の急性増悪・入院をくり返すことにより次第に心機能は低下する．慢性心不全の治療では心不全の急性増悪による入院を予防することが重要である

急性心不全の病態を心エコーで解釈するときには非常に有用なツールとなります．しかしその概念が慢性心不全においても成り立つかは明らかではなく，心力学から予測された状態が実際の病態と必ず一致しない場合も起こりえます．心力学的な考え方は慢性心不全で重要ですが，限界についても考えてる必要があります．

心得 7　左室駆出率（EF）による心不全の分類

1) 左室駆出率（EF）≦40％の心不全がHFrEF
2) EF≧50％の心不全がHFpEF
3) EF 41～49％の心不全は境界型HFpEF（またはHFmrEF）

■ 収縮障害と拡張障害

　心不全の分類で重要なのは左室駆出率（ejection fraction：EF）を用いた分類です．前述のように**心不全は「うっ血」と「組織灌流障害」が基本病態**です．組織灌流障害は心拍出量の低下が基本病態であり，そこに血管抵抗の変化などが関係します．左心系のうっ血とは左房・左室への血液への流入障害です．肺静脈か

ら左心系への血液の流入は主に左室の拡張による吸入で生じますので，左室の拡張障害は左心系への血液流入が低下させ，左心系のうっ血＝肺うっ血が生じます．大まかにいえば心不全は組織灌流障害＝収縮障害，肺うっ血＝拡張障害から成り立つともいえます（実際はそんな簡単に割り切れないのですが）．

　原因となる疾患・病状によって2つの障害のバランスには差があり，収縮能が主に低下した心不全もあれば，拡張能の低下が前面に出た心不全もあります．ただし収縮障害は必ず拡張障害を伴います（秘伝5心得4）ので，収縮障害のみの心不全は理論的にもありえません．拡張障害のみの心不全は可能性としてはありえますが，実際には何らかの収縮障害を伴います．このようにほぼすべての心不全には両方の障害があるのですが，どちらが主かによって病態は異なります．この2つの病態を分類するには，複雑な拡張障害の指標よりもわかりやすい収縮能の指標を使うのが便利です．

■ EFを指標とした心不全分類

　収縮能の指標として一般的なEFを指標として，心不全はEFの低下した心不全（heart failure with reduced ejection fraction：HFrEFと略します）とEFが保たれた心不全（heart failure with preserved ejection fraction, HFpEF）に分類されます（以前は前者を収縮性心不全，後者を拡張性心不全と呼んでいましたが，前述のように純粋な収縮不全，拡張不全のみの心不全はないので，EFによる呼称が用いられます）．EFは心エコーではSimpson法を用います．

　当初はEF 50%でHFpEF，HFrEFに二分していましたが，最近のガイドラインでは**HFpEFはEF≧50%，HFrEFはEF≦40%**（またはEF＜40%）としています．表3に米国心臓病学会（ACC）/米国心臓協会（AHA）[1]，表4に欧州心臓病学会（ESC）[2]のガイドラインによる心不全分類を示します（HFpEFのEF≦40%とEF＜40%との違いの根拠はよくわかりませんが）．ESCのガイドラインでは拡張不全の所見はHFpEFの定義での主要な所見の1つですが，**必ずしも必須ではありません**．拡張能指標よりも，拡張能低下につながる左室肥大や慢性的な拡張能低下と関係した左房拡大が重視されています．

　HFpEFとHFrEFの間のEFが41〜49%（あるいは40〜49%）の心不全については，米国では境界型HFpEF，欧州では中間型HF（heart failure with mid-range ejection fraction, **HFmrEF**）と呼ばれ（発音はよくわかりませんが），**収縮能は低下しているが，病態や治療に対する効果はHFpEFに近い独立した範疇**

表3 米国心臓病学会ガイドラインによる心不全の分類

分類		EF (%)	
I	Heart failure with reduced ejection fraction (HFrEF)	≦40	収縮性心不全ともいわれる．無作為化比較試験は主にHFrEF例を対象とし，今まで有効な治療が示されたのはこの群である
II	Heart failure with preserved ejection fraction (HFpEF)	≧50	拡張性心不全ともいわれる．従来は異なった定義が使われていたこともある．診断は心不全類似の症状を示す非心臓疾患を除外することによるため，容易でない．現在までに効果的な治療法は確立していない
	HFpEF，境界型	41〜49	境界型または中間型にあたる．病態，治療方法，予後はHFpEFに近いと思われる
	HFpEF，改善型	>40	以前はHFrEFであった症例が改善したHFpEFの亜型．EFの改善した症例は固定したHFpEF，HFrEFの症例と臨床的に区別されると考えられる．この群についてはさらに研究が必要である

(文献1，Table 3より引用)

表4 欧州心臓病学会ガイドラインによる心不全の分類

心不全のタイプ		HFrEF	HFmrEF	HFpEF
診断条件	1	症状±症候[※1]	症状±症候[※1]	症状±症候[※1]
	2	LVEF<40%	LVEF 40〜49%	LVEF≧50%
	3	—	1. ナトリウム利尿ペプチドの高値[※2] 2. 少なくとも下記の1つを満たす 　a. 関連のある心臓の構造的変化 　　（左室肥大 かつ/または左房拡大） 　b. 拡張能低下	1. ナトリウム利尿ペプチドの高値[※2] 2. 少なくとも下記の1つを満たす 　a. 関連のある心臓の構造的変化 　　（左室肥大 かつ/または左房拡大） 　b. 拡張能低下

※1：症候は心不全早期（特にHFpEF）や利尿剤を処方されている例では明らかでない場合がある
※2：BNP>35 pg/mL かつ/または NT-proBNP>125 pg/mL
(文献2，Table 3.1より引用)

として扱われます．また米国のガイドラインではEF≦40％であった症例が治療によってEF>40％に改善した場合を，HFpEFの亜型として**改善型HFpEF**（HFpEF, improved）とします．

心得 8　HFpEF，HFrEF の臨床的特徴

1) HFpEF は高齢者，女性，高血圧，肥満と関係
2) HFpEF の頻度・予後は HFrEF に匹敵するとの報告もある
3) HFpEF，HFrEF は原因疾患によらない（弁膜症，心膜疾患含む）

　心不全を HFpEF，HFrEF に分類する意義はどこにあるのでしょうか．収縮不全が主か，拡張不全が主かの違いがあるとはいえ，HFrEF では必ず拡張不全が伴い，HFpEF でも潜在的に収縮不全があると考えられます．

■ HFrEF，HFpEF の病態の違い

　両者の病態にはいろいろな違いが認められ，表5にその差をまとめてみました．HFpEF は HFrEF に比べ①高齢者に多い，②女性の患者の率が高い，③高血圧の合併が多い，④肥満者の率が高い，などが特徴とされます．肥満者の率が高く，また2型糖尿病の合併も多いことから，HFpEF は全身のメタボリックな異常の一部とみる考え方もあります．心臓の形態としては HFpEF は求心性左室肥大を呈する症例が多く，左室径や左室容積の拡大はあまり認められません．左室内同期不全（dyssynchrony）は偶発的な例以外あまり認めません．

　心不全症例において HFrEF と HFpEF の頻度はほぼ同程度であるとの報告があります．ただ HFrEF 症例の方が2倍ほど多いとする報告もあり一致していません．HFpEF は HFrEF に比べ見逃されやすい可能性があり，HFpEF の頻度は過小評価されているのかもしれません．

■ 予後と治療方針

　HFpEF と HFrEF について問題となるのは予後および治療方針です．2006年に HFpEF で入院した症例の予後は HFrEF とほぼ同じであり，5年生存率はいずれも40％を下回るとする報告[10]がなされ，大きな衝撃を与えました．ただその後の報告には両者の予後は同等とするものと，HFpEF の予後は HFrEF よりはよいとするものがあり，少なくとも HFpEF の予後は HFrEF より悪くはなく，どちらかといえばやや良好といえそうです．長期予後についても本邦では HFrEF，HFpEF とも米国よりも良く，5年死亡率は20％以下と考えられています[11]．心不全の予後については人種差，医療制度の違いなどを含めて地域差があるようです．

　心不全の治療は，HFrEF については β ブロッカーおよびレニン–アンジオテンシン–アルドステロン系阻害薬（RAS系阻害薬）を中心とした治療法が予後改善

表5 HFrEFとHFpEFの病態の違い

		HFrEF	HFpEF
臨床像	性別	男性が多い	女性が比較的多い
	年齢	50〜60歳	60〜70歳
	体型	(末期ではるいそう)	肥満者が多い
	病因	心筋梗塞,拡張型心筋症	高血圧±糖尿病,腎障害,心房細動,一過性心筋虚血
	病状の進行	持続する心不全状態	間歇的に心不全症状が出現することも多い
	治療	βブロッカー,RAS系阻害薬,アルドステロン受容体阻害薬	確立していない
心形態・機能	左室拡張末期容積	↑	↔
	左室収縮末期容積	↑	↔
	壁厚	↔	↑
	心室重量	↑	↑
	心室重量/容積比	↓	↑
	左室リモデリング	遠心性	求心性
	左室駆出率(EF)	↓	↔
	一回心拍出量(SV)	↓	↔
	心室内同期不全(dyssynchrony)	しばしば認める	それほど多くない
	左室流入血流波形	拘束型または弛緩障害型	弛緩障害型
	僧帽弁輪前進速度(s′)	非常に低下	ある程度低下
	僧帽弁輪後退速度(e′)	非常に低下	ある程度低下
	左房圧	↑	↑
	左房容積	↑	↑

(文献8,9を参考に作成)

のエビデンスをもって確立しています.それに対してHFpEFでは予後改善効果が十分に証明された治療法はいまだなく,治療法が確立していないのが現状です.HFpEFの治療効果についても地域差の可能性も指摘されています.

■心不全の原因疾患

ガイドラインではHFpEFは症状・身体所見とEFで定義され,原因となる疾患については限定されません.高血圧症が関連することが多いことは指摘されていますが,高血圧のみが原因疾患ではありません.心筋虚血はHFpEFの主要な原因

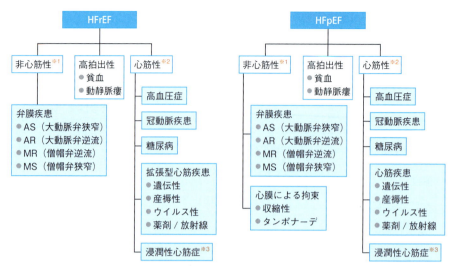

図5　HFrEF，HFpEFの原因疾患（米国心不全学会のガイドライン[12]）
※1：心不全の原因または治療対象
※2：心不全へと進行しうる疾患過程
※3：EFは正常なステージであってもしばしば低下する
（文献12，Fig 11.2より引用）

の1つであり，心房細動の合併も多く認められ，虚血性心疾患や心房細動の症例でもHFpEFと診断され得ます．

　弁膜疾患による心不全についてはAHA，ESCのガイドラインのHFpEFの定義でははっきりと述べられていません．米国心不全学会のガイドラインでは弁膜疾患は心膜疾患と並んで，「非心筋性」HFpEFの原因疾患の1つとされています[12]．図5に同ガイドラインの示すHFrEFおよびHFpEFの原因疾患を示します．このように**HFpEF，HFrEFは原因疾患にかかわらない心不全の分類**です．ただ弁膜疾患などは治療方針が異なり，やはり**原疾患を意識した診断・治療は大切**です．

心得 9　HFmrEFとはどんな心不全か

1）HFmrEFの患者背景はHFpEFに近いが冠動脈疾患の合併は多い
2）HFmrEFの治療方針はHFrEFに準ずる
3）HFmrEFの予後はHFrEFより良好でHFpEFと同程度

　左室駆出率（EF）が40〜50％の心不全はHFrEF，HFpEFと異なった特徴があり，中間型EFの心不全（heart failure with mid-range EF：HFmrEF）として扱われるようになりました．なお，HFmrEFはHFpEFまたはHFrEFへの移行段階であるとして，別の病態とすることを疑問視する意見もあります．

　HFmrEFはまだ十分に解明されていない部分もある病態ですが，心不全の約20％を占めるとされます．高齢者，女性，高血圧症，慢性閉塞性肺疾患（COPD），糖尿病などの合併例が多いなど患者背景はHFpEFに似ています．冠動脈疾患の合併についてはHFrEFに近いといわれ，**冠動脈疾患のスクリーニングおよび治療が大切**です．

■HFmrEFの予後と治療

　予後についてはHFrEFよりはやや良好でHFpEFと同等と考えられています．ただ**EFについては経時的に変化する例も多く**，心エコーなどで定期的に変化を確認する必要があります．EFが次第に低下してHFrEFへと進行する症例もあり，HFmrEFのまま，あるいはHFpEFへ移行した症例より予後不良です．

　HFmrEFの心不全入院には，他の心不全病型よりもコントロール不良の高血圧症が関係することが多いようです．死亡については慢性腎臓病（CKD）やCOPDの合併，85歳以上の高齢者などがリスク因子です．

　治療についてはガイドラインにはまだ示されていませんが，HFrEFに準じた治療で予後の改善が期待でき，その点でもHFrEFに近い病態といえます．うっ血症状の改善については利尿剤が有効です．

　表6にHFpEF，HFrEFと比較したHFmrEFの臨床的な特徴，およびガイドラインに記された治療方針の違いを示します[13]．

表6 心不全の病態による特徴と治療法の違い

	臨床的特徴			予後	
	高齢	男性	冠動脈疾患	合併症	死亡率
HFpEF (EF＞50%)	+++	+	++	++	++
HFmrEF (EF 40〜50%)	++	++	+++	++/+++	++
HFrEF (EF＜40%)	+	+++	+++	+++	+++

	ガイドラインでの内科的治療				
	ACE-I	ARB	ARNI	βブロッカー	MRA
HFpEF (EF＞50%)	×	○ (ⅡB)	?	×	○ (ⅡB)
HFmrEF (EF 40〜50%)	?	○ (ⅡB)	?	?	○ (ⅡB)
HFrEF (EF＜40%)	○ (Ⅰ)	○ (Ⅰ)	○ (Ⅰ)	○ (Ⅰ)	○ (Ⅰ)

ACE-I：ACE阻害薬，ARB：アンジオテンシン受容体遮断薬，ARNI：ネプリライシン阻害薬，MRA：ミネラルコルチコイド受容体拮抗薬．（ ）内は推奨クラス/エビデンスレベル．
（文献13をもとに作成）

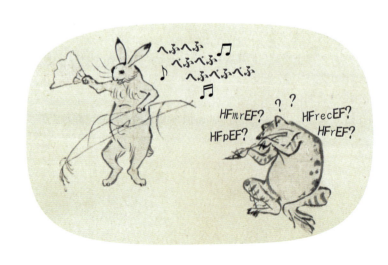

心得 10　改善型HFpEFとはどんな心不全か

1) 改善型HFpEFとはHFrEFが治療によってEF＞40％に改善したものをいう（別名HFrecEF）
2) 改善型HFpEFの予後はHFpEF，HFrEFよりも良好である
3) 改善型HFpEFの患者背景はHFpEFよりもHFrEFに近い

■改善型HFpEFとは

　はじめはEF≦40％であった例が治療によってEF＞40％に改善した心不全症例は，HFpEF，HFrEFのままの症例よりもはるかに予後良好であり（図6）[14] HFpEFあるいはHFrEFの症例とは違う心不全病型と考えられるようになりました．HFpEFの亜型として改善型HFpEF（HFpEF, improved），あるいはEF改善型心不全（heart failure with recovered EF：HFrecEF）として，ガイドラインにも記載されています．

　患者背景はHFpEFよりも年齢は若く，男性が多く，HFrEFに近いものとなっています．冠動脈疾患，糖尿病，腎疾患の合併もHFpEFよりも少なく，血圧もHFpEFより低いようです．治療としてはHFpEF，HFrEFと比べてACE阻害薬やARBの処方例が多く，ループ利尿薬，アスピリン，ジゴキシンの使用例は少なく，埋込み型除細動器（ICD）や両心室ペーシングによる心室再同期療法（CRT）の適応となることも少ないようです．これらからHFpEFの亜型とみるのはあまり適切ではないように思われ，改善型HFpEFよりもEF改善型心不全（HFrecEF）の

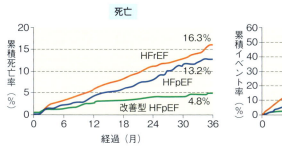
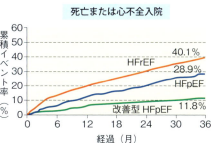

図6　改善型HFpEFの臨床的予後

治療によってEFの改善する改善型HFpEFは，固定したHFrEF，HFpEFに比べ死亡，心不全入院が有意に少なく予後が比較的良好な群である
（文献14，Figより一部を引用）

方が適切な命名かと思います．

　いずれにせよ，まだ新しい概念であり，さらなる研究が必要な病型であります（あるいは研究が進むと概念自体がなくなってしまう可能性もなきにしもありませんが…）．当初**HFrEF**と思われていた症例でも，心機能の変化を追跡していくことが大切です．予後の評価についても最初のEFよりも改善後のEFが関係するとされます．経時的なEF評価の方法としては心エコーが最適であり心不全症例を診たら，ぜひ心エコーでEFの変化を追跡しましょう．

● **参考文献**

1) Yancy CW, et al：Circulation, 128：e240-e327, 2013
2) Ponikowski P, et al：Eur Heart J, 37：2129-2200, 2016
3) 日本循環器学会/日本心不全学会合同ガイドライン：急性・慢性心不全診療ガイドライン（2017年改訂版）［http://www.j-circ.or.jp/guideline/pdf/JCS2017_tsutsui_h.pdf］（アクセス：2019年2月）
4) 日本心不全学会予防委員会「血中BNPやNT-proBNP値を用いた心不全診療の留意点について」（日本心不全学会ホームページ）［http://www.asas.or.jp/jhfs/topics/bnp201300403.html］（アクセス：2019年2月）
5)「General Physician 循環器診察力腕試し～達人の極意，マスター！」（室生 卓/著），金芳堂，2012
6) Thibodeau JT, et al：JACC Heart Fail, 2：24-31, 2014
7) Gheorghiade M & Mebazaa A：Am J Cardiol, 96：1G-4G, 2005
8) Sanderson JE：Heart, 93：155-158, 2007
9) Shah SJ, et al：Circulation, 134：73-90, 2016
10) Owan TE, et al：N Engl J Med, 355：251-259, 2006
11) Tsuchihashi-Makaya M, et al：Circ J, 73：1893-1900, 2009
12) Lindenfeld J, et al：J Card Fail, 16：e1-194, 2010
13) Hsu JJ, et al：JACC Heart Fail, 5：763-771, 2017
14) Kalogeropoulos AP, et al：JAMA Cardiol, 1：510-518, 2016

第3章 心不全をみるコツ

秘伝 2 心不全の重症度を評価する
NYHA分類，Killip分類，Forrester分類，Nohria-Stevenson分類

心不全の重症度を評価するのにはいろいろな基準があります．それぞれに根拠があるとともに，使うべき対象や時期にも違いがあります．どの基準を，いつ，どのように使うかを理解することが大切です．本稿ではよく使う評価方法についてまとめてみました．

心得 1　心不全の重症度をどう評価するか

1) 心不全の評価には臨床症状に基づく指標と心機能を中心とした指標がある
2) 臨床症状の指標の基礎には心機能の評価がある
3) 急性心不全の評価には心機能を中心とした考え方が有用である

■ 重症度評価の種類

　心不全の診断，治療のためには病型分類とともに重症度をどのように評価するかも重要です．心不全重症度の評価には自覚症状や身体所見などの臨床所見を指標としたものと心機能（循環動態）に基づくものに大別されます．もちろん臨床症状の基礎には循環動態の異常があり，臨床所見の指標を考えるときにはその原因である心機能の変化を考慮する必要があります．ただ両者の評価が必ずしも一致しないこともあります．

　本稿で取り上げる指標の多くは急性心不全，慢性心不全どちらでも用いることができるものです（表1）．ただ急性心不全では血行動態の変化が症状と直結することが多く，**心機能に基づく評価は急性心不全においてより有用**と考えられます．"心得5"の急性心不全でのクリニカルシナリオなども心血行動態を考えて評価することで治療の方針がよりよく理解されます．慢性心不全の場合は，現時点での症状のみならず予後との関連を考える必要があり，循環動態に加えて他の組織障害などの要素が関係してきます．**慢性心不全では臨床症状に重点をおいた評価の方が有用**に思われます．

■ 重症度評価と心エコー

　心エコーは心血行動態の個々の構成要素について定量的な情報を与えてくれま

すが，それだけでは心不全の状態を評価することはできません．心エコーで心不全の病態を評価するには，心不全の診断指標の意味を理解し，かつ病態生理を考えて各指標を結びつけて，解釈していく作業が必要となります．また，これらの心不全指標を理解しておくことは他の医師・スタッフとの情報共有のためにも重要です．

表1 心不全の重症度評価の指標

分類	特徴	参照
症状による分類		
NYHA心機能分類	患者の自覚症状と活動性との関連から分類	心得2
Killip分類	身体所見（聴診）による分類	心得2
心機能（循環動態）に基づく分類		
Forrester分類	「組織灌流→心係数」「うっ血→肺動脈楔入圧」により分類 心不全の治療方針の指標にもなる	心得3
Nohria-Stevenson分類	「組織灌流」「うっ血」を身体所見・症候から分類 短時間で評価でき，予後も予測できる	心得4
急性重症心不全のための分類		
クリニカルシナリオ（CS）	急性心不全の病態の把握・治療選択のための分類	心得5
INTERMACSプロファイル	重症心不全の治療選択のための分類	心得6

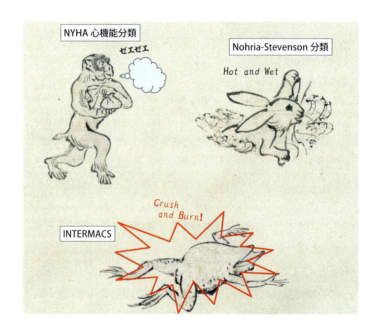

心得 2　臨床症状による分類：NYHA心機能分類・Killip分類

1) NYHA心機能分類はⅡ・Ⅲ度の範囲が広すぎるが，ほかに代わる指標がない
2) Killip分類は本来は急性心筋梗塞についての分類
3) 急性心不全ではKillip分類と病態の重症度が解離することもある

■ NYHA心機能分類

　臨床症状による心不全重症度評価で広く使われるのがNew York Heart Association（NYHA）心機能分類です．心不全患者の自覚症状を活動性との関連で述べたもので（表2），特に慢性心不全の重症度評価として使われます．急性心不全でも入院前の心不全の程度や入院に至るまでの症状の変化を表現するのには必須の指標です．

　ほとんど自覚症状のないⅠ度と非常に重症で入院が必須なⅣ度以外の症例はすべてⅡまたはⅢ度となりますが，外来で治療をしている心不全患者のほとんどがこのカテゴリーに入ってしまいます．これではあまりにも範囲が広すぎるため，Ⅱ度を身体活動に軽度の制限があるのみの軽症なⅡs度と，中等度の制限を受けるⅡm度に分類する場合もありますが，あまり普及していません．このような欠点はあるものの，ほかに代わるべき指標がなく使いやすいので，今後も当分は慢性心不全の指標の主役として使われるでしょう．

■ Killip分類・ACCF/AHAガイドライン

　身体所見での評価としてよく使われるのがKillip分類です（表3）．本来は急性心筋梗塞の臨床的重症度の指標ですが，本邦の心不全のガイドラインにも含まれており，急性心不全の指標としてもしばしば使われます．

表2　心不全のNew York Heart Association（NYHA）心機能分類

クラス	自覚症状
Ⅰ	身体活動に制限はない．日常的な身体活動では著しい疲労，動悸，呼吸困難（息切れ）を生じない
Ⅱ	軽度の身体活動の制限はある．安静時には症状はない．日常的な身体活動で疲労，動悸，呼吸困難（息切れ）を生じる
Ⅲ	著しい身体活動の制限がある．安静時には症状はない．日常的な活動以下の労作で疲労，動悸，呼吸困難を生じる
Ⅳ	症状なしにはいかなる身体活動もできない．安静時にも心不全の症状が存在する．わずかな労作でも症状が増悪する

表3 心筋梗塞におけるKillip分類

クラス	身体所見
Ⅰ	肺野でラ音聴取せず,Ⅲ音聴取せず
Ⅱ	全肺野の半分未満の範囲でラ音聴取,またはⅢ音聴取
Ⅲ	全肺野の半分以上の範囲でラ音聴取
Ⅳ	心原性ショック

表4 ACCF/AHAガイドライン[1]による心不全のステージ分類

	ACCF/AHAの心不全ステージ分類	対応するNYHA心機能分類
A	心不全発症のリスクは高いが心臓の構造的異常や心不全の症状は認めない	なし
B	心臓の構造的異常は存在するが心不全の身体所見や症状は認めない	Ⅰ
C	心臓の構造的異常が存在し,心不全症状がある/あった	Ⅰ,Ⅱ,Ⅲ,Ⅳ
D	特別な治療を要する,繰り返す心不全	Ⅳ

　Killip分類ではⅡ度からⅢ度は肺うっ血の所見で,Ⅳ度はショックであり心拍出量の低下の所見です.急性心筋梗塞ではⅡ度→Ⅲ度→Ⅳ度と重症度が進みますが,一般の急性心不全では肺うっ血→心拍出量低下と進行するとは限りません.Ⅱ度よりⅢ度が高度であることは間違いありませんが,HFrEF症例で血管内脱水により血圧が低い症例が,循環血漿量過剰で血圧は維持されるが肺うっ血が著明な症例より重症とは限りません.Killip分類はあくまで急性心筋梗塞の重症度指標であり,急性心不全に適応するときには注意は必要です.

　なお米国心臓病学会(ACCF/AHA)のガイドラインでは,心不全は症状や身体所見出現より前から始まるとしてA～Dのステージ分類も採用しています(表4)[1].現在の日本のガイドラインでもこの概念は採用されています.ただ身体所見や症例のある症例はすべてステージC(～D)となるため,臨床的にはあまり有用とはいえません.あくまで概念的なものと考えるべきでしょう.

心得 3　Forrester分類をどう考えるか

1) Forrester分類は心不全の基本病態の「組織灌流」と「うっ血」を評価
2) Forrester II型には利尿が基本的治療方針
3) Forrester III型では輸液が必要なことが多い
4) Forrester IV型では強心薬などが必要

■Forrester分類とは

　血行動態の評価として代表的なのがForrester分類です（図1）．Killip分類と同じく急性心筋梗塞の病態評価として作られた分類ですが，こちらは急性心筋梗塞に限らず急性心不全での有用性が広く認められています．

　秘伝1心得5で述べたように心不全の基本病態は「組織への低灌流」と「うっ血」です．この2つの因子に対応して，Forrester分類は「組織灌流」の指標として**心拍出量を体表面積で割った心係数**（cardiac index：CI），「うっ血」については**左心系のうっ血の指標として肺静脈楔入圧を用いて**心不全の状態を評価しています．心係数は2.2 L/min/m²を基準としますが，この値は経験的な予後評価から得られたものです．肺動脈楔入圧の**18 mmHg**は生理学的に肺うっ血が生じる値とほぼ一致しており，これより高いと高率に肺うっ血が生じます．

■Forrester分類と治療方針

　Forrester分類が優れているのは心不全の評価にとどまらず，治療方針の指標となる点です．その基本となるのは"秘伝10"で述べるFrank-Starlingの法則で

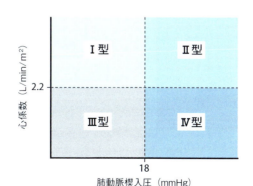

図1　心不全のForrester分類

す．肺うっ血の改善のためには肺楔入圧を低下させる必要があり，利尿剤によって肺楔入圧を下げることができます．しかし肺動脈楔入圧を下げることはFrank-Starlingの法則から前負荷を低下させて心収縮能を低下させる結果になります．Forrester Ⅱ型は心拍出量は保たれている＝前負荷が十分保たれている状態と考え，まずは利尿剤による治療を行います．ただこのときも過剰な利尿は低心拍出量状態（≒Forrester Ⅲ型）を誘発するリスクがあります．

Forrester Ⅲ型では肺動脈楔入圧が低い＝前負荷が不十分で心拍出量が低いので，輸液によって前負荷を増加することで心拍出量の改善が期待されます．

Forrester Ⅳ型になると肺動脈楔入圧で示される前負荷は十分にあるにもかかわらず，十分な心拍出量が得られない状態で，カテコラミンなど心筋の収縮能を直接的に上昇させる治療が必要となります．

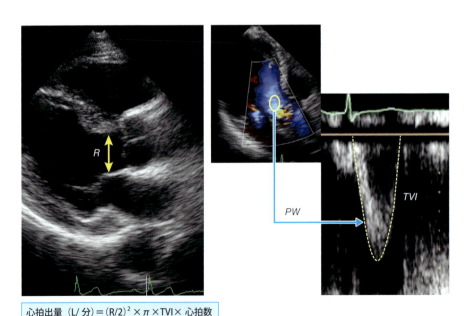

心拍出量（L/分）＝$(R/2)^2 \times \pi \times TVI \times$ 心拍数
心係数（L/分/m^2）＝心拍出量 ÷ 体表面積

図2 心エコーによる心拍出量の推定
R：左室流出経路径，TVI：時間速度積分，PW：パルスドプラ

■心エコーによるForrester分類の推定

　Forrester分類のためには右心カテーテルが必要です．心エコーを利用すれば心拍出量は**左室流出路断面積＝〔左室流出路径（R）/2〕^{2}×円周率（π），左室流出路波形の時間速度積分（TVI）および心拍数の積**で求められます（図2）．肺楔入圧は肺動脈逆流の拡張末期速度や，E/e'より推定できます．これらによりForrester分類を非侵襲的に推定することができるはずですが，その精度についてのエビデンスはありません．心拍出量の計測には左室流出路径の計測などに伴う誤差の存在，肺楔入圧の算出に必要な右房圧が不正確，などの限界があります．心エコーによるForrester分類評価については"秘伝12"で詳しく述べます．

心得 4　Nohria-Stevenson分類とは何か

1）Nohria-Stevenson分類は症状・所見で組織灌流とうっ血を評価する
2）組織灌流（＝心拍出量）をCold/Warm，うっ血の有無をWet/Dryで表現し血行動態から4群に分類する
3）2分で評価でき，心不全の予後も予測できるすぐれもの

■Nohria-Stevenson分類とは

　心エコーでもForrester分類のような血行動態の状態を推定できますが，臨床的には身体所見・症候から推定するNohria-Stevenson分類（図3）が有用です[2]．Forrester分類と同様に心不全の血行動態を「組織灌流」と「うっ血」の面から，身体所見・症候を用いて評価します．身体所見によるForrester分類といえる方法で，「2分間で」[2] 心不全の重症度が評価できる方法です．

　Nohria-Stevenson分類では症状・身体所見から，組織灌流低下をCold/warmとうっ血をWet/Dryとして判断します（表5）．組織灌流の低下は末梢への灌流が少ない「冷たい」＝"Cold"，灌流が保たれている状態を「温かい」＝"Warm"と表現します．"Cold""Warm"は直感的な呼び名であり，必ずしも末梢冷感の有無を意味するものではありません（もちろん末梢冷感は灌流低下の所見ですが）．「うっ血」についても症候から，**うっ血あり＝"Wet"，うっ血なし＝"Dry"**に分類します．この**Cold/Warm**と**Wet/Dry**から血行動態をForrester分類同様に4群に分類します．

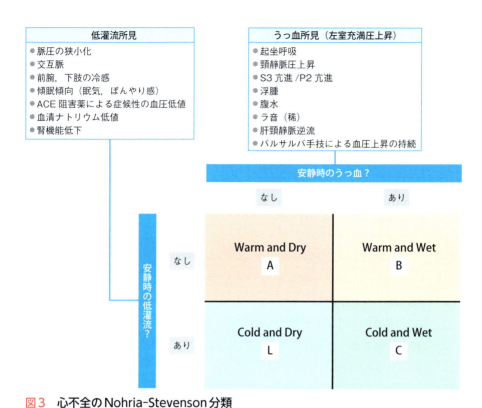

図3 心不全のNohria-Stevenson分類
(文献2, Fig 1より引用)

表5 Nohria-Stevenson分類での心不全に関連した症状・身体所見[2]

低灌流所見	うっ血所見（左室充満圧上昇）
脈圧の狭小化	起坐呼吸
交互脈	頸静脈圧上昇
前腕，下肢の冷感	聴診：S3亢進／P2亢進
傾眠傾向（眠気，ぼんやり感）	浮腫
ACE阻害薬で有症状の血圧低値	腹水
血清ナトリウム低値	ラ音（稀）
腎機能低下	バルサルバ負荷による血圧上昇の持続（Valsalva square wave）

■ Nohria-Stevenson分類での症状・身体所見

　Forrester分類と異なり"Wet"には肺うっ血のような左心系のうっ血と浮腫のような右心系のうっ血の両方を含んでいます．浮腫は若年者では充満圧の指標としては感度が低いため，うっ血の所見としては起坐呼吸および頸静脈圧上昇が重視されます．Ⅲ音は心不全症例では常に聴取されることも全く聴取されないこともありますがⅢ音の強さの変化は充満圧の変化を示唆します．

　組織灌流低下の"Cold"所見について，原著者らは脈圧の狭小化を重視しており，重症心不全例で平均脈圧〔(収縮期血圧－拡張期血圧)÷収縮期血圧〕が25％未満なら心係数が2.2 L/min/m^{2}以下の可能性が高いとされます．少量のACE阻害薬でも血圧が低下し症状が出現する場合も低心拍出量の可能性があるとされます．

　Nohria-Stevenson分類による血行動態評価は心不全症例の予後とも関係します．Forrester分類のⅣ群に相当する"Cold and Wet"の症例は特に予後不良で，1年後の死亡/心移植率は"Warm and Wet"と比べても2倍とされます[2]．

心得 5　急性心不全でのクリニカルシナリオ (CS)

1) 急性心不全の評価には収縮期血圧などに基づくクリニカルシナリオ (CS) が有用
2) CS1では左室収縮能は保たれ，NPPVと降圧で対処
3) CS2は慢性的に進行した例も多く，ときには利尿薬も必要に
4) CS3には重症心不全症例も多い

■ クリニカルシナリオ (CS) とは

　急性心不全(新規発症および慢性心不全の急性増悪)には慢性心不全とは異なった急性期治療が必要です．そこで**急性心不全の発症早期(症状出現から6～12時間以内)の病態を評価し，適切な治療を選択**するためにクリニカルシナリオによる分類が提唱され，急性期治療で広く使われています[3]．

　急性心不全への対処は症状と身体所見を確認することから始まります．収縮期血圧は急性心不全症例の予後の最も重要な予測因子であることから，クリニカルシナリオ (CS) は来院時の収縮期血圧を中心に，急性冠症候群，右心不全の可能性を加えて急性心不全症例を分類します(表6)．

表6 急性心不全のクリニカルシナリオ（CS）

	定義	特徴
CS 1	収縮期血圧＞140 mmHg	● 突然の症状出現 ● 肺うっ血が主 ● 全身浮腫は少ない（ときに循環血漿量正常または低下も） ● 急激な充満圧上昇，しばしばEF（駆出率）正常 ● 血管系が関与
CS 2	収縮期血圧 100〜140 mmHg	● 徐々に発症，体重も漸増 ● 全身浮腫が主 ● 肺うっ血は軽度 ● 緩徐な左室充満圧上昇，静脈・肺動脈圧も上昇 ● 他臓器の異常も伴う（腎障害，肝障害，貧血，低アルブミン血症）
CS 3	収縮期血圧＜100 mmHg	● 急激または緩徐に発症 ● 組織灌流低下が主 ● 肺うっ血，全身浮腫は少ない ● 左室充満圧上昇 ● 2群に分類される 　→明らかな灌流低下，心原性ショック 　→灌流低下・心原性ショックなし
CS 4	急性冠症候群の症状・所見	● 急性冠症候群の証拠があること ● トロポニン上昇のみでは不十分
CS 5	右心不全のみ	● 急激または緩徐に発症 ● 肺うっ血がない ● 右心室の機能不全 ● 全身性の静脈うっ血の所見

　来院時の収縮期血圧＞140 mmHgの症例では左室収縮能が保たれていることが多く，100〜140 mmHgでは収縮能軽度低下，＜100 mmHgは高度低下例が多いことから，それぞれをCS 1〜3と分類します．CS 4・5は独立した病態であり，本稿では一般的な急性心不全としてCS 1〜3について説明します．

■CS1〜3の特徴と治療方針

　CS 1（収縮期血圧＞140 mmHg）は突然の息切れ，呼吸困難出現で発症することが多く，全身の浮腫はあまり認めません．循環血漿量は正常または低下していることも少なくなく（利尿剤の使用も関係します），**血圧上昇と左室充満圧の上昇**が特徴的で左室収縮能は比較的保たれています．血圧の低い群に比べると虚血性心疾患の率は低いとされ，左室拡張障害や血管抵抗の上昇などが関係します．治療方針としてはマスク式人工呼吸器による**非侵襲的な呼吸管理（NPPV）**と亜硝

酸薬による降圧が中心となり，循環血漿量が過剰でない限り利尿剤は必ずしも必要でありません．

CS 2（収縮期血圧 100〜140 mmHg）はCS 1と異なり徐々に体重が増加して症状が出現することが多く，全身性の浮腫もしばしば認めます．**慢性心不全の増悪として発症**することが多く，**慢性的に左室充満圧の上昇や循環血漿量増加が存在**しています．慢性的に進行したため聴診でラ音などがはっきりしないこともあります．うっ血による腎障害や肝障害，貧血，低アルブミン血症などの合併症もよく認められます．CS 1同様に**NPPVと亜硝酸薬が急性期治療の基本**ですが，循環血漿量増加に対して利尿薬が必要となることも少なくありません．

CS 3（収縮期血圧＜100 mmHg）はCS 1・2と比べ肺うっ血よりも**組織灌流低下が問題**となる病態です．突然発症する場合も，症状が徐々に進行する場合もあり，基本的に低収縮能と慢性的な左室充満圧上昇を認め，重症心不全症例も少なくありません．CS 3は明らかな灌流障害や心原性ショックの有無でさらに分類することもできます．明らかな体液貯留がなければまずは輸液による昇圧を試みますが**強心剤が必要なことも多く**，それでも血圧が100 mHgまで上昇しない場合は血管収縮効果のある薬剤などが必要となることもあります．

心得 6　INTERMACSプロファイルとは何か

1）最重症の心不全の分類にはINTERMACSプロファイルを用いる
2）植え込み型補助人工心臓（LVAD）の適応決定にも重要な指標

NYHA分類でⅣ型とされる重症心不全（一部Ⅲ型も含む）については左心補助装置（LVAD）の植え込みも含めた治療を考慮する必要があります．LVADなどの適応を考えるためには重症心不全例をさらに重症度により分類する必要があります．そのために用いられるのが米国の補助人工心臓レジストリー（interagency registry for mechanically assisted circulatory support：INTERMACS）のプロファイル（レベル）分類です（表7）[4]．心不全の重症度により7つのプロファイルに分類し，致死性不整脈や体外循環の使用，頻回の救急受診・入院などがある場合にはそれぞれ表8にあるA（不整脈），TCS（一時的循環サポート），FF（頻回受診・入院）のような副項目（modifier）をつけて表現します（Frequent Flyerは航空会社のマイレージの利用の多い人に由来します）．本邦では心原性ショック

表7 重症心不全のINTREMACSプロファイル

Profile	定義	特徴	副項目※
1	重度の心原性ショック (Crash and Burn)	●生命の危険のある低血圧状態 ●強心薬の急増を要する ●重度の組織灌流低下（アシドーシス，乳酸値の増悪）	A, TCS
2	進行性に増悪 (Sliding Fast)	●強心薬に依存し，栄養状態，腎機能，体液貯留などが進行性に増悪 （頻脈，虚血などにより強心薬を継続できず体液貯留，灌流障害を繰り返す例も含まれる）	A, TCS
3	安定した強心薬依存状態	●少〜中等量の静注強心薬または体外式補助循環で臨床的に安定も，離脱できない状態 （プロファイル3で安定している例と気付かれずに増悪するプロファイル2の鑑別に注意）	A, TCS, FF
4	安静時に症状あり	●在宅，経口薬で対応もしばしば安静時，日常の軽労作でうっ血による心不全症状を認める	A, FF
5	労作不耐用 (Housebound)	●安静時では無症状だがどのような活動もできず，主に自宅のみで生活する ●うっ血症状はなくとも慢性的な充満圧上昇，腎機能障害などをよく認め，運動不耐用が特徴	A, FF
6	労作制限 (Walking wounded)	●安静時では無症状で体液貯留の所見なく，自宅外での軽労作は可能だがそれ以上の労作は2〜3分で疲労感がある ●ときどき症状の増悪を認め，1年以内の心不全入院も多い	A, FF
7	NYHAクラスⅢ重症例	●増悪の既往があるが現在は臨床的に安定し適度の活動も可能 ●1カ月以内に利尿剤静注や入院の必要な心不全増悪があればプロファイル6かそれ以上とする	A

※表8を参照
（文献4をもとに作成）

に陥ったINTERMACSでは体外型のVAD（左室補助装置）の適応とされ，植込み型LVADについてはINTERMACS 2と3が適応とされています．心移植やLVAD装着後の予後もINTERMACSプロファイルから予測されます．重症心不全例への心移植・LVAD装着は，適応がある範囲で早い方がよく，特に心原性ショックの状態に陥る前にこれらの処置を行うことが望ましいことを示唆するものです．

表8 INTERMACSプロファイルの副項目（Modifier）

A	Arrhythmia（不整脈）	臨床経過に大きく影響する反復性の心室頻拍 （植え込み型除細動器によるショック：通常週2回以上を含む）
TCS	Temporary Circulatory Support （一時的循環サポート）	入院継続でプロファイル1〜3に限る. IABP，PCPS，ECMO，Impella，など
FF	Frequent Flyer （頻回受診・入院）	利尿剤静注，限外ろ過，短期間の強心薬投与のために救急受診，入院を頻回にくり返す （少なくとも過去3カ月に2回または6カ月に3回の救急受診・入院）

IABP：大動脈内バルーンポンピング，PCPS：経皮的心肺補助，ECMO：体外膜型人工肺
Impella：IMPELLA補助循環用ポンプカテーテル
（文献4をもとに作成）

● 参考文献

1) Yancy CW, et al：Circulation, 128：e240-e327, 2013
2) Nohria A, et al：JAMA, 287：628-640, 2002
3) Mebazaa A, et al：Crit Care Med, 36：S129-S139, 2008
4) Stevenson LW, et al：J Heart Lung Transplant, 28：535-541, 2009

第3章 心不全をみるコツ

秘伝 3 左室収縮能を評価する各指標を理解しよう
なぜ左室駆出率だけではいけないのか

心不全の病態を心エコーで評価する際には収縮能と拡張能の2つの面から評価する必要があります．左室収縮能は左室駆出率で評価するのが一般的ですが，それ以外にもいくつかの評価法があり，病態によって使い分ける必要があります．本稿では各指標の意味を中心に解説し，実際の計測で注意すべき点や，どのような病態に対して使うべきかなどを解説します．

心得 1　心拍出量と左室駆出率
1) 心臓のポンプ機能を評価するうえでの基本は心拍出量
2) 左室駆出率は心臓のポンプ効率も含めた評価
3) 心拍出量＝心収縮能ではない

■ 心拍出量

"秘伝2"で述べたように心不全で問題となるのは「組織への血液灌流」と「うっ血」の2つです．注意したいのは，前者の「血液灌流」は全身組織へどれだけ血液が供給されるかのみを意味することです．心臓以外の臓器にとっては，自分にどれだけ血液が供給されるかということだけが大切であり，心臓の状態など知ったことではありません．つまりヒトの身体にとっては**全身臓器に十分な血液が駆出されているかどうかのみが重要です**．それゆえにForrester分類では心拍出量が予後を規定します．心力学においても心拍出量がどのように規定されるかが中心の課題であり，心エコーでも一回心拍出量（systolic volume：SV）や心拍出量（cardiac output：CO）の評価が重要です．SV，COの計測には手間がかかるため左室駆出率（EF）よりも計測されることが少ないのですが，心不全を評価するうえでは重要です．

■ 左室駆出率

ただし心拍出量は「心臓の外」からみたポンプ機能であり，それだけでは心臓がどういう状態であるかは推定できません．例えば次のような例をみてみましょう（図1）．

- 心臓A：左室拡張末期容積 250 mL，収縮末期容積 190 mL
- 心臓B：左室拡張末期容積 100 mL，収縮末期容積 40 mL

　心臓Aは収縮能の低い，拡大した不全心であり，心臓Bは成人男子であればほぼ健常な心臓です．左室駆出率（EF）は心臓Bは60％と正常であるのに対して，心臓Aは24％しかなく「収縮能低下」です．しかし心臓以外の臓器にとっては，いずれも一回心拍出量＝60 mLと同じであり，等しい働きの心臓となります．このように左室駆出率とは単なる血液の拍出量の指標ではなく，**心臓がいかに効率よく作動しているかを示す指標である**ことがわかります．左室駆出率が心収縮「能」の指標と呼ばれるのはそのためです．

　左室駆出率のこのような利点は逆に弱点でもあります．例えば図1の

- 心臓C：左室拡張末期容積 40 mL，収縮末期容積 16 mL

	心臓A	心臓B	心臓C
拡張末期	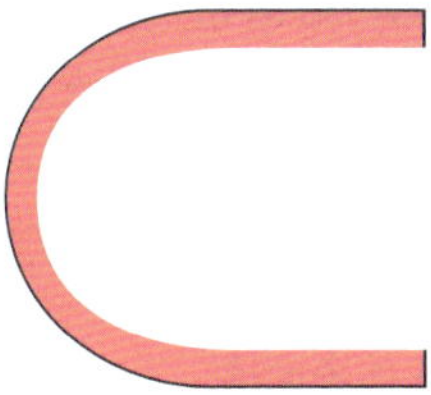	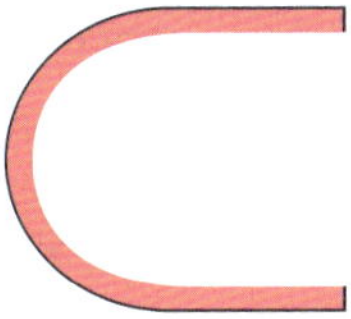	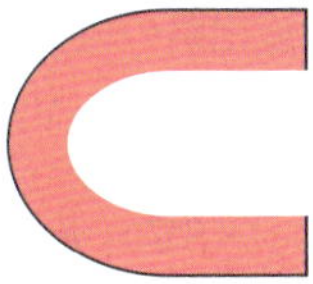
収縮末期	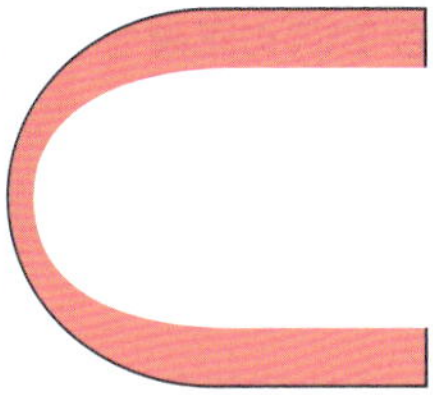	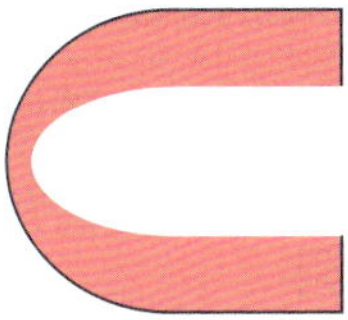	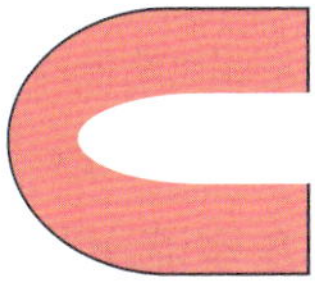
左室拡張末期容積	250 mL	100 mL	40 mL
左室収縮末期容積	190 mL	40 mL	16 mL
一回心拍出量（SV）	60 mL	60 mL	24 mL
左室駆出率（EF）	24%	60%	60%

図1　一回心拍出量と左室駆出率
心臓Aは健常な心臓Bと同じ一回心拍出量を呈するが左室駆出率（EF）は24％しかない．心臓CはEFは60％と保たれるも低心拍出量状態にある

では左室駆出率はやはり60％ですが，心拍出量は24 mLの低心拍出量状態です．肥大型心筋症や心アミロイドなどの肥大を伴う二次性心筋症でよくみられる形の心不全であり，EFだけを見ていると評価を誤ってしまいます．このような場合には，EFだけでなく心拍出量を評価することが重要です．このように**心拍出量と左室駆出率は，お互いが補いあう指標**です．すべての症例でSV，COなどを計測する必要はありませんが，左室径が小さく，左室駆出率が保たれている割には血圧が低かったり，低心拍出量症候群（LOS）を思わせるような症状が認められる症例では心拍出量を計測するべきです．

心得 2　心拍出量の計測

1) 一回心拍出量（体表面積補正）＞35 mL/m²，心係数＞4 L/min/m²が正常値
2) 左室流出路径は大動脈付着部か弁輪から0.5～1.0 cmの位置で計測
3) 収縮能の評価のみなら左室流出路波形のTVIのみでも有用

1回心拍出量（SV）および心拍出量（CO），心係数（CI）は心エコーでは左室流出路の直径および同部位で測定した血流波形の時間速度積分（time velocity integral：TVI）から次のように求められます（図2）．

- $SV = \pi \times (左室流出路径/2)^2 \times TVI$
- $CO = SV \times [心拍数]$
- $CI = CO \div 体表面積$

SV，COの計測精度は左室流出路径およびTVIの正確さで決まります．特に左室流出路径は2乗で計算されますので，誤差も2乗で大きくなります．よって左室流出路径の正確な測定が大切です．

■ 左室流出路径の計測

左室流出路径は，①**傍胸骨左縁長軸像**の，②**大動脈弁付着部位または大動脈弁輪から0.5～1.0 cmの位置**で，③**収縮中期**で計測します（図2）．

左室流出路径は傍胸骨左縁短軸像で計測し，心尖長軸像や心尖五腔像などで測定してはいけません．ズームで拡大するとより正確です．左室流出路は大動脈弁から1.0 cm程度まではほぼ大きさが変わらないので，その範囲内で測定します．edge-to-edgeとして心筋と内腔の境界部位間を垂直方向で測定します．測定は

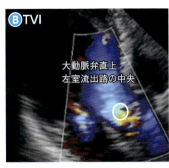
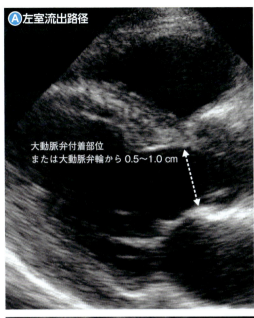
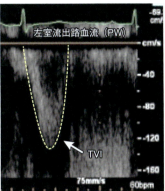
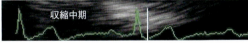

図2 心拍出量の計測
A：左室流出路径は傍胸骨左縁長軸像で大動脈弁輪から0.5〜1.0cmで計測
B：TVIは関心領域を大動脈弁直上におきPWで計測
本症例では75 mm/sのスウィープ速度で計測しているが100 mm/sが望ましい
PW：パルスドプラ法，TVI：時間速度積分

収縮中期で行います（拡張期では0.02 cm程度小さめになります）[1]．

■TVIの計測

　TVIの計測はパルスドプラ（PW）で関心領域を左室流出路の中央で大動脈弁直上に置きます．PWの軸はできるだけ大動脈の方向と平行にし，関心領域はできるだけ大動脈弁に近い位置に設定します．明瞭な層流の波形が得られない場合は関心領域を少し左室側へ移動しますが，大動脈弁から遠すぎるとTVIは過小評価されます．正確な計測のためには掃引速度（スウィープ）は100 mm/sの速さに設定し，3回以上の計測で平均をとることが望ましいとされます．

■心拍出量測定の精度

　経胸壁心エコーでのSV，COの精度には限界があります．正しく計測している

ようでも設定断面が左室流出路の中央を通っていないと，過小評価されます．また左室流出路断面の形は正円と限らず，むしろ楕円形のことが多いため，経胸壁心エコーでの左室流出路径は経食道エコーに比べてやや小さいことが報告されています[1]．

SVの測定誤差は特に大動脈弁狭窄症における弁口面積推定で大きな問題となります．大動脈弁および弁輪の石灰化や心室中隔の肥厚も関係して，計測が不正確になる可能性がより大きく，注意を要します．

SV，COの測定誤差は主に左室流出路径の測定によるので，誤差の少ないTVIのみを心拍出量の目安にすることもあります．大動脈弁弁口面積の算出では左室流出路の断面積は必須ですが，心機能評価のみであればTVIのみでも十分役に立ちます．TVIの方がCOや左室駆出率よりも拡張型心筋症の予後とよく相関するとの報告もあり[2]，左室流出路径の測定が不正確になりそうな場合であればTVIで評価した方がよいかもしれません．TVIの正常値は16〜22 cm（18〜22cmとする文献もある）とされています．

心得 3　左室径による左室駆出率の算出

1) Mモード法での左室容量は斜め切りで過大評価となりやすい
2) Teichholz法は局所壁運動異常のある症例などでは不正確になる
3) 左室駆出率は前負荷・後負荷の影響を受ける

左室駆出率（EF）は

（[左室拡張末期容積]−[左室収縮末期容積]）÷[左室拡張末期容積]×100（%）

として求められますので，その精度は左室容積の計測精度によって決まります．Mモードや2Dエコーで求めた左室径からEFを求めるときは，計算する（linear measurements）多くの場合，左室拡張末期径（LVDd）と収縮末期径（LVDs）からTeichholz法により各容積を求めます．Teichholz法は左室を回転楕円体と仮定した計算法で，拡大し球形に近い形態の左室でも容積は比較的正確に求められます．

■左室径による計算法

左室径の計測はMモード法，2Dエコーとも傍胸骨左縁長軸像で，**僧帽弁の弁**

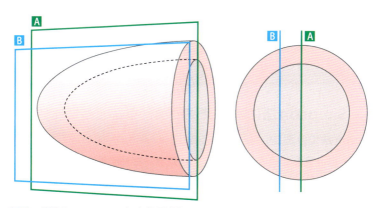

図3　断層エコーでの左室径計測
2DエコーでもMモード法でも，設定された断面が正しく左室の中央を通っているかどうかは判定できない．Bの断面では左室径は過小評価される．2Dエコー法では左室径が最大になるように設定することで確認できる可能性があるが，Mモード法では「斜め切り」の問題があり，判別は困難である

尖部位あるいはその直下の位置で，左室長軸に垂直な方向で計測します．計測位置は，Mモードでは心室中隔の心内膜の最初のエコー信号が現れる上端部位から，後壁側の心内膜の最上端部位の距離を計測します（edge to edge）．2Dエコーでは，心内膜の内側＝心内膜と内腔の境界部位間の距離を計測します．そのため理論的には2Dエコーでの左室径はMモードよりもわずかに小さくなるはずですが，計測誤差を考えると無視できる程度と考えられます．

　Mモード法では左室長軸に垂直な方向での計測がしばしば困難で，過大評価される傾向があります．特に肥満例では横隔膜の挙上，高齢者では大動脈の伸展が生じるために基本断面に対して左室が斜めに描出され，Mモードでの計測は「斜め切り」になりがちです．そのため**Mモード法よりも2Dエコーでの計測が望ましい**とされます．

　2Dエコー法でも，傍胸骨左縁長軸で描出される断面が楕円体の中心＝左室径最大の部位を通過しているとは限りません（図3）．そのため左室径を過小評価する可能性があります．またTeichholz法は左室の形態を回転楕円体と仮定した方法であるため，心室瘤など左室の形態が回転楕円体から外れる場合や，局所壁運動異常のある場合には不正確になります．これらの理由から**左室径による容積の評価はガイドラインでは推奨されていません**．しかしながらTeichholz法は測定が簡便なためよく使われています．日常診療ですべての例に対してSimpson法を行う

のは困難です．正確さが必要とされる症例や心機能評価が重要な症例ではSimpson法で行い，正確な心機能評価を必要としない症例ではTeichholz法と使い分けるのも仕方がありません．

心得 4　Simpson法によるEFの計測

1) Simpson法での正しい計測には真の左室心尖を描出する必要がある
2) 断面ごとの心室長の差が10％以上あったり，右室心尖が左室より先にあるような例では真の左室心尖は描出されていない
3) どの方法でも心エコーでは左室容積は過小評価される

　Simpson法は左室を小さな円柱の積み重ねと考えて，その総和から容積を求めます．そのため「method of disks summation（MOD）」法ともよばれます（Mはmethodですから MOD法というのは本当はおかしいです）．

　Teichholz法と異なり特定の形態を仮定していないので，局所壁運動異常のある症例や心室瘤など変形した左室でも，比較的正確に左室容積を求めることができます．正確な計測の基本は下記の通りです．

- 心尖二腔像・四腔像の2断面から求める
- 組織と血液の境界部位をトレースする
- 乳頭筋，腱索はトレースしない
- 僧帽弁部位で弁輪両端を直線で結んでトレースした線を閉じる
- 心室長は僧帽弁輪をつなぐ直線の中心から左室内腔の最も離れた位置までの距離として求める

　表1に20歳から79歳の健常な日本人700名（男性383名，平均年齢43.7±14.5歳，女性317名，平均年齢43.5±14.5歳）におけるSimpson法での左室容積・左室駆出率の平均値±標準偏差（SD）を示します[3]．左室駆出率の正常値については年齢，性別，体表面積による差は小さいとされています．

■ Simpson法の問題点

　Simpson法は精度の高い方法ですが限界はあります．計測誤差の原因の1つは，設定断面が真の左室心尖を通っていないために心室長を短く計測してしまうことです．しかし描出された左室心尖が真の心尖であるかはなかなかわかりません．

表1　日本人健常成人における左室容積・左室駆出率

	男性	女性
左室拡張末期容積（mL）	93 ± 20	74 ± 17
左室収縮末期容積（mL）	33 ± 20	25 ± 7
左室拡張末期容積/体表面積（mL/m²）	53 ± 11	49 ± 11
左室収縮末期容積/体表面積（mL/m²）	19 ± 5	17 ± 5
左室駆出率（％）	64 ± 5	66 ± 5

20〜79歳の健常日本人700名（男性383名，平均年齢43.7 ± 14.5歳，女性317名，平均年齢43.5 ± 14.5歳）における心エコーでの計測値を平均±標準偏差（SD）で示す
（文献3をもとに作成）

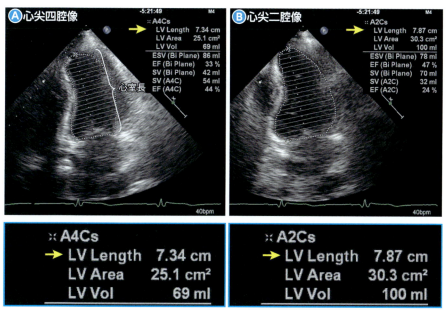

図4　Simpson法での左室長
Simpson法で心尖四腔像（A）と二腔像（B）において左室の心室長（LV length，➡部位に表示）に10％以上の差がある場合は少なくとも1つの断面では真の心尖が描出されていないと考えられ，得られた左室容積の値は信用できない

各断面で心室内腔をトレースすると求めた心室長が表示され（図4），機種によっては心尖二腔像と四腔像で計測した心室長の差がパーセント表示されます．この差が小さいほど心尖部を正しく描出していると言われ，**心室長の差が10％以上の場合は精度が信頼できない**とされます．

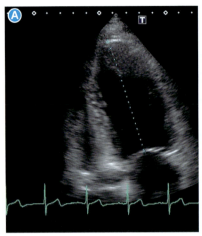 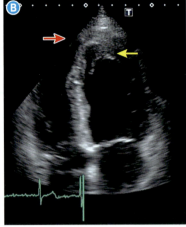

図5 左室と右室の心尖部位
Aの正しい心尖四腔像では左室の心尖は右室の心尖より画面上上側に位置するのに対して，Bの図では右室の心尖が左室より上側にあり設定断面が真の心尖部を通過していないことがわかる．同じ症例でもAでの左室長は81 mmに対して，Bでは72 mmと小さく計測された

　右室と左室の心尖部の位置も参考になります．解剖学的に**正しい断面では必ず左室心尖が右室心尖よりも胸壁に近い位置にあります**．右室心尖の位置が左室心尖の位置よりも上にある心尖像では，真の左室心尖は描出されていません（図5）．
　これらの方法は真の左室心尖が描出されていない場合を検出できますが，これらの条件を満たしても，心室長が正しく計測されているとは限りません．残念ながら真の左室心尖が正しく描出され，計測した心室長が正しいかを知る方法はありません．心尖部は肋間のエコーウインドウにあるとは限らず，心尖が肋骨の裏側に位置する場合は2Dエコーではどうしても真の心尖部は描出できません．
　心室長以外にもいろいろと問題があります．エコー断面で描出されない部分があるときには正しくトレースされません．拡大した左室では画角内に左室が収まらないことがあり，トレースできない部分が生じます．その部分を適当に直線で結んだりすると過小評価の原因となります．乳頭筋はトレースしないことが原則ですが，どこまでを乳頭筋とすればよいのかはっきりしないこともあります．乳頭筋を含んでトレースすると左室容積は過小評価されてしまいます．

心得 5　Simpson法の限界

1) Simpson法でのEFの検査間・検者間の誤差は比較的大きい
2) MRIによる計測に比べ，Simpson法での左室容量は小さく測定される
3) 心腔コントラストエコー法や3D心エコー法でMRIでの値に近づくことができる

　どんなに注意して正確な計測を試みても2DエコーでのSimpson法ではある程度の計測誤差が生じます．同じ症例を同じ検者が時間をあけて2回測定した場合でも，2つの値の間の相関係数（R）は0.66と中等度の相関しか得られませんでした（図6）[4]．同一検者による誤差は検者間の誤差より小さいので，検者間ではさらに大きな誤差があると思われます．測定誤差を別にしても，心エコーで求めた左室容積は標準的指標とされるMRIよりも小さく計測されます．心エコーでより正確に左室容積を求めるには，コントラストエコーによる心腔造影法や，3Dエコー法などが必要であり，MRIにより近い値が得られます．本書執筆時には本邦ではコントラストエコーに使える超音波造影剤がないことから，本書では3D心エコーのみについて"秘伝4"で述べます．

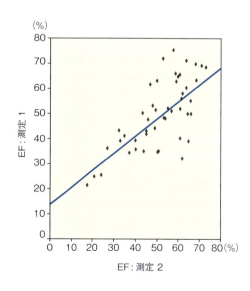

図6　2D心エコーによる左室駆出率（EF）測定の再現性

同一症例を1人の熟練検者が1時間以内に2回測定（測定1，測定2）測定した結果．両測定間の相関係数はR＝0.66と中等度の相関しか認められなかった（文献4，Fig 2より一部引用）

■ 左室駆出率（EF）の特性

　収縮能の評価法として左室駆出率には，左室の前負荷・後負荷の影響を受ける指標であるという限界があります．前負荷に依存するため脱水や輸液により変化することがあります．後負荷が影響するため末梢血管抵抗の上昇により左室駆出率が低下する可能性があります．これらのことから左室駆出率は心臓そのものの収縮能の指標ではないともいわれます．この点は実験で薬剤の心収縮力への効果をみるような場合には欠点といえますが，逆に臨床では循環血漿量（前負荷）や血管抵抗（後負荷）の影響を含めた循環系の状態を把握できるという点で利点ともいえます．その場合でも左室駆出率の変化は必ずしも心臓の状態だけを反映しているのではなく，前負荷・後負荷の変化も関係していることを忘れないようにしましょう．

心得 6　目視法によるEF
1) 目視法での左室駆出率は5％または10％区切りで求める
2) 壁運動，左室の形態などから経験的に求めるので，練習が重要

　ほとんどの日常臨床では3D心エコーでの精度の高いEFは必要なく，ある程度の誤差があっても簡便な方法の方が役に立つと考えられます．心エコーを専門としない救急医のためのFOCUSでは各断面から左室収縮能を正常・軽度低下・高度低下の三段階で評価することが推奨されていますが，ショックなどの救急ではこのような大雑把な把握だけでも十分役に立ちます．

　救急エコー以外でもEFを実際に計測せずに「見た感じ」で推測する目視法 "eyeball method" は広く使われています．経験がある検者が目視で判断したEFはSimpson法による値とよく相関します．EFを求める時間がないような場合のみならず，定量計測の困難な携帯型心エコーでも目視法による推定は非常に有用です．

　正確な値を求めるのではないので，EFを "20〜30％" "30〜40％" のように10％区切りで求めますが，5％区切りで求めることもあります（20％区切りもありますが，ほとんど三段階評価と同じです）．5％区切りか，10％区切りかは各施設で決めておきます．心尖四腔像のみから判断することも多いですが，心尖二腔像，傍胸骨長軸像なども含めて総合的に判断してかまいません．

■ 目視法の私案

　目視法は各人が画像を見てこの程度と推定する方法です．システマティックな解析法はなく，本人の修練と経験に頼らざるを得ません．基本的には壁運動と左室の形態・拡大から判定していると思われます．以下は**筆者の全くの私見ですが**，心機能が明らかに低下している例では，心尖四腔像を左室基部2区画，中部2区画，心尖部の5区画に分け，左室駆出率の基準を60％とし，そこから下記のように算出していきます．

- 壁運動の消失した区画があれば9％引く
- 壁運動が高度に低下した区画があれば6％引く
- 左室が明らかに拡大していればさらに5％引く
- 左室が球状であればさらに5％引く

　目視法はあくまで「経験的に」判断する方法であり，その精度を上げるためには経験を積むこと，特にSimpson法での値と比較して自らの推定能力を高めていくフィードバックが大切です．検者間で差があることも考え，心エコー担当者同士で結果を合わせながら，施設全体での診断精度を高めていくべきです．

心得 7　左室の長軸方向への動き

1) 左室長軸方向への収縮はEFよりも左室収縮能の変化を鋭敏に検出する
2) MAPSEの正常値は≧1.0 cm．0.7 cm以下は収縮能高度低下の可能性
3) 組織ドプラでのs'波速度（中隔と側壁の平均）＜6.8 cm/sは長軸方向の収縮能低下

　心エコー図検査を行っていると心臓を二次元的に捉えてしまいがちです．しかし，心臓は立体的な構造物であり，その動きも本来は三次元的です．左室の三次元的な動きは左室を構成する心筋の構造で規定されます．

■ 心室の収縮時の動き

　左室を構成する個々の心筋細胞は一方向へしか収縮せず，心筋細胞が同じ方向に配列している心筋線維も一方向にのみ収縮します．**左室は心筋線維が基部から心尖へとらせんを巻くようできています**（イメージとしては図7のようにバネがらせん状に巻きながらコーンの形を作っていると思ってください）．このらせん形

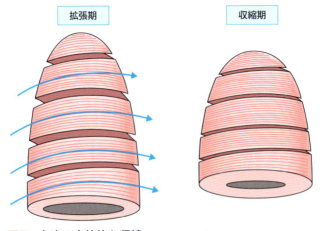

図7 左室の立体的な収縮
心筋のらせん状の走行により左室は短軸方向に回転しながら長軸方向へは短縮する

のバネ状の心筋が一方向に収縮すると，左室は
　①短軸で見ると回転しながら
　②長軸方向には縮みながら
　③全体としては内側（心腔方向）へ縮小していく
ことになります．また心内膜側の心筋線維と心外膜側の心筋線維は逆方向に縦走しており，より効率的に左室を絞り込むように収縮します．

　心エコーでの局所壁運動評価は③の心腔方向への収縮のみを見ています．しかし上述のように実際の左室の収縮は3方向への動きを含む立体的な動きです．特に長軸方向への収縮は早くから注目されており，その**変化は左室駆出率よりも鋭敏に心収縮能の低下を反映する**ことが知られていました．実際に心機能の低下した心不全心の心尖四腔像・二腔像をよく見ていると，壁運動低下とともに僧帽弁の心尖方向への移動が正常心に比べて低下しているのに気づくことがあります．

■MAPSE（僧帽弁輪収縮期移動距離）

　心尖方向への動きの重要性はわかっていても，壁運動とは異なり目視では評価が困難です．そこで定量的な評価法が必要となります．

　一番簡単な方法は**心尖像で僧帽弁輪の長軸方向への移動距離を計測する**ことです．心尖部はほとんど移動しませんので，僧帽弁輪の動きは左室の長軸方向への収縮を反映します．**僧帽弁輪収縮期移動距離**（mitral annular plane systolic excursion：**MAPSE**）は，心尖像において超音波のビーム軸を僧帽弁輪を通過す

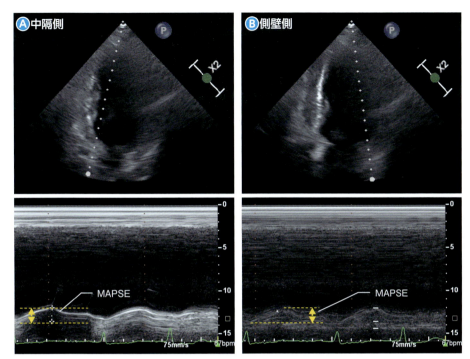

図8 左室長軸収縮能の指標としてのMAPSE
MAPSEは心尖四腔像（上）でカーソルを僧帽弁輪を通るように設定し，Mモード（下）で僧帽弁輪の移動距離を計測することで求める．中隔側（A）および側壁側（B）で計測する．カーソルはできるだけ心壁に平行になるように設定する

るように設定して，Mモードで僧帽弁輪の移動距離を計測する方法です（図8）．
右心系の機能評価によく用いられる三尖弁輪の収縮期移動距離（TAPSE）と同じものを僧帽弁輪で計測したものです．心尖四腔像の中隔側・側壁側，心尖二腔像の前尖側・後尖側の4カ所で計測できますが，通常は心尖四腔像の中隔側・側壁側で計測します．健常心では側壁側のMAPSEは中隔側よりも大きくなります．Mモードのカーソルはできるだけ心室壁と平行になるように設定し，僧帽弁輪の動きをMモードで追って，拡張期での一番低い位置から収縮末期（大動脈弁閉鎖時）における位置までの距離を計測します．虚血心などでは等容収縮期に心筋長の収縮が起きるpost-systolic contractionに伴って二相性の動きを認めることもありますが，後ろのピークを計測しないようにします．

MAPSEの正常値についての大規模なエビデンスはありませんが，心尖四腔像での2点の値の平均値が≧1.0 cmであれば左室駆出率はほぼ正常であり，1.0 cm

を正常下限としてもよいと考えます．

　拡張性心筋症ではMAPSE（平均値）<0.7 cmを指標とするとEF 30％未満の心筋能低下を検出できるともいわれています．前述のように左室の長軸方向への収縮の変化はEFよりも鋭敏に収縮能の低下を反映します．高血圧心などの肥大心ではEFが正常でもMAPSEが低下していることがあり，早期の心筋傷害を反映していると考えられます．

　MAPSEは次に述べる組織ドプラのs'や2Dスペックルトラッキング法（"秘伝4"参照）における長軸方向ストレインと同様の意義をもつ指標です．ローエンド機でも簡便に計測でき，画質が悪くても計測が可能です．ただs'と同様に角度依存性の問題があり，**計測時にはカーソルの方向をできるだけ心筋壁と平行に設定することが重要**です．最近では2Dスペックルトラッキング法の技術を用いて，僧帽弁輪の中点の移動距離を自動的に計測するTMAD（tissue motion annular-displacement）法も開発され，角度に依存しない僧帽弁輪の移動の計測が可能です．

心得 8　長軸方向の収縮指標としてのs'波速度

1）s'波速度はMAPSEよりも鋭敏に長軸方向の収縮能を反映する
2）平均s'波速度<6.8 m/sは長軸方向への収縮低下を示唆する
3）組織ドプラによるs'波速度には角度依存性の問題がある

　MAPSEよりもよく使われるのが，拡張能評価のe'と同様に組織ドプラでの収縮期における僧帽弁輪の心尖への最大移動速度である**収縮期僧帽弁輪移動最大速度（s'またはSm）**です．

　MAPSEが弁輪の移動距離であるのに対して，s'は移動の速度です．s'はMAPSEの微分になりますので**収縮能の変化をMAPSEよりも鋭敏に検出**します．MAPSEと同様に心尖四腔像・二腔像の中隔側・側壁側計4カ所で計測できますが，通常は**心尖四腔像の中隔側と側壁側で計測**されます．MAPSEと同様に正常心では側壁側が中隔側よりも大きくなります．

　s'は左室と僧帽弁の接合部に小さいサンプルボリューム（6〜8 mm）を設定しパルスドプラ（PW）で計測します．僧帽弁輪が心収縮期を通してサンプルボリュームの中に収まるかを確認し，次にゲインやフィルタは低めに設定し，明確な波形が確認できるように調整します．速度スケールは20 cm/s程度に設定し，50〜100

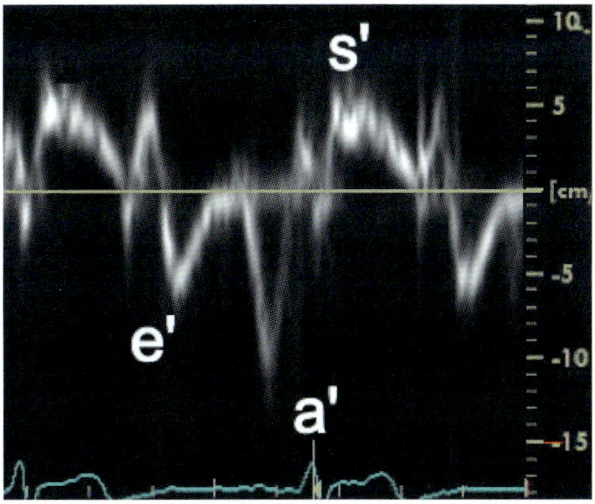

図9　組織ドプラでの僧帽弁輪速度
a'とs'の間の幅の狭い波形は等容性収縮期での動きにあたり，s'波として計測しない

mm/sの掃引速度で記録し，呼気の終わりで測定します（図9）．

拡張期のa'波とs'波の間には二相性の小さな波形を認めることがあり等容性収縮期に相当します．この**等容性収縮期の上向き波形をs'波として計測しない**ようにします．実際のドプラ波形の線には幅があり，通常のドプラでは波形の上端（外包線）の速度を計測しており，s'についても上端で計測することが多いようです．しかしs'では波形上端よりも線の中央（中線部）で計測したほうが，真の僧帽弁輪移動速度を反映しているとの報告もあり，通常の計測では過大評価しているかもしれません[5]．

■s'の基準値

s'の成人での基準値についてはガイドラインでも明らかではありませんが，健常成人（35〜75歳）453名における平均値±SD（5〜95％レンジ）は次のように報告されています[6]．

- 中隔部位 s'：8.1±1.5（6.0〜10.9）cm/s
- 側壁部位 s'：10.2±2.4（6.7〜14.6）cm/s
- 平均s'（中隔＋側壁）：9.2±1.7（6.8〜12.2）cm/s

この結果から中隔と側壁の平均値のs'が**6.8 cm/s未満**であれば長軸方向への収縮が低下していると考えてよいと思われます．

"秘伝4"で述べる2Dスペックルトラッキング法による評価に対して，組織ドプラでのs'は多くのエコー装置で容易に計測でき，かつ機種間の計測差もほとんどありません．解析用のソフトウェアを必要とせず，臨床の現場ですぐに計測できます．また僧帽弁輪のみでの計測であり，画質に依存しません．弱点としては角度依存性の問題があります．PWでビーム方向への速度を計測するため，僧帽弁輪の移動方向とビーム方向が平行でないと過小評価します．そのためにカーソル軸ができるだけ中隔・側壁に平行になるように調節することが大切です．

● 参考文献
1) Shiran A, et al：Eur J Echocardiogr, 10：319-324, 2009
2) Tan C, et al：Cardiovasc Ultrasound, 15：18, 2017
3) Daimon M, et al：Circ J, 72：1859-1866, 2008
4) Jenkins C, et al：J Am Coll Cardiol, 44：878-886, 2004
5) Dhutia NM, et al：Eur Heart J Cardiovasc Imaging, 15：817-827, 2014
6) Chahal NS, et al：Eur J Echocardiogr, 11：51-56, 2010

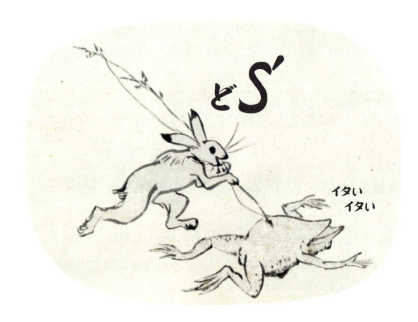

第3章　心不全をみるコツ

秘伝 4　左室収縮能の新しい評価法
GLSを日常臨床で使ってみよう

　2Dエコー法での左室駆出率や心拍出量などの収縮能評価法のもつ限界を超えるべく誕生したのが3D心エコー法であり，2Dスペックルトラッキング法です．これらも十数年以上の歴史をもっており有用性も確立しています．しかし残念なことに臨床での普及はまだまだ不十分な状態です．ぜひこれらの新しい技術を多くの人に使ってほしいという気持ちを込め，この稿を書きました．

心得 1　3D心エコーの現状と今後
1）拡大した左室を3D心エコーで記録するときは画角を広くする
2）Multi-beatでの3Dエコー記録時は被検者に息止めをしてもらう
3）左室容積は長軸が真の心尖を通るように各断面を設定する

■経胸壁3D心エコー法とは

　3D心エコー法（図1）は2Dスペックルトラッキング法と並んでドプラ法以来の新たな技術と評価されています．特に3D経食道エコー法は弁膜疾患の評価に広く使われ，術前評価では標準的な検査法となっています．しかし経胸壁3D心エコーは広く使われているとはいえません．ハイエンド機にしか搭載されていない，プローブが大きく使いにくい，きれいな像を記録するには複数の心拍（multi-beat）が必要であり時間がかかる，解析が難しいなど理由はいろいろと考えられます．しかし最近では2D用のものと変わらない大きさのプローブもあり，撮像も1心拍（single beat）で十分な像を得られるようになっています．解析ソフトも使いやすくなっています．にもかかわらず，いまだに普及に拍車がかからないのは，どのような場合に「あえて」使うべきかがわからないことが最大の問題ではないでしょうか．

　経胸壁3D心エコーの利点の1つは2D心エコーよりもMRIでの値に近い左室容積が得られることです．3D心エコーでは正しい心尖部の描出，正確な心室長の測定が2Dエコーよりも確実に行えます．ただし3D心エコーでもMRIによる値よりも若干小さめに評価されます．MRIとは異なり3D心エコーでは肉柱と心筋が鑑別されず，肉柱の分だけ内側寄りに測るためです．またsingle beatでは時間分

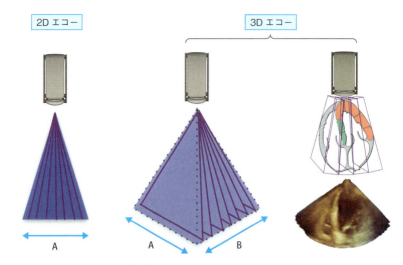

図1 3D心エコー法の原理
2Dエコーでは超音波をAの方向に扇状に走査して画像をつくる．3DエコーはAの方向のスキャンをさらにBの方向に移動させながらくり返すことで3次元画像を作成する

解能が低いために，真の収縮末期を捉えられない可能性も指摘されています．この場合は左室駆出率を過小評価してしまいます．

　3D心エコー法による解析にはマニュアルでのトレースによる方法と心内膜境界の自動検出による自動解析があります．解析のためのソフトウェアも機種によって異なります．本書では3D心エコーで左室容積評価を行ううえでの基本的な注意点のみを述べます．

■3D心エコーによる左室容積評価の注意点

　3D心エコー法で一番注意したい点は，脱落部位なく**左室全体を記録すること**です．スキャン領域に左室全体が含まれねばならず，拡大した左室では注意を要します．3D心エコー像を記録する前に2断面の2Dエコー像が表示されますが，**各断面で左室全体が入るように画角を広げることが大切です**（図2）．

　3D心エコーは2D画像を重ね合わせて3Dにしたものですので，2Dエコーに比べてフレームレートが低く，時間分解能が低いという欠点があります．できるだけフレームレートを向上させるために，左室容積の計測を目的とする場合は，**超音波深度（depth）を左室のみが入る程度に浅くします**．またsingle beatよりもmulti-beatでのイメージを使うことが望ましいです．

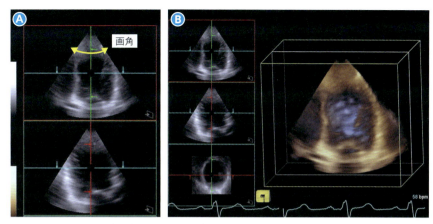

図2 3D心エコー法記録における画角の問題
3Dエコーを記録するときには,記録前に設定長軸断面で左室全体が記録できるようにする.必要であれば画角を大きくし(**A**),抜ける部分がないようにする

　multi-beatによる3D心エコーは複数の心拍でのイメージをつなぎ合わせますので,各心拍で記録した左室の部分の位置にずれがあると,3Dイメージに段差(stitching artifact)が生じてしまいます.stitching artifactを避けるために,**multi-beatで記録するときには,被検者に息止めをしてもらうことが必須**です.息止めができない被検者や心房細動症例には空間分解能は低くてもsingle beatでの記録が適します.

　マニュアルでのトレースで容積を求める場合,3Dのデータセットから心尖二腔像・四腔像に対応した像を切り出して,各断面でトレースします.このときには両断面が真の心尖部を通るように3D像を切り取ることが正確な解析のためのポイントです.得られた断面で心内膜境界をトレースしますが,肉柱を外してトレースします.自動計測にて求める場合は,このような手間はかかりませんが,心内膜境界が正しくトレースされているかを確認する必要があります.心内膜境界検出の設定によってしばしば過大・過小評価されますので,調節が必要です.

　表1に20〜69歳の健常な日本人356名(男性222名,女性134名,平均年齢42±14歳)での,3D心エコーでの左室容積・左室駆出率の値を平均±標準偏差(SD)で示します[1].3D心エコーによる値は2Dエコーよりも測定間の誤差も検者間の誤差も小さく,再現性に優れています.

表1 日本人健常成人での3D心エコーによる左室容積・左室駆出率

	男性	女性
左室拡張末期容積（mL）	86±22	67±14
左室収縮末期容積（mL）	34±10	25±6
左室拡張末期容積/体表面積（mL/m²）	50±12	46±9
左室収縮末期容積/体表面積（mL/m²）	19±5	17±4
左室駆出率（％）	61±4	63±4

20歳から69歳の健常日本人356名（男性222名，女性134名，平均年齢42±14歳）における3D心エコーでの計測値を平均±標準偏差（SD）で示す
（文献1，Table 2より一部を引用）

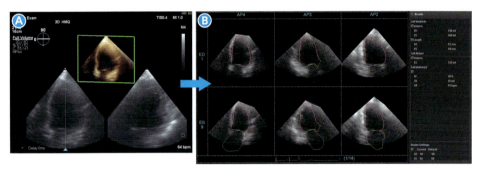

図3 3D心エコーによる左室・左房容積の自動計測
Aの3D心エコー1心拍分の記録から，Bのように心内膜領域が自動トレースされ，左室収縮末期および拡張末期容積，左房容積が表示される（フィリップス社製Heart Model A.I.による）

■ 経胸壁3D心エコーの今後

　手間のかかる3D心エコーで左室容積を計測することが必要な場合はあまりないように思います．日常臨床では左室駆出率40％が45％と測定されても治療方針が大きく変わることは少ないでしょう．抗がん剤の心毒性の早期発見のように収縮能の軽度な変化が問題になるような場合も，3D心エコーよりも，2Dスペックルトラッキング法のほうが簡便かつ鋭敏です．

　最近のシステムには，エキスパートシステムにより経胸壁3D心エコーのデータを熟練した検者が解析するように心内膜境界を自動トレースするものがあります（図3）．3D心エコー像を記録するだけで，解析は熟練した検者と同様の精度で短時間に自動的に行われます．通常の心エコー図検査項目の多くが，1回の3D心エコーを記録するだけでできるので，検査の時間と労力を減らすことが可能になります．経胸壁3D心エコーが生き延びていくには，このような計測の自動化が1つの道と考えられます．

心得 2　2Dスペックルトラッキング法とは

1）2Dスペックルトラッキング法では3方向への収縮をストレインで表す
2）GLSとは左室分画ごとの長軸方向ピークストレインの平均値
3）GLSは心筋傷害の早期発見に有用

■ 2Dスペックルトラッキング法の原理

　2Dエコー像での心筋をよく見ると，心筋内に高輝度の点が散在しています．これらの輝点（スペックル）は組織から反射した超音波の干渉パターンにより生じるもので，比較的安定し，かつ各部分において特有の分布パターンを示します．各心筋のスペックルの心周期における移動を自動追跡することで各心筋領域の位置変化を求めるのが2Dスペックルトラッキング法です（図4）．個々の点を1コマごとに追跡していくことは現実的ではなく，小さな心筋領域におけるスペックルの分布パターンをひな形（テンプレート）として用い，この領域の移動を数学的に予測しながら，各フレーム上で追跡していきます（図5）．これにより特定の2点間の位置関係の変化を経時的に求めることができます．この位置関係の変化は"ストレイン"として定量化されます．

　"ストレイン"とは対象とする2点間の距離の変化の程度を示すもので，物体の局所的な変形（ひずみ）の指標です．「ひずみ」というと受動的な変形との印象を受けますが，心筋では収縮による短縮を「変形」と考えます．特定の2点間の長さが変化したときに，その変化の元の長さに対する割合（％）として表されます．

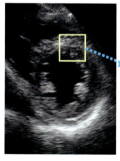 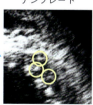 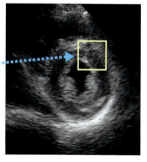

テンプレート

移動範囲を予測し
その近傍で
テンプレートを発見

図4　2Dスペックルトラッキング法の原理
心エコーで心筋に認められるランダムに分布した輝点（スペックル）の分布パターンをひな型（テンプレート）とし，次のコマ（フレーム）でその移動を予測される範囲内で検査，同じ分布パターンを発見することで，その部位の心筋の位置変化を追跡する．これにより2点間の心周期における位置変化を計測できる

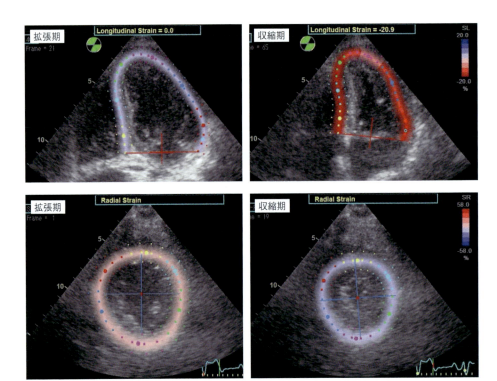

図5　2Dスペックルトラッキングによる心筋の動きの追跡

2Dスペックルトラッキング法は心筋のスペックルを自動追跡することで心筋の変化を可視化する．上段に心尖部像で長軸方向への変形を追跡したときの像を，下段には短軸像で心腔方向への変形を追跡したときの像を示す．2点間が短縮するときは赤色，拡張するときは青色で表示される．そのため心筋収縮時には心尖像では赤色に，短軸像では青色で表示される．

変化する前の2点間の距離をL_0，変化（収縮）した後の距離をLとし，

$$ストレイン（％）＝（L－L_0）/L_0 \times 100$$

として求められます（図6）．

　局所心筋では拡張末期の心筋長が初期長（L_0）として用いられます．心室筋は長軸方向には短縮し，心腔方向へは伸びる形になりますので，長軸方向へのストレインは本来は負の値で，心腔方向へは正の値で示されます．

　2Dスペックルトラッキング法は，心筋の長軸方向への短縮，短軸での回転および心腔方向への収縮を自動的に追跡します．それぞれの動きに対応して心尖像では心尖方向への動きのストレインをlongitudinalストレイン（長軸方向ストレイ

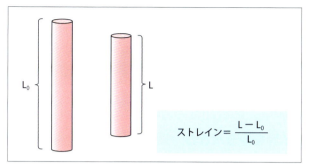

図6 ストレインの定義

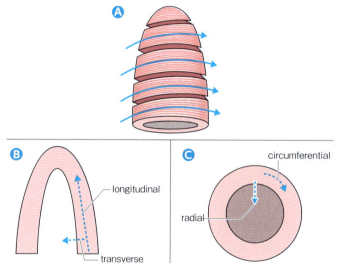

図7 心筋ストレインの定義

左室はAのようにらせん状に回転しながら心尖方向へ短縮する．その動きを各断面に分解して計測する．心尖像（B）では心尖方向をlongitudinal，心腔方向をtransverseとし，短軸像（C）では回転方向をcircumferential，心腔方向をradialとする．長軸方向へは短縮となるのでlongitudinalストレインは収縮時に負の値となる．通常の断層エコーで評価する局所壁運動はtranverseおよびradial方向である

ン），心腔方向へをtransverseストレイン，短軸像での心腔方向へをradialストレイン，円周方向へをcircumferentialストレイン（円周方向ストレイン）と呼びます（図7）．左室は長軸方向には短縮，心腔方向には延長しますので，**longitudinalストレインは負の値，transverse，radialストレインは正の値**として表現されます．

左室は立体的にらせん状に動くともに，心内膜側と心外膜側の心筋線維の走行が逆向きなため，短軸での円周方向への回転は心尖部と左室基部では逆向きになります．心尖側から眺めると心尖部は反時計周り，心基部は時計周りになります（右利きの人がタオルを絞るのと逆向きになります．つまりタオルを絞る姿を鏡で見ているのと同じ回転方向です）．この心尖部と左室基部の回転角の差もストレイン解析から求めることができ，左室のねじれ（tosion）として評価されます．

■ どの方向へのストレインを使うべきか

3種類のストレイン（＋ねじれ）はいずれも左室収縮能の指標として用いることができます．どのストレインを使うべきかは決まっておらず，研究では目標とする評価や対象疾患によって使用すべきストレインを決めています．しかし臨床においては心尖方向への長軸方向ストレイン（longitudinal ストレイン）が最もよく使われます．2Dスペックルトラッキング法では，左室各領域ごとにストレインが求められますが，3つの心尖像の計18領域で長軸方向最大ストレインの平均値を global longitudinal strain（GLS）とします．GLSは長軸方向への左室収縮能の指標として，非常に注目されています．

左室心筋の走行としては心外膜と心内膜側の縦走筋は心尖方向の動きへの寄与が大きく，中層筋は主に円周方向の動きに寄与します．虚血性心疾患では心内膜側から障害が進行します．心筋症などの心筋疾患では，心外膜側から障害が始まる場合も認められます．したがって**臨床的に問題になる心疾患では長軸方向への障害が心腔方向への変化に先行する**と考えられ，長軸方向ストレインを評価するのが有用と考えられます．"心得4"で述べるように多くの疾患で長軸方向ストレインの障害が左室駆出率の低下よりも先に出現し，**長軸方向ストレインが心筋傷害の早期発見に有用**であることが証明されています．臨床での2Dスペックルトラッキング法は左室全体の評価としてのGLSから始めるべきです．

なお左室内心室同期不全（dyssynchrony）を評価する場合は，短軸像で観察した方が左室各領域の評価がしやすく，短軸像での円周方向ストレインを用いてピーク時相の時間差から評価します．しかし心エコー法による左室収縮時相の差を指標とした左室内心室同期不全の評価は，左室再同期療法（CRT）の適応決定には有用でないことが大規模試験で証明されており[2,3]，ストレインを用いた評価をCRTの適応決定のためだけに行うべきではありません．

心得 3　2Dスペックルトラッキング法の実際

1) 2Dスペックルトラッキング法に使うエコー画像は50 FPS以上の高いフレームレートが必要
2) 2Dスペックルトラッキング法のストレインにはメーカー間で差がある
3) GLSは機種によらず，－20％が正常値（－18％～－22％が正常範囲）

　2Dスペックルトラッキング法やストレインの原理については複雑な印象があるかもしれませんが，実際の計測はほとんど自動化され，とても簡単です．左室全体の長軸方向への収縮指標であるGLSも自動で求められます．EFの計測よりも簡単であり，**理論的なことに捉われず，まずは計測してみる**ことを強くお勧めします．この稿では主に長軸方向ストレインの実際について述べます．

■ 2Dスペックルトラッキング法による解析

　2Dスペックルトラッキング法は通常の2Dエコーの動画を，対応する心エコー画像解析ソフトに取り込んで計測します．GLSを計測するための解析アプリが組みこまれているエコー装置もあり使いやすくなっています．解析は以前に保存していた断層エコーの画像でも，条件さえ合えば可能です．

　長軸方向ストレインの解析は心尖標準三断面（長軸像・四腔像・二腔像）を用います．一断面だけでも心室領域ごとのストレインを求めることはできますが，左室全体のGLSを求めるには三断面が必須です．2Dスペックルトラッキング法のためには高いフレームレートの画像を用いる必要があります．低いフレームレートだと動画像の1コマごとの各スペックルの移動が大きくなるため，スペックル追跡の精度が低下してしまいます．**少なくとも50 FPS（1秒間に50フレーム）以上のフレームレートが必要**です．フレームレートは装置で調整するとともに，左室のみのトラッキングを行うのであれば，超音波深度（depth）を浅くして左室のみが描出されるようにすることでも高くできます．画質は鮮明である方が望ましいのは当然ですが，GLSを正しく求めるためには真の心尖を描出する必要があります．

　最近のアプリではテンプレートを用いることで自動で関心領域を設定したり，心基部2カ所と心尖部を指定するだけで解析できるなど，半自動化されています．解析の順番としては心尖長軸像→四腔像→二腔像の順に解析するのが普通です．解析の始めには大動脈弁の動きをコマ送りで確認し，心電図のR波（解析開始部

表2 各社製品での健常者におけるGLSの平均値

	平均値	標準偏差
GEヘルスケア	−21.3%	2.1%
フィリップス	−18.9%	2.5%
東芝（現キャノン）	−19.9%	2.4%
シーメンス	−19.8%	4.6%

（文献4をもとに作成）

位）から大動脈弁の閉鎖（aortic valve closure：AVC）を求めます．AVCを自動認識している場合もそれが正しいか確認します．

■ 解析にあたっての注意点

　最近のアプリではスペックルの追跡は非常に良好ですが，うまく追跡できないこともあります．アプリによっては追跡の良否を判定してくれるものもありますが，そうでないものでは目視で判定し，追跡がおかしければ計測をやり直します．関心領域を手動で調節し，境界領域の調節したり関心領域の幅を拡大したりします．ただ幅を広げすぎると不正確な値になることもあります．ガイドライン[4]ではある断面で2つ以上の区域においてスペックルの追跡が不良ならGLSの算出は行わず，MAPSEやs'で評価するべきとされています．

　2Dスペックルトラッキング法は再現性の高い方法です．ただアプリに依存する面が多いため，メーカー間で値が異なる可能性があります．スペックルの追跡も，心筋全層を追跡するアプリもあれば，心内膜側1/2のみや心内膜と心外膜を別にトラッキングするものもあります．ストレイン値を求めるアルゴリズムにも違いがあり，各社のアプリによって差が生じる可能性があります．現状では同じメーカーのエコー・アプリで求めたストレインについては比較できますが，**違うメーカー間のデータを比較することは推奨されません**．

　このようなメーカー間の差をなくすべく各社の協力でストレイン値を一致させる方向に進んでおり，以前よりも各社間の差は小さくなっています．特に使われることの多いGLSについては，各社の機種に共通した値として−20％が正常値としてほぼ確立しました．標準偏差としては2％程度と考えられ，**−18％〜−22％を正常範囲**としてよいと思います〔表2に各社の健常者でのGLSの平均値および標準偏差（SD）を示します[4]．ただし今後若干の変化はあるかもしれません〕．

心得 4　GLSの臨床的意義

1) 心肥大では左室駆出率正常でもGLSが低下していることがある
2) 心アミロイドではrelative apical sparingが特徴的な所見
3) 抗がん剤投与例で15％以上のGLSの相対的低下は心毒性の可能性

　左室長軸方向のGLSは左室駆出率（EF）よりも早期に収縮能低下を検出できる指標として，その臨床的な有用性が証明されています．以下にGLS評価の有用性が報告されている疾患の一部を示します．

■肥大型心筋症

　左室肥大のある症例では左室径が小さくなるために，収縮能が低下してもEFはあまり低下しないことがあります（秘伝3心得1）．肥大型心筋症のなかにはEFは保たれていてもGLSが低下している症例があります．このような症例は潜在的に左室収縮能は低下してると考えられ，GLSの保たれている症例に比べ心不全を発症する可能性が高く，予後も不良な傾向があります．また肥大型心筋症の近親者に左室肥大がなくてもGLSが低下していることがあり，このような例では将来に肥大型心筋症を発症する率が高く，GLSが肥大型心筋症の早期発見に有用である可能性も考えられています．

■高血圧心

　肥大型心筋症と同様，左室肥大を伴う高血圧症例でEFは正常でもGLSが低下していることがしばしば認められ，左室収縮能が潜在的に低下していると考えられます．高血圧を主体としたHFpEF症例で特にGLSの低下が認められることが多く，HFpEFは拡張障害のみの病態ではなく収縮能低下も伴っていることが少なくないことを示しています．

■心アミロイド

　心アミロイドも左室肥大を伴う疾患ですが，EFが正常～軽度低下であってもGLSの明らかな低下を認めます．さらにbull's eye表示にすると，心アミロイドでは左室基部のストレインは低下しているが心尖部のストレインは保たれている独特のパターン（relative apical sparing）を呈するのも特徴とされます（図8）．

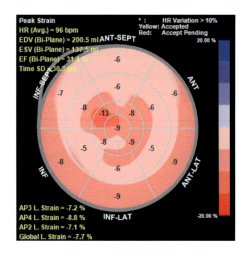

図8　心アミロイド症例におけるrelative apical sparing
70歳の心アミロイド症例の長軸方向ストレインのbull's eye 表示．GLS＝−7.7％と左室全体でのストレイン低下を認めるが，心尖部のストレインは左室中部～基部に相対的に保たれており，典型的なrelative apical sparingの形態を示す

■ 大動脈弁狭窄症

　大動脈弁狭窄症では無症状でEFが正常であってもGLSが低下していることがあり，左室収縮能低下の早期検出に有用です．GLSの低下は臨床的予後や術後の左室機能回復の指標となると考えられています．

■ 薬剤性心筋障害（抗がん剤など）

　GLSの有用性が注目されているのが，抗がん剤を中心とした薬剤性の心筋障害の早期検出です．心毒性のある抗がん剤を使用する場合は，治療前に心エコーでEFを計測し，治療による変化を追跡することが一般的に行われていますが，EFが低下した段階ではすでに心筋障害はかなり進行しています．GLSの低下が心筋障害の早期発見に有用であると考えられ，ガイドラインではEFの明らかな低下はなくとも，治療前に比べてGLSが**相対的に15％低下した場合，無症候性でも心筋障害がある**とされています．GLSの相対的低下が8％以下の場合は明らかな心筋障害はないと考えられます（図9）[5]．

■ 虚血性心筋症

　虚血性心筋症でEFの低下している症例では，GLSも低下しています．GLSは虚血性心筋症の予後をEFよりも高い精度で予測します．しかし心筋梗塞症例におけるGLSの低下と梗塞サイズの間には中等度の相関関係しかありません[6]．残存虚血の存在もGLSの低下に関係しており[6]，それもGLSがEFよりも予後をよく予測できる1つの機序と思われます．

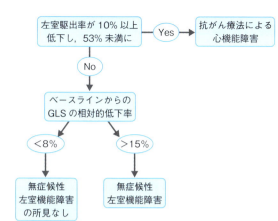

図9 GLSを用いた抗がん剤による心筋傷害の発見

左室駆出率が絶対値で10％以上低下して正常値（ここでは53％としている）以下になるか，GLSが治療開始前から相対的に15％以上低下したなら心筋傷害ありとする
（文献5，Fig 16より引用）

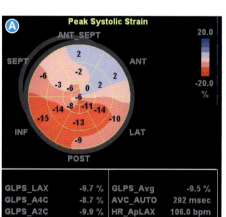 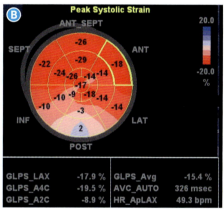

図10 心筋梗塞症例における長軸方向ピークストレイン

心筋梗塞第3病日における左室各領域の長軸方向ピークストレインをbull's eye表示
A：左前下行枝近位部（Seg 6）を責任病変とする前壁梗塞症例
B：左回旋枝中部（Seg 13）を責任病変とした後壁梗塞症例
いずれも梗塞領域に一致した領域に青色で示された長軸方向ストレインの低下を認める

　虚血性心疾患におけるストレイン解析にはGLSに加えて左室17分画における長軸ストレインをbull's eye表示できるという利点もあります（図10）．長軸ストレインは局所壁運動＝心腔方向への厚みの変化とは別のものを見ているので，局所壁運動評価と必ずしも一致するとは限りませんが，虚血に伴う心筋の局所収縮能低下を客観的かつわかりやすく評価できます．bull's eye表示を使うと壁運動異常の情報が心エコーを専門としない医師にも理解されやすくなります．

心得 5　臨床では何を収縮能の指標とするか

1）左室駆出率とともにs′などもルーチン計測に入れる価値あり
2）心不全症例では心拍出量計測も付け加えたい
3）将来的には左室駆出率よりGLSを

■日常臨床ではどの指標を用いるか

　秘伝3・4を通して，よく使われる左室収縮能の指標を数多くみてきましたが，日常臨床ではどの指標をどんなときに使えばよいでしょうか．

　筆者としては，日常臨床ではほとんどの例で左室駆出率（EF）で十分だと思います．全例でSimpson法で計測することが望ましいのですが，現実には不可能です．通常は2DエコーやMモードで計測し，心不全症例や左室壁運動異常のあるような症例ではSimpson法を行います．目視法（eye-ball法）は簡単で時間を要しませんので，軽度の心機能低下例では積極的にレポートしたいところです．

　多くの施設では拡張能評価として組織ドプラでのe′，E/e′の計測を行っていると思います．その場合は同時にs′も計測しておきましょう．s′もe′とともにルーチン計測項目に組み込んでおくのがよいでしょう．左室流速最大速度をルーチンに測定するなら，少しの手間で計測できる左室流速波形のTVIも同時に計測・記録しておきたいものです．心不全症例の心機能評価を目的とする場合には1回心拍出量（SV）や心拍出量（CO）を併せて計測すると，心不全の解釈の幅が広がります．

■GLS計測の可能性

　心不全でもHFpEFの症例や，明らかな心不全症状はなくとも左室肥大の症例では，長軸方向への収縮能が低下している可能性があり，2Dスペックルトラッキング法によるGLSを計測したいところです．同様に心毒性のある抗がん剤の使用例では，心筋傷害の早期検出のためにGLSはできるだけ計測すべきです．個人的な意見ですが，私はGLSはEFに代わるべき指標だと考えています．左室駆出率よりも客観的で再現性が高く，収縮能低下に対する感度も優れています．bull's eye表示は，局所壁運動異常を客観的に評価し他のスタッフとの情報共有を容易にします．エコー装置本体でGLSを求めることができる装置もあり，Simpson法でEFを求める程度の手間でGLSが得られます．可能であればぜひ折に触れGLSを計測していただき，その有用性を実感してみてください．

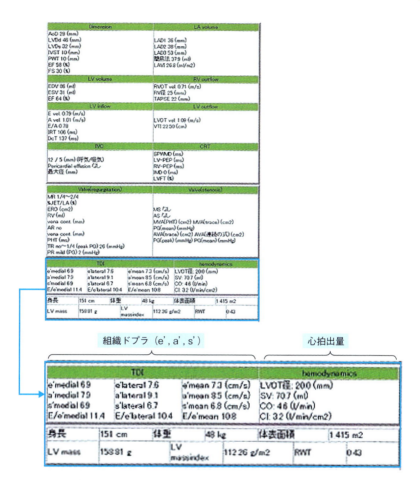

図11 桜橋渡辺病院における心エコー所見用紙
当院では心エコー所見用紙に組織ドプラ（e'，a'，s'）や心拍出量を記載する欄をつくり，ルーチンでもできるだけ入力するようにしている．このように日頃から記録する習慣をつけることから，これらの指標に対する意識が高まる

● 参考文献

1) Fukuda S, et al：Circ J, 76：1177-1181, 2012
2) Chung ES, et al：Circulation, 117：2608-2616, 2008
3) Ruschitzka F, et al：N Engl J Med, 369：1395-1405, 2013
4) Lang RM, et al：J Am Soc Echocardiogr, 28：1-39.e14, 2015
5) Plana JC, et al：Eur Heart J Cardiovasc Imaging, 15：1063-1093, 2014
6) Dimitriu-Leen AC, et al：Am J Cardiol, 119：1-6, 2017

第3章 心不全をみるコツ

秘伝 5 左室拡張能の評価はなぜ難しいのか
各指標の意味と使い方を理解しよう

　収縮能の評価に比べると左室拡張能の評価は難しいという印象があるかもしれません．その理由としては「左室拡張能」が何を意味するかが直感的にわかりにくいことと，拡張能の指標がいくつもあって，どの指標で判断すればよいのかわかりにくいことがあると思います．後者については最近のガイドラインによってかなり整理され，わかりやすくなりました．本稿ではまず「拡張能」あるいは「拡張不全」が何を意味するかを説明したうえで，ガイドラインに基づいた拡張能評価について述べたいと思います．

心得 1　左室拡張期をもう一度見直す

1) 左室拡張期を考える基本はP-Vループ
2) 左室拡張期は大動脈弁が閉鎖して，再び開放されるまで
3) 左室拡張期は等容弛緩期と血液流入期から成り立つ

　左室収縮能の評価は極言すれば「心筋がどれだけ短縮しうるか（局所収縮率）」と，「どれだけの血液をポンプとして送り出せるか（一回心拍出量）」の2つを評価することであり，直感的にもわかりやすいと思います．それに対して拡張能とは何を意味するかとなると，簡単には説明できません．「固い心臓＝拡張能低下」というのがわかりやすいイメージかもしれませんが，後述のように心臓の「固さ」は拡張能を構成する要素の1つに過ぎません．「拡張能」と「弛緩能」が日本語では違いがわかりにくいことも，理解を難しくしている一因かもしれません．まず拡張能とは何かを明らかにすることから始めたいと思います．

■ 左室拡張期とは？

　拡張能を考えるには，図1に示した心周期における左室容積と左室内圧の関係（圧-容積関係，P-Vループ）を理解する必要があります．P-Vループ右下の位置，僧帽弁が閉鎖したところから収縮期が始まります．収縮初期は僧帽弁，大動脈弁とも閉まった状態で収縮するので，左室への血液の出入りはなく左室の容積は変化せず左室内の圧だけが上昇します．この時期は等容収縮期と呼ばれます．
　左室内圧が大動脈圧よりも高くなると大動脈弁が開いて左室から大動脈へ血液

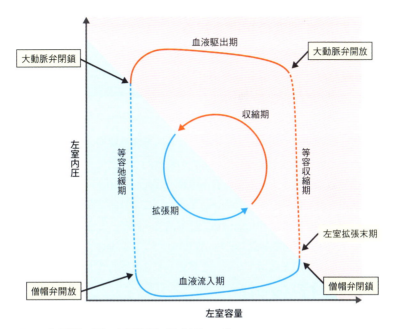

図1 心周期の圧-容量関係（P-Vループ）
拡張期は大動脈弁が閉鎖してから僧帽弁が開放するまでの等容弛緩期と僧帽弁が開放している間＝血液流入期からなる

が駆出されます．血液駆出により左室の容積は縮小し左室内圧も低下します．左室内圧が大動脈圧より下がると大動脈弁は閉鎖し血液駆出が終了します．ここまでの段階が収縮期です．

収縮期の終了＝拡張期の開始であり，拡張期は大動脈弁が閉鎖したときから始まります．最初の段階は等容収縮期と同様に大動脈弁，僧帽弁とも閉じたまま心筋が弛緩し，容積は変わらず左室内圧だけが低下する等容弛緩期になります．左室内の圧が左房圧より低くなると，僧帽弁が開き左室へ血流が流入します．血液流入により左室内圧は上昇し，左房圧と等しくなると僧帽弁が閉じて流入が止まりますが，ここまでが拡張期になります．

以上のように**血液駆出期の終わり＝大動脈弁の閉鎖**から，**血液流入期の終わり＝僧帽弁の閉鎖までが左室拡張期**であり，**等容弛緩期**と**血液流入期**から成り立ちます．拡張能評価ではこの2つの要素を区別して考えることが大切です．

心得 2　左室弛緩能の指標を知る

1) 左室弛緩能とは等容弛緩期での左室弛緩の速さ
2) 左室弛緩能のゴールドスタンダード"τ（タウ）"
3) 心エコーでの弛緩能指標≒IVRT

　まずは等容弛緩期について考えてみましょう．等容弛緩期の間は血液の流入はないので，左室内圧の低下は心筋そのものの能動的な変化によります．等容弛緩期では心筋細胞内のカルシウムが心筋小胞体（sarcolemma）へ再吸収されたり細胞外へ排出されて減少し，アクチン－ミオシンのクロスブリッジが外れていきます．この過程が英語ではrelaxation，日本語で「弛緩」と呼ばれます．カルシウムの心筋小胞体への再吸収はCa^{2+}－ATPaseによるATPのエネルギーを必要とする反応なので，弛緩とはエネルギーを必要とする能動的な過程です．

■弛緩能の指標「τ（タウ）」

　弛緩能とは等容弛緩期での左室が弛緩する速さであり，左室内圧の低下の速さと考えられます．弛緩能が良ければ，左室は早く弛緩して圧も早く下がり，弛緩能が低下すると左室内圧の低下はゆっくりになります．この**左室内圧の低下の速さの指標が τ（タウ）**です．

　図2に心周期における左室内圧の時間的変化を示します．等容弛緩期は左室内圧が大動脈圧を下回ったとき（＝大動脈弁閉鎖）から，左室内圧が左房圧よりも低くなったとき（＝僧帽弁開放）までに相当します．この間で左室内圧は指数関数的に減少し，その時定数がτです（弛緩開始の時間を$t=0$，そのときの左室内圧をP_0とすると，時間tのときの左室内圧は$P(t) = P_0 \times e^{-t/\tau}$と示されます．これをWeissの式といいます）．あるいは**τは左室内圧が等容弛緩期の最初から約1/3（$1/e ≒ 36\%$）に低下するまでの時間**ともいえます（tにτを代入すると$P(\tau) = P_0 \times e^{-\tau/\tau} = P_0 \times e^{-1}$）．

　等容弛緩期は僧帽弁，大動脈弁が閉じた状態での変化ですので，τは前負荷・後負荷に影響されない，すなわち**血管系の影響を受けない心臓そのものの弛緩能の指標**です．そのため左室拡張能のゴールドスタンダードとされます．

■心エコーではIVRTを用いる

　しかしτを求めるにはカテーテルでの左室内圧の精密な測定が必要で，臨床ではほとんど使われません．τに近似するものが，心エコーでの左室流入血流の**等**

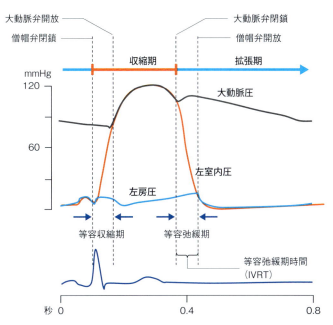

図2 心周期における左室内圧の時間的変化
大動脈弁閉鎖から僧帽弁開放までが等容弛緩期で，そのときの左室内圧低下の時間係数が τ

容弛緩期時間（isovolumic relaxation time：IVRT）です．τ が小さいほど左室内圧の低下に時間がかかり，大動脈弁の閉鎖から左室への血液流入の開始＝E波の開始までの時間である IVRT は延長します．心エコーの IVRT は τ と相関し，左室弛緩能の指標として使われます．

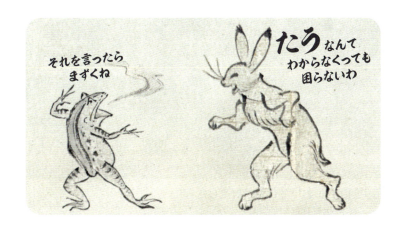

秘伝5　左室拡張能の評価はなぜ難しいのか

心得 3　左室弛緩能の指標 IVRT

1) IVRTは心尖四腔像からCWでの計測が推奨されている
2) CWでの計測は難しい症例も存在する
3) 左室弛緩能が低下するとIVRTは短縮するが，右房圧が上昇するとIVRTは短縮する

　米国心エコー図学会（ASE）/欧州心血管イメージング学会（EACVI）のガイドライン[1]によると，IVRTは心尖四腔像で**連続波ドプラ（CW）**でサンプルボリュームを**左室流出路**におき，大動脈弁の閉鎖と左室への血液流入開始の間の時間を100 mm/secの速い掃引速度で計測するとされます（図3）．通常のパルスドプラ（PW）による左室流入血流波形（E波）から求める方法とは異なります（筆者も日常臨床ではPWで計測しています）．ガイドラインでもPWとCWで計測したIVRTは異なると明記されます．

　ただCWで計測するためには大動脈弁の一部と左室流入血流が超音波ビームの同一線上に並んでいる必要があり，どうしても描出できない症例もあります．EACVIがガイドラインと同時期に発行した心エコーのハンドブック[2]でもPWで計測しており，CWでの計測はまだ一般化していないかと思います．CWでうま

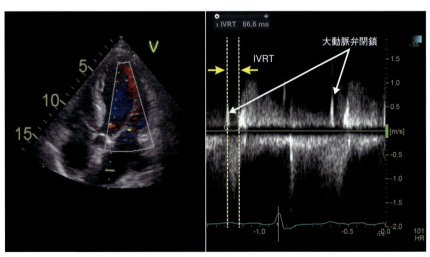

図3　心尖四腔像においてCWで計測したIVRT
ASE/EACVIガイドライン[1]での測定法に従う

く計測できない場合，PWでの計測も仕方ないのではないでしょうか．

■IVRTの限界

理論的にはIVRTは左室弛緩能のよい指標ですが，大きな欠点があります．左室弛緩能が低下するほどIVRTは延長しますが，左室拡張能の低下により左房圧が上昇すると僧帽弁の開放＝左室への血液流入の開始は早くなり，IVRTは短縮します（図4）．健常者ではIVRTは≦70 msとされ，左房圧の拡張能のない左室弛緩障害例では延長しますが，E/Aが拘束パターンを示すような例では逆に80 ms程度まで短縮します．

このようにIVRTは前負荷に影響を受ける指標です．そのほか，心拍数や大動脈圧，年齢もIVRTに影響を与えます．これらの限界から**IVRTは他の指標で左室拡張能が評価できないときの補助的な指標**に位置付けられています．

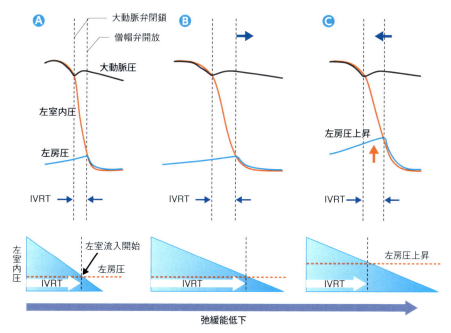

図4　左室弛緩能とIVRTの変化
弛緩能が低下すると左室内圧はゆっくりと低下し，僧帽弁が開放するまでの時間であるIVRTは延長する（B）．左室拡張能がさらに低下し左房圧が上昇すると，僧帽弁はより早期に開放されるためIVRTは短縮する（C）

心得 4　左室拡張の機序

1) 血液流入期の左室拡張は左室弛緩能，弾性反跳，左房－左室圧較差で決まる
2) 弾性反跳は収縮した左室が元に戻ろうとする復元力
3) 左室流入波形のE波は上記1)の因子で，A波は左房収縮で決まる
4) 左室収縮能低下例では弾性反跳は低下している

"心得3"に述べたように等容弛緩期についての心エコーでの評価には限界があります．そのため心エコーでの左室拡張能評価は血液流入期の指標が中心になります．E/AやE/e'といった指標が広く使われるのはそのためです．

血液流入期における心エコーの指標を考える前に，まず「左室はどのような力で拡張するのか」と「血液流入期の血行動態はどのような意味をもつか」を考えたいと思います．この2点は左室拡張能評価を正しく理解するうえでは避けて通ることができません．

■ 左室拡張の3つの機序

血液流入期の左室の拡張は主に3つの機序によって規定されます．

- 左室弛緩能（relaxation）
- 弾性反跳（elastic recoil あるいは restoring force「復元力」）
- 左房－左室圧較差

左室弛緩能は"心得2"で述べたように，収縮した心筋細胞がATPを使って能動的に弛緩していく過程です．等容弛緩期に続く血液流入期の初期では弛緩能も大きな役割を果たします．

「**弾性反跳**」はelastic recoilの訳語ですが，左室の「**復元力（restoring force）**」とした方がわかりやすいと思います．Elastic recoilとは「左室が収縮したときに蓄えられたエネルギーで流入期早期に心室が能動的に拡張しようとする現象」とされます．定義はわかりにくいのですが，日常的な現象で例えるとわかりやすいでしょう．空のペットボトルを逆さまに口の部分を水の中に浸けます．容器を手で押しつぶした後，手を離すと容器自体が元の形に戻ろうとすることで陰圧が生じ，容器の中に水が吸い込まれてきます（図5）．容器そのものの元に戻ろうとする力（復元力；restoring force）がelastic recoilであり，左室の復元力で左房か

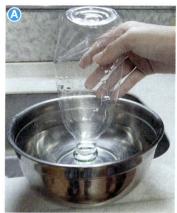 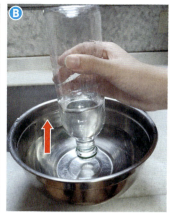

図5 弾性反跳（elastic recoil）の概念を例で示す
押しつぶしたペットボトルの口を水につけると，ペットボトルが元の形に復元するときに水が吸い込まれる．押しつぶす量が少ないと吸い込む水の量も少ない

ら血液が吸引（suction）されます．

　さらに**左房と左室の圧較差**によって，血液は左室へ「押し込まれ」ます．これは僧帽弁が開いたときの圧較差に加え，左房の収縮も大きな役割を果たします．左室流入波形ではE波は左室弛緩能，弾性反跳および僧帽弁開放時の圧較差で，A波は主に心房収縮で既定されます．

■ 左室収縮能低下例では復元力も低下する

　血液流入期の左室拡張は弾性反跳＝左室復元力が影響するため，左室の収縮が低下している場合は復元力も小さくなります（ペットボトルで考えてください）．つまり**左室収縮が低下している心臓は必然的に左室拡張能の低下を伴う**ことになります．そのため，ASE/EACVIガイドライン[1]では拡張能評価のアルゴリズムを収縮能が正常な場合と低下している場合に分け，後者については拡張能低下をグレードⅠ～Ⅲに分類し，心エコーの拡張能指標が正常範囲内にあっても「拡張能正常」としません[1]（心得10）．収縮能低下を呈する心疾患症例のほとんどではカルシウム動態などの異常により能動的な弛緩能も障害されていることが多いとも思われます．

心得 5　左室の周辺を考える

1) 左室の固さ（スティフネス）も左室拡張能に影響を与える
2) スティフネスの測定方法は確立していない
3) 心エコーでの DWS はスティフネスの指標となる可能性がある

"心得 4" で述べた 3 つの機序はいずれも左室を拡張させる作用，あるいは「力」でした．これらの力を受ける**左室の固さ**（スティフネス：chamber stiffness）**も左室拡張能に影響を与えます**．高齢者や高血圧心の拡張能低下には左室肥大や心筋の線維化によるスティフネスの増加が関係します．ほとんどの心疾患の初期には左室弛緩能の低下が認められますが，病態が進行し左室スティフネスが亢進すると，左室充満圧が上昇してきます．心肥大でも生理的反応であるスポーツ心ではスティフネスは亢進しません．

心エコーでの左室拡張能指標も左室スティフネスの影響を受けますが，スティフネスそのものを定量的に計測することは困難です．実験的には左室流入波形の E 波減衰時間（decceleration time：DT）によるスティフネスの推定も試みられましたが，臨床的には有用でなく，一般的な左室拡張能の指標ではスティフネスを推定することは困難です．

Takeda らはスティフネスの高い（「固い」）心室では，スティフネスの低い（「柔らかい」）心室に比べて，拡張末期の壁厚の低下が小さいことを利用して，M モードでの左室後壁壁厚の変化から求めた拡張期壁ひずみ応力（diastolic wall strain：DWS）を左室スティフネスの指標として提唱しています[3]（図6）．

$$DWS = \frac{後壁壁厚（収縮末期；PWTs）- 後壁壁厚（拡張末期；PWTd）}{(後壁壁厚（収縮末期；PWTs))}$$

DWS は心疾患入院患者の予後と関連することも示されています[4]が，左室スティフネスとの関連については疑問視する向きもあります．

Yamada らは心不全症例において下肢挙上により左室流入波形が弛緩能低下（impaired relaxation）型から偽正常化（pseudonormal）に変化する症例は予後不良であることを初めて報告しています[5]．前負荷増加により左室拡張末期圧が高度に上昇する例であり，スティフネスの高い症例と考えられます．間接的ですが簡単にスティフネスを評価できる方法と考えられます．

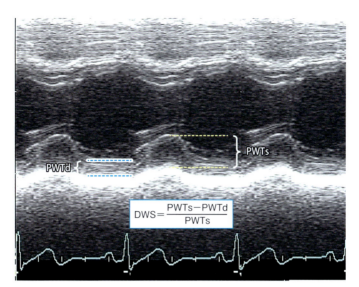

図6 左室スティフネスの指標としてのDWS
傍胸骨左縁長軸または短軸像よりMモード波形で左室壁を描出．左室後壁の収縮期の壁厚（PWTs）および拡張期の壁厚（PWTd）を計測．[PWTs−PWTd]/PWTsとしてDWSを求める

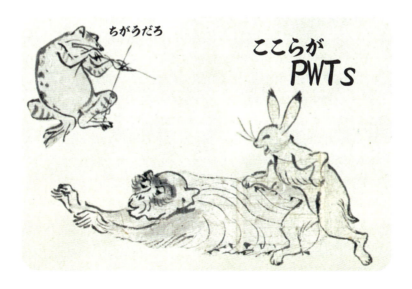

秘伝5 左室拡張能の評価はなぜ難しいのか

心得 6　肺うっ血はなぜ起きるのか

1) 正常の肺では膠質浸透圧により肺の間質に水分は貯留しない
2) 肺毛細血管内圧が上昇すると浸透圧差に打ち勝って肺の間質浮腫が生じる
3) 肺毛細血管内圧≒左室拡張期圧≒肺動脈楔入圧≧18 mmHgで肺胞浮腫が生じる

"心得5"までで血液流入期を規定する因子について検討してきました．次にその血行動態が生体にとってどのような意義をもつかを考えてみましょう．

そもそも拡張不全が問題になるのは心不全の症状，とりわけ肺うっ血の原因となりうるからです．心不全における肺うっ血は左室拡張期圧の上昇によって生じます．その機序を簡単にまとめてみます．

■肺うっ血の機序

肺静脈には弁がないので左房圧はそのまま肺静脈系に圧として伝わります．左房から左室への血液流入が完了した拡張末期では僧帽弁は開いているので左房と左室の圧は等しくなり，**左室拡張末期圧＝左房圧＝肺毛細血管内圧**となります．

肺毛細血管と肺実質との間での液性成分の移動は，毛細血管内の圧と間質組織の圧（正常では陰圧）の圧力差と，血漿と間質組織の膠質浸透圧の差によって決定されます（Starlingの原理）（図7）．

正常状態の肺では肺毛細血管内の静水圧は12 mmHg以下，肺間質の静水圧は－7 mmHg程度の陰圧と毛細管内圧の方が高くなっています．しかし血漿の膠質浸透圧の25 mmHgに対し，肺の膠質浸透圧は19 mmHg程度と低くなっています．「浸透圧の原理」で濃度の違う溶液が半透膜を介して接触すると溶媒は濃度の低いほうから高いほうへ移動しますので，浸透圧の低い肺実質から高い毛細血管へと水分が移動する力が働きます．この力が静水圧の差に打ち勝つことで，間質組織に水分が貯まらず肺胞と毛細血管の酸素交換が効率よく行われます．

肺毛細血管内圧が14～18 mmHgの範囲であれば安定を保てるのですが，それ以上に上昇すると，静水圧の差の力が浸透圧の差を上回り，肺毛細血管から間質へ水分が移動します．肺毛細血管内圧≒左室拡張期圧18 mmHgを超えると肺の間質浮腫が生じ，25 mmHgを超えると肺胞浮腫が生じます．肺間質に水分が含まれると肺胞と毛細血管の間の酸素交換の効率が低下し，息切れや呼吸困難などの症状が生じます．

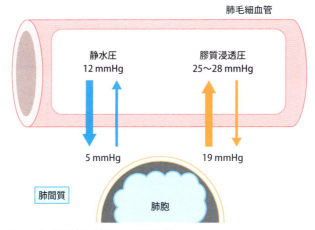

図7　肺毛細管と肺胞での圧関係
肺では静水圧は肺毛細血管の方が肺間質よりも高い．しかし膠質浸透圧は血漿の方が肺間質よりも低く，浸透圧差により血漿は間質から毛細血管へ移動しようとする．正常な肺では静水圧差と浸透圧差による水分の移動が釣り合うことで，肺間質はドライな状態に保たれ，酸素交換効率が維持される．肺毛細管内の圧が上昇すると水分が間質へ移動して肺の浮腫が生じ酸素交換の効率が悪くなる

Swan-Ganzカテーテルで計測される**肺動脈楔入圧は肺毛細管圧＝左室拡張期圧**とほぼ一致します．Forrester分類で肺動脈楔入圧＝18 mmHgがカットオフ値になっているのは，この値を超えると水分の実質への移動が生じるからです．

心得 7　拡張能指標は何を示しているのか
1) 拡張期の左房圧と左室圧の動きは必ずしも一致しない
2) 左房のA波は左室の拡張後期の圧上昇に先行する
3) 心エコーの拡張能指標は左室拡張末期圧より左室平均拡張期圧≒左房圧を反映する

　拡張能評価で左室拡張末期圧が重要であることの意味が"心得6"で理解できたかと思います．しかし実際には拡張末期の1点のみの圧が肺静脈系に影響するわけではありません．そのため，より広い時相の圧を含めて**左室充満圧（LV filling pressure）**という言葉が用いられます．

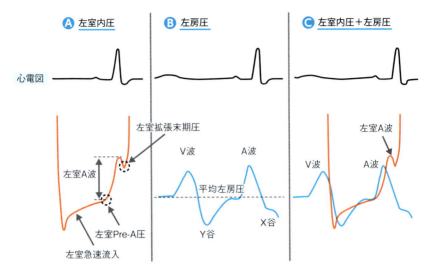

図8 血液流入期における心内圧
血液流入期における左室内圧（A）および左房圧（B）の変化を示す．Cは両者を同一図に示す

　左室充満圧にはいろいろな意味が含まれます．肺動脈楔入圧，左室拡張期圧，左室拡張末期圧を指すこともあれば，平均左房圧，あるいはA波直前の左室圧（Pre-A圧）を指すこともあります．いずれの値もほぼ近似しており，臨床的には大きな差はないことが多いのですが，病態によってはそれぞれの差が問題になることもあります．

■左室内圧と左房圧の動きの違い

　図8に拡張期（血液流入期）における左房および左室の圧の変化を示しますが，このように両者の圧の動きは全く同じではありません．**左房圧でのA波は左室の拡張後期の圧上昇に先行しており**（図8C），病態によってこれらの差が意味をもつことがあります．拡張能障害早期では左室拡張末期圧は上昇しますが，左房のスティフネスは障害されていないので，圧上昇に応じて左房の容積が変化し平均圧である肺動脈楔入圧や左房圧は上昇しません．心房収縮のない心房細動では，拡張後期の左室内圧の上昇がなく，左室拡張末期よりも左室拡張期を通しての圧が重要となります．**心エコーの拡張期指標は左室拡張末期圧のみを反映しているものか，あるいは左房圧を反映しているものかを区別する必要があります．**

■拡張能指標が反映しているものは？

　左室拡張末期圧に対応するドプラエコーの指標は僧帽弁先端部位で計測した（＝正しい計測での）A波速度，僧帽弁輪部位でのA波持続時間，A波減衰時間，肺静脈血流波形におけるAr波最大速度およびAr波持続時間（Dur-Ar），肺静脈と左室流入波形のA波時間の差，組織ドプラでの僧帽弁輪後退でのa'波速度などが相当します．しかしほとんどはあまり使われない指標です．

　左室平均圧較差〔および平均肺動脈楔入圧，A波直前（Pre-A）の左室圧〕と相関するのは左室流入血流波形のE波速度，E/A，E波減衰時間（DT），E/e'，肺静脈血流でのS/D比，三尖弁閉鎖不全（TR）の最大逆流速度などです．このように**一般に使われるエコーの拡張能指標は，左室拡張末期圧よりも左室平均拡張期圧≒左房圧を主に反映しています**．

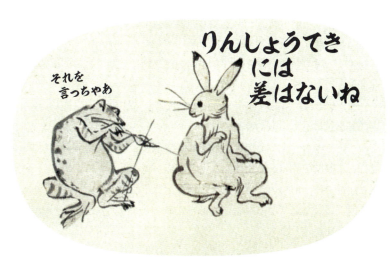

心得 8　どの指標で拡張能を評価するのか

1) 左室拡張能は1つのエコー指標だけで診断せず，複数の指標から判断する
2) ガイドラインでは左室拡張障害を左房圧の上昇した状態として判断する
3) 左室収縮能が正常な場合と低下している場合では左室拡張障害の診断フローチャートが異なる

　心エコーで拡張能を評価するときに悩むのは，拡張能の指標がたくさんあり，どれを使えばよいのかがわからないことです．"心得7" で述べたようにE/AもE/e'も左室平均拡張期圧の指標と考えられますが，両者の結果が必ずしも一致しないことはよくあります．果たしてどの指標を信用すればよいのでしょうか．
　この問題については米国心エコー図学会のガイドライン[1]が参考になります．以下では主にこのガイドラインに沿って話を進めていきます．

■ガイドラインでの左室拡張障害の考え方

　心エコーの拡張期の指標には，それぞれいくつかの血行動態の変化が影響するため，1つの指標だけで拡張能低下と断定せず，複数の指標の結果が一致して初めて判断できるとされます[1]．ガイドラインは**拡張能の小さな変化よりも，左室拡張障害の有無を判定することを重視**し，「左室拡張障害」として**左室充満圧，特に左房圧の上昇**を考えています．心力学では左室等容弛緩期の指標（τ）が左室拡張能の指標として重視されますが，臨床では左室充満圧の上昇が心不全の症状との関連で重要なためです．心不全の診断・治療に有効なプラクティカルな考え方ですが，左室弛緩能の低下があっても循環血漿量が低いなどの理由で左房圧の上昇がない場合は左室拡張障害とされません．なお左室充満圧としては左室の平均拡張期圧≒左房圧を考え，"心得7" で述べた平均拡張期圧に対応する指標が用いられます．
　ガイドラインでは左室収縮能が保たれている場合〔左室駆出率（EF）正常〕と，収縮能低下などがある場合で診断のフローチャートを分けています．左室収縮能が保たれている場合，1つの指標のみで拡張障害とせず，左房圧の上昇が示唆される場合を左室拡張障害とします．左室収縮能が低下している，あるいは心筋障害がある症例では，前述のように左室収縮能の低下だけでも，elastic recoil（＝復元力）低下により必ず左室拡張能は低下することより，左房圧上昇の有無で拡張障害の程度を決定します．

■ 加齢と拡張能の指標

　E/Aをはじめ左室拡張能の指標は加齢により変化します．加齢によるスティフネスの増加を反映していると考えられ，「加齢による拡張能低下」が存在するともいえます．しかし高齢者をすべて拡張不全としてしまうのは問題です．そこで比較的年齢の影響を受けにくい指標を選ぶのが望ましいといえます．E/e′，Valsalva手技による左室流入血流波形の変化，肺静脈と左室流入波形のA波時間の差，三尖弁閉鎖不全波形の最大血流速などが年齢の影響を受けにくい指標とされます．これらについても考慮しながらガイドラインでは使うべき指標の組み合わせが決められています．

心得 9　左室拡張障害の診断：左室駆出率（EF）正常例

1) EF正常例ではE/e′，e′波速度，TR最大流速，左房容積係数で左室拡張障害を判断する
2) 測定できた指標の半数より多くが異常値なら左室拡張障害あり
3) 半数未満の指標が異常値なら左室拡張障害なし，半数では確定できない

　最初に左室駆出率が正常範囲（EF≧50％）の症例での左室拡張障害診断のフローチャートを示します（図9)[1]．"心得8"で述べた比較的年齢の影響を受けにくいものを中心に4つの指標が用いられます（カッコ内はカットオフ値）．

① 側壁と中隔のE/e′の平均（E/e′＞14）
② 中隔または側壁のe′波速度（中隔e′＜7 cm/sまたは側壁e′＜10 cm/s）
③ 三尖弁閉鎖不全（TR）の逆流ジェット最大流速（＞2.8 m/s）
④ 左房容積係数（＞34 mL/m^2）

　これらの指標すべてが正常，または異常となるとは限りません．また三尖弁閉鎖不全は認めない例もあります．そこで計測できた指標のうち半数より多くが異常値を示したときを左室拡張障害，異常値を示すものが半数未満のときは拡張能障害はなし，半数が異常値を示す場合はどちらともいえないとしています．左室拡張障害の有無がフローチャートで決定できない場合は臨床症状や左室肥大の有無などを参考に総合的に判断します．なお左室拡張障害とは左房圧が上昇している状態を意味します．

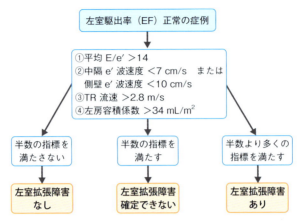

図9 左室駆出率が正常な症例での左室拡張障害診断のフローチャート

(文献1, Fig 8より引用)

■各指標の考え方

　E/e'については側壁と中隔の平均で求めます．どちらかしか計測していない場合は中隔でE/e'＞15を，側壁ではE/e'＞13をカットオフ値とします．E/e'は8〜14の間では健常例と左室拡張障害例の間でオーバーラップがありますが，健常例では＞14となることはほとんどありません．重症心不全症例，特に心室再同期療法（CRT）症例ではE/e'が信頼できない例もありますが，左室駆出率が正常な例では信頼できる指標です．どうしても1つの指標だけというのであればE/e'が最も信頼できます．

　心房細動や僧帽弁閉鎖不全症などがない場合の左房拡大は，左房圧の慢性的な上昇＝拡張障害の存在を示唆します．左房は長軸方向へ拡大することもあり，左房径のみでは正しく評価できません．左房容積を体表面積で補正した左房容積係数を指標とします．

　三尖弁閉鎖不全の逆流ジェットの最大流速＝2.8 m/sは圧較差31 mmHgに相当します．肺高血圧症は収縮期肺動脈圧ではなく平均肺動脈圧で定義され，25 mmHg以上を肺高血圧症としていますが，収縮期肺動脈圧37 mmHg以上では肺高血圧症の可能性が高いとされます．

心得 10　左室拡張能障害の診断：左室駆出率（EF）低下例

1) 左室駆出率低下症例での左室拡張障害はグレードⅠ～Ⅲとして評価する
2) E/A，E/e′，TR最大流速，左房容積係数を使って診断する
3) E/A≧2はグレードⅢ，E/A≦0.8かつE波≦50 cm/sはグレードⅠと評価．そのほかはE/A以外はの3指標から判定する

■EF低下例，心筋疾患疑い例でのフローチャート

　左室駆出率が低下（EF＜50％）した例，またはEFは正常でも臨床所見，心エコーや他の画像診断などの所見から心筋疾患があると考えられる場合は図10のフローチャートで診断します．"心得8"のように，この場合は左室拡張能障害は必然的にあると考えられるので，拡張能障害をグレードⅠ～Ⅲの3段階で評価し

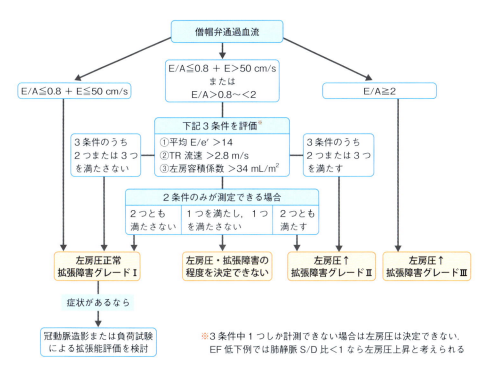

図10　左室駆出率が低下した症例または心筋疾患があると考えられる症例での左室拡張障害診断のフローチャート
（文献1，Fig 8より引用）

ます．グレードⅠは左房圧上昇はなく，Ⅱ～Ⅲは左房圧の上昇を伴うと考えます．もしグレードⅠの症例で労作時呼吸困難感などの症状があるようであれば虚血性心疾患の可能性を考えるか，負荷エコーを実施して拡張能の変化を確認することとされています．

■ 左室拡張障害のグレード

　このフローチャートでは，左室流入血流波形のE/A（とE波）およびEF正常例での4指標からe′波速度を省いた3指標を用います．まずE/Aを評価し，E/A＞2の拘束型なら拡張障害グレードⅢで左房圧上昇ありとします．逆にE/A≦0.8でE波が50 cm/s以下なら左房圧上昇はなく，グレードⅠとします．

　E/Aが0.8～2.0か，E/A≦0.8でもE波が50 cm/sより早い場合は，左室駆出率が正常の場合の指標のうち，e′波速度以外の3条件で判断します．基準値は左室駆出率が正常の例と同じです．2つ以上の指標がカットオフ値以下なら左房圧上昇はなしのグレードⅠ，逆に2つ以上がカットオフ値よりも大きいなら左房圧上昇ありのグレードⅡとします．

　三尖弁閉鎖不全がなく2つの指標しかないときは，2つが正常ならグレードⅠ，2つ以上がカットオフ値より大きいならグレードⅡとします．1つの指標が正常で1つが高値の場合や，1つしか指標が得られない場合は左室拡張障害の有無についてはそれだけでは断定できません．この場合，肺静脈血流でS/D比＜1なら左房圧上昇があると考えてよいとされます．

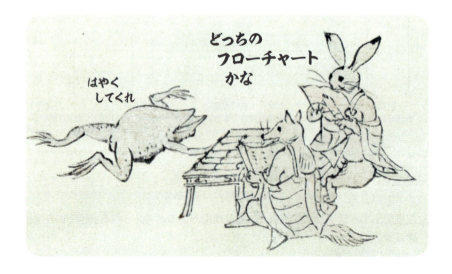

● **参考文献**

1) Nagueh SF, et al：J Am Soc Echocardiogr, 29：277-314, 2016
2) 「The EACVI Echo Handbook」（Lancellotti P & Consyns B, eds）, Oxford University Press, 2016
3) Takeda Y, et al：J Card Fail, 15：68-77, 2009
4) Ohtani T, et al：Eur Heart J, 33：1742-1749, 2012
5) Yamada H, et al：J Am Coll Cardiol Img, 7：641-649, 2014

第3章 心不全をみるコツ

秘伝 6 左室拡張能の各指標の計測のしかた
もう一度拡張能指標をふりかえってみよう

特定の指標だけに頼って左室拡張能障害を診断しようとすると間違いが生じやすく，ガイドラインでのフローチャートに従い診断するべきです．ただ元となる指標が正しく計測されていなければ不正確な診断しか得られません．以下の心得では一般に使われる拡張能の指標の正しい計測を主にガイドラインに基づいて再確認します．

心得 1 左房容積係数
1) 左房のサイズは体表面積で割った容積係数で評価する
2) 左房容積はellipsoid法，Simpson法，area-length法で求められる
3) Simpson法に比べellipsoid法は過小評価，area-length法は過大評価しやすい

■ 左房容積係数の求め方

2Dエコーで評価すべきは左室肥大の有無と左房容積を体表面積で割った**左房容積係数**です．ここでは左房容積（係数）の計測について述べます．左房容積の拡大は慢性的な左室充満圧の上昇を意味し，心房細動のみならず，心不全，脳梗塞および死亡の独立した予測因子とされています．

2Dエコーでの左房容積の求め方にはellipsoid法，Simpson法，area-length法の3つがあります．**Ellipsoid法**は傍胸骨左縁長軸像で計測した左房径（L1），心尖四腔像での心房長径（L2），心房短径（L3）の3つの径から

左房容積＝$(\pi/6) \times L1 \times L2 \times L3$

で求めます（**図1A**）．ただ他の方法よりも左房容積を過小評価し[1]，精度も劣ります．簡便なので日常臨床のスクリーニングにはよい方法ですが，**拡張能評価にはSimpson法またはarea-length法が望ましい**とされます．

Simpson法は心尖四腔像および二腔像で計測し，各断面は左房長径，短径が最大になるように描出します．収縮末期の僧帽弁が開く1-2フレーム前の時相で左房内膜面の境界（血液と組織の境界）をトレースします．僧帽弁輪では弁輪両端

Ⓐ ellipsoid 法

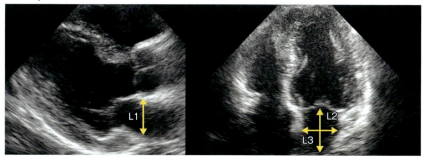

Ⓑ area-length 法

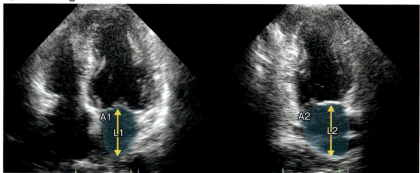

図1 左房容積の計測法

A：ellipsoid法による左房容積の求め方．傍胸骨左縁長軸像での左房径（L1），心尖四腔像での左房長軸径（L2）および短軸径（L3）より 左房容積＝（π/6）×L1×L2×L3 として求める

B：area-length法では心尖四腔像および心尖二腔像で求めた左房面積の積（A1×A2）を平均の左房長軸径（L1＋L2）/2で割り，係数0.85をかけて左房容積を算出する

の弁尖付着部を直線で結び，左心耳および肺静脈ははずしてトレースします．

Simpson法で計測できない場合はarea-length法を行います（図1B）．心尖四腔像および二腔像で左房断面積（A1, A2）および左房長径（L1, L2）を求め

左房容積＝0.85×[A1×A2÷{(L1＋L2)/2}]

で求めます．0.85は係数で，(L1＋L2)/2は長軸径L1, L2の平均です．長軸径としては心尖四腔像のL1のみを用いることもありますが，L1とL2の平均が望ましいとされます．Simpson法よりもやや大きい値を示します[1]．

左房の拡大は左室拡張障害以外にも徐脈，高心拍出量状態，心房細動・粗動，僧帽弁疾患などでも認められます．アスリートで徐脈を呈する場合でも左房拡大

が認められます．正しい断面で計測しないと過小評価する可能性があり，また画質が鮮明でないときも過小評価することがあり，注意を要します．

> **心得 2　左室拡張障害とE/A**
> 1) 左室流入波形は拡張障害により二相性の変化を示す
> 2) 弛緩障害型では右房圧上昇はなく，弛緩能，弾性反跳の低下でE波が低下
> 3) 偽正常型〜拘束型では左房圧上昇でE波が増高し，左房拡張期圧上昇でDT短縮
> 4) 左室収縮能低下例のみで，DT短縮は左室拡張期圧の上昇を示唆

　左室流入波形は左室拡張能の指標として最も使われ，E波速度，E/A，E波減衰時間（DT）などが計測されます．同じ波形で等容弛緩期時間（IVRT）も計測されますが，前述（秘伝5心得3）のようにガイドラインではCWでの計測が推奨されています．

■E/Aの変化

　左室拡張能の低下に従ってE/Aは正常（E/A≧1）から弛緩障害型（E/A＜1）へと低下したあと，偽正常化（E/A≧1）から拘束型（E/A≧2）へと再上昇する二相性のパターンを示します（**図2**）．この変化は"秘伝4"で述べた左室拡張能を規定する力で理解できます．E波は左室の血液の吸い込みによる血液流入です．血液流入期早期はまだ等容弛緩期のアクチン‒ミオシンの解離過程が継続しており，E波は左室の弛緩能の影響を受けます（ゆえにE波が低く，E/A＜1.0は弛緩障害型と呼ばれます）．収縮能低下例では弾性反跳（復元力；elastic recoil）もE波に影響を与えます．収縮能が正常の例では復元力の影響は小さいので，フローチャート（秘伝5心得9，**図9**）では収縮能低下の場合と異なりE/Aが診断基準に用いられません．A波は左房の収縮によって左室へ血液を「押し込む」力ですので，弛緩能，復元力による吸い込む力が低下すると左房内に残る血流が増え，A波は大きくなります．E波の低下，A波の増加によりE/Aは低下していきます．

■偽正常化〜拘束型への変化

　左室拡張障害がさらに進行すると左房圧が上昇しますので，僧帽弁が開いた後の左房と左室の圧較差が大きくなり，E波の流速は逆に上昇し偽正常型を示すようになります〔秘伝5心得10のフローチャート（**図10**）でグレードⅠとⅡの最

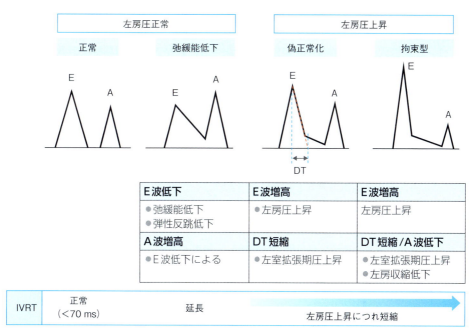

図2 左室拡張能の低下に伴う左室流入波形の変化
左室拡張能の低下に伴う左室流入波形の二相性の変化と，その機序を示す．拘束型はE/A≧2とする
DT：deceralation time（減衰速度）

初の鑑別をE/AとともにE波速度で鑑別しているのはそのためです］．この場合，左室の拡張能低下により左室拡張期圧も高いため，左房と左室の圧較差は大きくてもすぐに等圧になってしまい，吸い込み血流の持続時間は短くなります．同じE/A＞1であっても，正常波形と異なり**偽正常型ではE波減衰時間（DT）は短縮しています**．左房圧がさらに上昇するとE/A≧2の拘束型になりますが，左室拡張期圧が高く左房からの血流が流入しにくいことや，左房筋がFrank-Starlingの法則の下行脚に入り収縮力が低下するなどの機序も関係しています．

　DTの短縮は収縮能の低下した例では左室拡張期圧の上昇を示唆します．これは洞調律のみならず心房細動でも成り立ちます．心房細動でもE波速度とともにDTを計測するのはそのためです．ただし心房粗動にはあてはまらず，洞調律でもE波とA波が癒合しているとDTは不正確になります．なお**左室駆出率の正常な例ではDTは左室拡張期圧と関係しません．**

心得 3　左室流入波形の正しい計測

1) 左室流入波形は僧帽弁弁尖先端部で測定し，PW波形の包絡線で計測
2) Valsalva手技などでE/Aの偽正常化は鑑別できるが，以前ほど重要でない
3) L波（≧20 cm/s）は拡張障害・左房圧上昇を示唆する所見

■ E波・A波の計測

　ガイドラインでは左室流入波形は心尖四腔像よりの描出を推奨しています．カーソル方向が流入血流の方向と平行になるようにし，パルスドプラ（PW）のサンプルボリュームは1〜3 mm幅で僧帽弁の両弁尖先端の間に設定します．50〜100 mm/sの掃引速度で記録し，毛羽立ちやスパイクのないように描出し，E波・A波の最大流速は**波形の最外縁（包絡線）**で測定します．サンプルボリュームの位置がずれると血流速も変化するので注意が必要です．E波の減衰時間（DT）はE波の頂点からE波の波形に沿って基線まで直線を伸ばし，E波頂点と速度＝0の点の間の時間として求めます．

　頻拍，Ⅰ度房室ブロック，あるいは心房収縮時の流入血流速が20 cm/sより大きいときはE波とA波は癒合（fusion）することがあります．この場合に無理にE/Aを求めると過小評価となります．表1にE，A，E/Aに影響を与える因子をまとめます[2]．

　E/A≧1の波形が正常波形か偽正常化かは，e'やE/e'，左房容積係数，肺静脈

表1　左室流入波形に影響を与える因子

	E	A	E/A
年齢	↓	↑	↓
頻脈／Ⅰ度房室ブロック		↑	↓
前負荷低下 　脱水，利尿剤，血管拡張薬， 　Valsalva手技	↓	変化なし／↑	↓
前負荷亢進 　循環血漿量過剰，左房圧上昇， 　僧帽弁閉鎖不全	↑	↓	↑
左室収縮能低下	↑	↓	↑
左房機能低下 　心房細動・粗動（除細動後），洞調律		消失／↓	

（文献2より引用）

波形などや，Valsalva手技によるE/Aの変化から判断します．Valsalva手技でE/Aが＞1から＜1の弛緩障害型に変化した場合，偽正常型と判断されます．E/A＞1が正常を示している場合はE/Aは＞1のままですが，拘束型などで拡張能が高度に低下している場合も弛緩障害型にならないこともあります．現在のガイドラインでは偽正常化か否かにさほど関係なく左室拡張障害を決定することができますので以前ほどは問題とならないと考えられます．

■L波

左室拡張障害の症例ではE波とA波の間にL波と呼ばれる低速の流入波形を認めることがあります（図3）．左室の能動的弛緩が遅くなると，血液流入期の中ほどまで左室の能動的弛緩が持続することがあり，左房圧の上昇も加わってE波終了後も弛緩による血液の吸い込みが生じるとL波になります．弛緩の遅延によるので徐脈の症例で出現しやすく，**左房圧の上昇を意味**します．ただ正常症例でも徐脈の場合にL波を認めることがあり，左室拡張障害の指標としての特異度は高くありません．正常例でのL波は＜20 cm/sと遅く，**≧20 cm/sのL波が拡張障害・左房圧上昇を示唆**します．

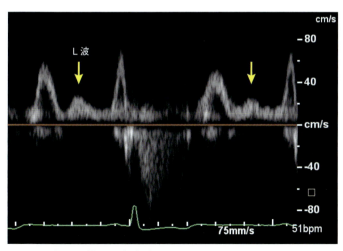

図3　肥大型心筋症の左室流入波形で認めたL波

心得 4　拡張早期僧帽弁輪後退速度（e'）およびE/e'

1) E/e' < 8 は左室充満圧正常，> 15 は上昇，その中間はオーバーラップが多い
2) 正常症例では E/e' による左室充満圧推定は正確ではない
3) e' は前負荷の増える僧帽弁閉鎖不全では高値を示す

■ e'，E/e' の正しい計測

　組織ドプラでの拡張早期僧帽弁輪後退速度（e'）は心尖四腔像において中隔および側壁の両方で測定し，e'，E/e'は2点の平均値として求めます．パルスドプラ（PW）のサンプルボリュームは中隔および後壁側の僧帽弁輪部位＝弁尖付着部位に設定します．そのときにできるだけ超音波ビームの方向（カーソル方向）が僧帽弁輪の動きと平行になるようにし，弁輪部位が心周期での動きの間にサンプルボリュームの中に入っているように，サンプルボリュームの大きさを調整します（5～10 mm程度）．速度のスケールは20 cm/sとしてゲインを上げすぎないようにし，掃引速度は50～100 mm/sにします．毛羽立ちやゴーストなどの**アーチファクトのない適切な波形で，スペクトルの外縁（包絡線）での速度を測定します．**

■ e'，E/e' の特徴と注意点

　心エコーでのe'波速度は**弛緩能の指標τと相関する**といわれます．収縮能低下例でも他の拡張能指標に比べ前負荷（≒左室充満圧），後負荷の影響は小さいとされますが，全く影響がないわけではありません．前負荷が上昇する**中等度～高度の僧帽弁閉鎖不全ではe'は高値を示し，E/e'は左室充満圧の指標としては不正確なことがあります．**局所壁運動異常，有意な僧帽弁輪石灰化（MAC），僧帽弁手術（人工弁や僧帽弁輪リング）などによりe'は低値を示します．図4に僧帽弁閉鎖不全がe'の値に影響を与えたと考えられる例を示します．このような症例では解釈に注意が必要です．

　E/e' ≦ 8（平均値）は左室充満圧は正常であり，E/e' > 14 は左室充満圧上昇**の可能性が高い**といわれています（表2）．ただ9～14の中間域では左室充満圧正常例と上昇例でオーバーラップすることが多く，左室充満圧上昇については断定できないことが多いとされます．ただE/e'が9～14であっても，①左房容積係数 > 34 mL/m²，②三尖弁逆流から推定した収縮期肺動脈圧 > 35 mmHg（肺疾患のない場合），③Valsalva手技でE/Aが0.5以上変化する，④肺静脈血流でS波 <

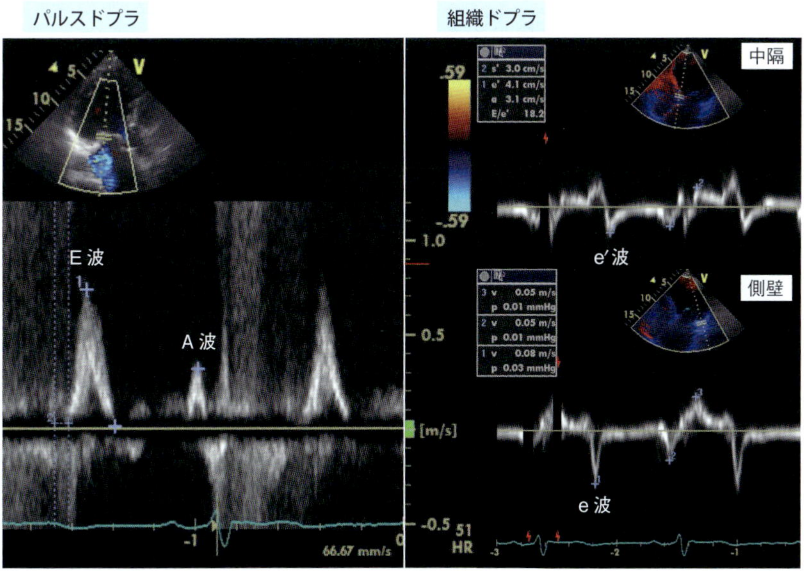

図4　僧帽弁閉鎖不全のe'波速度への影響

高度の僧帽弁閉鎖不全を合併した拡張型心筋症例．E/A＝2.31と拘束型を示し左室拡張障害グレードⅢ，肺動脈逆流の圧較差（PR-PG）より左室拡張末期圧22 mmHgと推定されるもE/e'（平均）＝13.6と予想されるよりは低い．僧帽弁閉鎖不全でe'が過大評価された可能性がある

表2　E/e'と左室拡張末期圧（左室充満圧）

E/e'（中隔・側壁の平均）	左室拡張末期圧
＞14	上昇（≧22 mmHg）
9～14	上昇がないとは断定できない （他の所見と併せて判断）
≦8	上昇はない

D波，あるいは肺静脈血流のA波の時間が左室流入血流のA波より30 msec以上長い，などの1つでもあれば左室充満圧上昇の可能性があります．

　E/e'による左室充満圧の推定は健常例ではあまり正確ではなく，高度のMAC，僧帽弁疾患，心膜疾患などの例でも正確ではありません．E/e'のみで決定せず左室拡張障害のフローチャートから左房圧の上昇を推定するべきです．

心得 5　肺静脈血流速波形（S/D, DurAr）

1) 左室弛緩能低下では肺静脈血流速波形のS/D比＞1でもE/A比が低下するとS/Dは増加する
2) 偽正常化〜拘束型になるとS/D＜1になり，正常型のE/A比との鑑別の参考になる
3) DurArが左室流入波形のDurAよりも30 ms以上延長している場合は左房圧の上昇が示唆される

　左室拡張障害の診断はフローチャートに準ずることが望ましく，それ以外の指標はフローチャートで診断できない場合や臨床的病状と一致しない場合に補助的に使用する指標と考えます．その代表的なものが肺静脈血流速波形です（図5）．
　肺静脈血流速波形はパルスドプラ（PW）のサンプルボリュームを左房後壁側の右上肺静脈に設定して計測します．1〜3 mmのサンプルボリュームを右上肺静脈の中，1〜2 cmの位置に設置し，100 m/sの速い掃引速度で記録します．Wall filterは低く設定し（100〜200 MHz），ゲインも低くします．超音波ビームの方向（カーソル方向）は肺静脈血流の方向にできるだけ平行にします．

■ 肺静脈血流速波形で何がわかるか

　肺静脈血流速波形は心房方向への三峰性（S1，S2，D）および肺静脈方向への逆流波（心房逆流波，Ar）の四峰性，あるいはS1とS2が癒合した三峰性の波形を呈します．S1波は左房の弛緩，S2波は肺循環および僧帽弁輪の収縮期における心尖方向への移動に関係します．D波は左室の弛緩に，Ar波は左房の収縮に対応しています．S1波は心房細動で低下し，S2波は左房圧の上昇や僧帽弁閉鎖不全で低下します．D波は左室流入血流波形のE波の変化に従って変化し，左室弛緩能を反映しています．
　正常ではS波（S2波）が優位な（S/D＞1）パターンを示します．左室拡張能の低下に従って，S/D比は変化していきます．弛緩能低下の段階ではS/D＞1のままですが，E/A比が低下するとS/Dは増加していきます．偽正常化〜拘束型になると逆にS/D＜1となるので，これにより左室血流波形のE/A＞1が正常型（S/D＞1）か偽正常型（S/D＜1）かを鑑別できます．偽正常化ではAr速度（＞35 cm/s）の上昇とともにAr波の幅（DurAr）が拡大しAr幅が左室流入血流波のA波の幅（DurA）よりも大きくなります．拘束型になればDurArがDurAよ

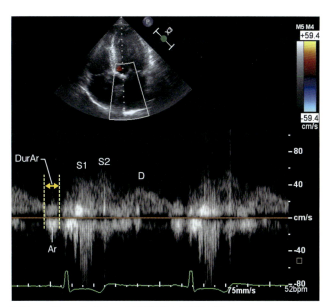

図5 パルスドプラでの肺静脈血流速波形
左室拡張障害を認めない症例での波形であり，S/D>1を示している．S1, S2は区別ができない例も多い

り30 ms以上長くなります．よってDurArがDurAよりも30 ms以上延長している場合は左室拡張障害グレードⅢに対応し左房圧の上昇を示唆します．なお肺静脈血流D波の減衰時間（DT）は心房細動症例での平均肺動脈楔入圧と相関するとされます．

■肺静脈血流速波形のピットフォール

僧帽弁閉鎖不全なども肺静脈血流に影響を与えるので注意を要します．高度の僧帽弁閉鎖不全ではS波は低下し，S/Dの低下（S/D<1），ときにS波の逆行が認められます．また心房細動に電気的除細動を実施した直後は心房が気絶心筋状態（stunned myocardium）となるため，S波，Ar波は低下する場合があります．S/D比は年齢の影響を受けるとともに，Ⅰ度房室ブロックではS/D<1となることもあり，左室収縮能低下症例ではS/D波の上昇を認めます．

● 参考文献
1）Jiamsripong P, et al：Eur J Echocardiogr, 9：351-355, 2008
2）「The EACVI Echo Handbook」(Lancellotti P & Consyns B, eds), Oxford University Press, 2016

第3章 心不全をみるコツ

秘伝 7 心房細動での心機能をどう評価するか
やっかいだけど避けてはいられない

心房細動での収縮能・拡張能の計測は臨床でしばしば問題となりますが，ガイドラインでも必ずしも十分に決められているとはいえません．ここでは現時点で考えられる心房細動での収縮能・拡張能の評価について述べます．

心得 1 不整脈での収縮能評価
1) 心拍間の間隔は前負荷を変化させ，収縮性を変動させる
2) 期外収縮では postextrasystolic potentiation の影響を避ける
3) 心房細動では少なくとも5心拍の平均をとることが推奨される

■ 心拍の間隔と収縮能

心臓の収縮は収縮が開始する拡張末期での左室の血液充満状態の影響を受けます (Frank-Starlingの法則)．拡張末期の血液充満は左室の拡張能以外に拡張期の血液流入期の時間とも関係します．頻拍では僧帽弁の開放時間が短すぎて十分な血液が流入できない場合もあり，前負荷が低下して左室の収縮は低下します．脈拍が十分に遅く，必要な量の血液が流入すると収縮能は増強されます．このように**左室の収縮は前の心拍から収縮開始までの時間に影響を受けます**．

期外収縮では血液流入期が短縮するため，左室内に十分な血流が流入しない傾向があります．心室性期外収縮では心房収縮がないため，さらに血流流入が低下します．その結果，期外収縮の収縮は左室拡張末期容積が小さい (＝前負荷が低い) ため，正常心拍よりも弱くなります．次の心拍が正常心拍の場合はR-R間隔は延長し，拡張期の時間が長くなるとともに，前の心拍で十分に左室に送られなかった左房内の血液も流入するため，左室への血液流入は通常よりも増えます．そのため期外収縮の次の正常心拍は心拍出量も増えます (postextrasystolic potentiation, 期外収縮後増強；図1)．期外収縮で動悸を感じるのはこの収縮性増強にもよります．心エコーの指標でも，期外収縮の次の心拍で計測しないようにし，**少なくとも期外収縮から2拍の正常心拍が続いた時点以降で計測**します．二段脈ではそのような計測ができず，その値は不正確になります．

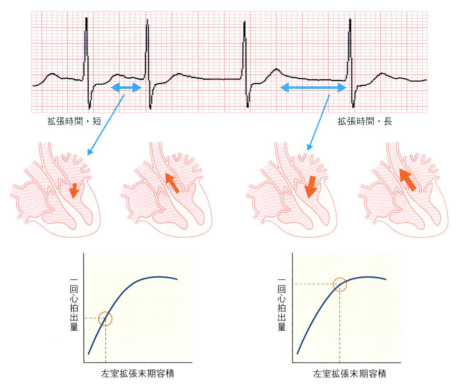

図1 先行心拍の間隔と心拍出量
先行心拍との間隔が短いと左房から血流が流入する時間が短くなり，左室拡張末期容積が小さいために，Frank-Starlingの法則（下）により心拍出量は小さくなる．間隔が長い心拍では左室の拡張時間が長いと流入血流が増え，左室拡張末期容積が大きくなって心拍出量は増加する

■心房細動での計測のしかた

　心房細動では心拍の間隔が不定で，心拍ごとに前負荷の状態が異なるため，各々の心拍ごとに収縮性が異なります．そのような場合，何回か計測した結果から平均値を使うというのが自然です．心房細動で正しい平均値を求めるためには10拍分の計測を行い，その平均をとるべきだともいわれますが，臨床では困難です．米国心エコー図学会（ASE）のガイドライン[1]では，心房細動では**少なくとも5心拍の平均値**を用いることとしています．

心得2 心房細動での収縮能の計測

1）心房細動の収縮性は2つ前の心拍間隔と直前の心拍間隔で決まる
2）2つの心拍の間隔が近い値を使うことで平均値に近い値が得られる
3）心房細動ではR-R間隔が一定した3心拍の3番目で測定するようにする

　心房細動では平均値を使うとしても，計測内容によっては5心拍の平均でも難しいこともあります．できればある特定の心拍での計測を代表値として使いたいのですが，どの心拍を用いるべきでしょうか．

　"心得1"で述べたように左室の収縮は2心拍前と1心拍前の間隔，および1心拍前と計測する心拍の間隔の影響を受けるのですから，心房細動ではこの2つの間隔が同じようであれば，心拍変動の影響は小さくなります．計測する心拍と前の心拍との間隔をRR_1，1心拍前と2心拍前の間隔をRR_2として，RR_1とRR_2の変動で1回心拍出量あるいは左室駆出率がどう変わるかを図2に示します[2]．

　RR_2に比べてRR_1が短いほど（RR_1/RR_2比が小さいほど）1回心拍出量，左室駆出率は小さくなり，RR_1/RR_2比が大きくなるにつれて増加します．RR間隔の絶

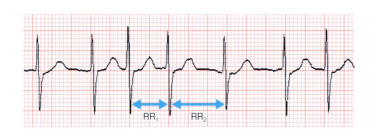

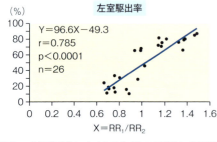
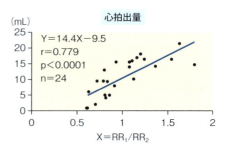

図2　心房細動における心拍の間隔と収縮能
心房細動における3心拍の間の間隔をRR_1，RR_2とし，RR_1とRR_2の比と左室駆出率，心拍出量の関係を示した．先行心拍が短くRR_1/RR_2が小さいほど左室駆出率，心拍出量とも小さく，比が大きくなるにつれ大きくなる
（グラフは文献2，Fig 3より引用）

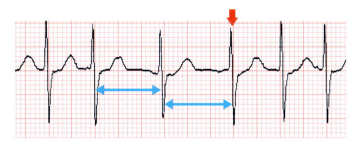

図3　心房細動で計測すべき心拍
心房細動でも先行心拍との間隔が一定になるようにすると計測値は安定する．心拍の間隔がほぼ一定した3心拍の最後の心拍（➡）での計測値を用いるようにする

対値ではなくRR_1/RR_2の比率が収縮性を規定することに注目すると，RR_1とRR_2の比率が一定になる心拍で計測するように規則として決めておけば，変動の小さい，ほぼ一定の値で計測できるはずです．こうして求めた値は変動幅を相殺した値＝平均値に近くなると予想され，実際に20心拍での平均値に近い値となることが報告されています[3]．

つまり**心房細動では，ほぼR-R間隔が一定した3心拍の3番目で測定**すれば平均値に近い値を得ることができますので，この心拍での値を計測するのがよいと考えます（図3）．

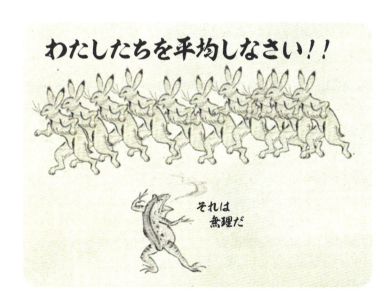

> **心得 3　心房細動での拡張能評価**
> 1) 心房細動の左室拡張障害の指標としてはDT ≦ 160 ms，平均E/e′ ≧ 11などが有用
> 2) 10心拍での平均が望ましいがR-R間隔の変動が小さい3心拍の平均でもよい
> 3) E波速度の変動の消失，L波の存在も左室拡張能低下の目安

　心房細動の拡張能評価は収縮能以上に複雑です．A波がないため，E/Aや肺静脈血流のS/D比を使うことができないことに加え，収縮能と同様に心拍変動の影響を受けます．拡張能とは必ずしも関係なく左房の拡大（リモデリング）を生じるため，左房容積で評価するのも困難です．

　"秘伝5心得8"で述べたように拡張能は1つの指標にとらわれず複数の指標を総合して判断することが基本であり，左室拡張期圧≒左房圧の上昇があれば左室拡張能障害とするのがガイドライン[4]での方針です．前者については心房細動では使えない指標も多いため，どのような組み合わせがよいかについては確定していません．ガイドラインでも心房細動でも比較的使える指標を挙げるにとどまっています．以下にガイドラインで述べられている指標について説明します．

■ 心房細動での拡張能の指標

　左室駆出率の低下した心房細動では左室流入波形のE波の減衰時間（DT）が160 ms以下に短縮している場合は，左室拡張期圧が上昇している可能性が高いとされます．そのほかには

- E波速度の立ち上がりが遅く，ピークの立ち上がり率が1,900 cm/sec^2 以上
- 等容拡張時間（IVRT）65 msec以下
- 肺静脈血流速度波形でのD波減衰速度
- 平均E/e′ ≧ 11

などが左室拡張期圧上昇の指標とされています．パルスドプラと組織ドプラを同時に計測できる装置であればQRSからドプラのE波の開始までの時間と，同じく組織ドプラのe′波開始時間の差（TE-e′）を求めると，IVRT－（IVRT/TE-e′）が左室拡張期圧と相関するとされています．しかし上記の指標のなかで心房細動ではIVRTは変動があるとして測定しないのが普通です．E波の立ち上がり速度や

D波の減衰時間も一般的な指標ではありません．TE-e′はパルスドプラと組織ドプラが同時に計測できる特定の装置でしか測定できません．このように考えるとE波のDTとE/e′が臨床での有用性が高い指標と思われます．

■ どの心拍で計測すべきか

　拡張能についても複数の心拍で測定した平均値を使う方が信頼度は高く，ガイドラインでは，拡張能では10心拍の平均を用いることを推奨しています．しかしガイドラインでも非現実的だと考えているようで，R-Rの間隔の変動が10〜20％以内の3心拍の平均を使うことを認めています．実際に間隔変動を計測することは難しいので，収縮能と同様に**できるだけR-R間隔の差が小さい3心拍を選んでDT，E，e′などを平均する**のが実用的です．

　また**R-R間隔が変動してもE波速度の変動が小さい症例は左室拡張期圧が上昇**している可能性が高いといわれています．また左室流入血流速度波形で，E波のあとに認める**L波の存在は心房細動例でも左室拡張能低下を示唆する所見**であり，このような指標は心房細動での簡便な拡張能評価の指標として有用です．

● 参考文献

1) Lang RM, et al：J Am Soc Echocardiogr, 28：1-39.e14, 2015
2) Tabata T, et al：Am J Physiol Heart Circ Physiol, 281：H573-H580, 2001
3) Wang CL, et al：Int J Cardiol, 113：54-60, 2006
4) Nagueh SF, et al：J Am Soc Echocardiogr, 29：277-314, 2016

第3章 心不全をみるコツ

秘伝 8 右心系をどのように評価するか
目立たないけど大事な右心系

右心系は全身の静脈灌流に関係するとともに肺循環を規定します．心不全の病態においても右心系の機能は重要な役割を果たし，予後規定因子でもあります．解剖学的に複雑な右心系の計測は左心系よりも難しく，その精度にも限界があります．ここでは一般的な右心系の評価法について述べますが，今後新しい計測法が現れるかもしれません．

心得 1 　下大静脈径からの右房圧の推定

1) 下大静脈の呼吸性変動は被検者に「鼻をすするように」してもらって記録する
2) 右心系の $E/e' > 6$ は右房圧 > 10 mmHg を示唆する所見
3) 人工呼吸器症例や高度三尖弁閉鎖不全症例では推定が不正確なことがある

心エコーでの圧の推定は簡易ベルヌイ式で推定されますが，これは圧の絶対値ではなく二点間の圧差を推定する方法です．**中心静脈圧≒平均右房圧は静脈系の容量負荷の指標であるとともに，心エコーでの圧推定の基準の圧となる**ため，正確に推定する必要があります．しかし下大静脈（inferior vena cava：IVC）の径による右房圧の推定にはどうしても誤差があります．その困難さはガイドラインの改定によりしばしば基準値が変わることからもわかります．ここでは米国心エコー図学会（ASE）の2010年版ガイドラインに準じた値を示します[1]．

■ IVC径の計測のポイント

下大静脈径の計測は仰臥位で心窩部（剣状突起下アプローチ）から長軸像で計測します．右房との接合部から1.0～2.0 cmの位置で，できるだけ長軸方向に垂直になるように径を計測します．吸気により胸郭内が陰圧になると右室は拡大し，中心静脈から右室への血液灌流が増えるため，血液を引かれた下大静脈径は縮小します．この呼吸性変動（虚脱）の程度が中心静脈圧の推測では重要となります．通常の呼吸での吸気では不十分なこともあるため，ガイドラインでは被検者に"sniff（スニッフ）"させて径の変化を計測するとしています（図1）．"Sniff"は「臭いをクンクンとかぐ」という意味ですが，患者さんには意味が伝わりにくいの

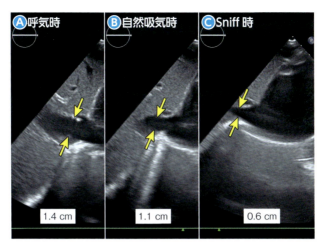

図1 下大静脈径の呼吸性変動
自然呼吸での吸気（B）ではsniff時（C）より下大静脈径の変動は小さく，呼吸性変動の評価としては不十分なことがある

表1 下大静脈による右房圧の推定

下大静脈径	吸気（sniff）での縮小	推定右房圧（range）
＜ 2.1 cm	50％以上	正常，3 mmHg（0〜5 mmHg）
＞ 2.1 cm	50％以下	上昇，15 mmHg（10〜20 mmHg）
上記に当てはまらない		8 mmHg（5〜10 mmHg）と推定してよい※

※他の方法での右房圧推定も考慮することが望ましい
（文献1を参考に作成）

で「鼻をすするようにしてみてください」と指示するのがよいと思われます．

■右房圧の推定値

　表1に右房圧の推定値を示します．中間の値については他の方法での右房圧推定も考慮することが望ましいとされます．若年者や人工呼吸器装着例，高度の三尖弁閉鎖不全症でも右房圧の推定が不正確なことがあり，ほかの方法が必要です．
　肝静脈の血流波形は，通常は収縮期波形が拡張期波形より大きくなっていますが，高度の三尖弁閉鎖不全がない場合で収縮期波形が低下している場合，右房圧の上昇が考えられます．あるいは左室流入血流でのE/e′と同様に三尖弁部位での右室流入血流でのE/e′からも推測できます．e′は三尖弁輪自由壁側で計測し，**右心系のE/e′＞6なら右房圧＞10 mmHg**と考えられます．

心得 2　右房サイズの評価

1) 右房のサイズを測定する臨床的意義は小さく，基準値も確立していない
2) 右房径（長・短軸），容積（Simpson法）を心尖四腔像で計測する
3) 右房容積は男性の方が大きい

　下大静脈や右室，あるいは左房に比べて右房の大きさの変化は臨床的な意義は小さく，測定されることは少ないと思われます．臨床研究でのデータも少なく，基準値についても十分に確立しているとはいえないのが現状です．

■右房径・容積の計測のポイント

　右心房の径は心尖部四腔像で計測します（図2）．長軸径は三尖弁輪の中点から右房天井部分まで心房中隔に平行に引いた線の長さとして計測します．短軸は右房長軸方向に垂直とし，長軸の中点の高さで側壁（自由壁）の心内膜境界から心房中隔の心内膜境界までの距離を計測します．

　径よりもSimpson法（あるいはarea-length法）で求めた**右房容積**の方が値は安定しています．左室収縮末期の三尖弁が開放する直前のフレーム像で計測し，三尖弁輪，上大静脈，下大静脈を外して心内膜境界部分をトレースします．三尖弁輪部位では弁輪両端を直線で結ぶようにして計測します．断層エコーでの右房

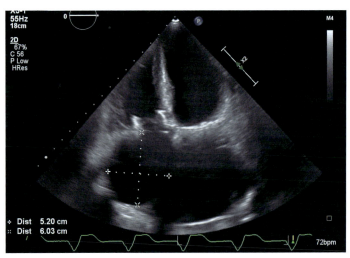

図2　心尖四腔像での右房長径・短径の計測

容積は3Dエコーでの値よりも小さいとされますが，右房は一断面でしか計測できないことも関係しているのかもしれません．

　右房容積は左房よりも性差があり，男性の方が大きい傾向があります．ASEのガイドラインでは，体表面積で補正した右房容積の正常範囲を男性：25 ± 7 mL/m^2，女性：21 ± 6 mL/m^2 としています．右房容積＞18 cm^2，右房長軸径＞53 mm，短軸径＞44 mm は右房拡大があると考えられます[1]．

心得 3　右心室の構造

1）右室心筋は三層構造だが外走筋，内走筋の二層が発達している
2）右室の収縮は長軸方向への要素が一番大きく関係する
3）右室の収縮能は左室収縮能に影響される

■右室の解剖

　右室の機能を評価する際には左室と異なる右室の特徴を理解しておく必要があります．右室は心臓の前面，胸骨の裏側に位置し，解剖学的には右室流入路部（三尖弁，腱索，乳頭筋からなる），肉柱の発達した心尖心筋部，および漏斗部（右室流出路）の3つの部位から構成されます（図3）．形態的には複雑で側面からみると三角形，横断面では半月型をしています．心エコーでは左室に比べて右室は小さいように思われますが，右室は左室よりも大きな容積をもちます．心筋は薄いので重量は左室の1/6しかありません．三尖弁は僧帽弁よりも心尖部側に位置し，調節帯（moderator band，右室内を走行する筋肉束）の存在，乳頭筋が3つ以上あること，粗な肉柱が発達していること，などの点も左室との解剖学的な差とされます．右室全体は前壁，側壁，後壁に分画され，さらに心尖部，中部，基部に分画されることもあります．

■右室心筋の構造と動き

　右室心筋も左室同様に外層・中層・内層の三層の筋肉から構成されます．左室では内層は薄く，円周方向に走行する中層が発達していますが，右室は外層と内層の二層が主に発達しています．外層筋は，斜走筋である左室と異なり，房室間溝に平行に円周方向に走行して心尖へ向かい，左室の外層に連続しています．左室と右室の筋肉が連続することで，左室の収縮によって右室自由壁は引っ張られるように動くことになります．それに対して右室の内層筋は基部から心尖方向へ

長軸方向に走ります（図4）．

このような筋層の違いから右室は左室と異なった動きをします．右室は①自由

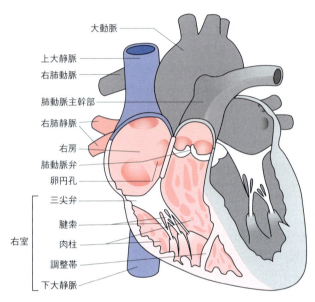

図3 右心系の解剖
(Heart Anatomy.「BC Open Textbooks/Anatomy and physiology」[https://opentextbc.ca/anatomyandphysiology/chapter/19-1-heart-anatomy/] を参考に作成)

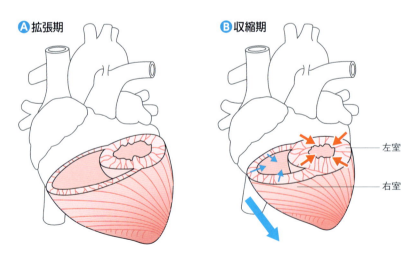

図4 心筋の走行と右室の動き
左室に比べて右室は短軸方向への動きは小さく，長軸方向への動きが主である
(Heart Anatomy.「BC Open Textbooks/Anatomy and physiology」[https://opentextbc.ca/anatomyandphysiology/chapter/19-1-heart-anatomy/] を参考に作成)

壁の内向きの動き（これにより血液がふいご効果で吸引されます），②内層筋の収縮による長軸方向への動き，③左室の収縮による右室自由壁の牽引（右室と左室の筋の連続性による），の3つの動きで収縮します．**右室の収縮は短軸方向よりも長軸方向への動きが主であり**，ひねりは右室ではほとんど関与しません．左室に比べて容積あたりの表面積の大きい右室はわずかな内向きの動きで左室と同じ血液量を拍出できます．**右室の収縮能は左室の影響を大きく受け**，動物実験では右室の圧発生の20〜40％は左室収縮能によって決定されます．

心得 4　右室機能を規定するもの

1) 右室は左室より後負荷の影響を受けやすく，より低い負荷でも下行脚になり収縮が低下する
2) 右室の過大な容量負荷は両心室間相互作用により心拍出量を低下させる

　右室の心筋もFrank-Starlingの法則に従い，生理的な範囲内では前・後負荷の上昇により右室収縮力は増強します．右室は大動脈系よりも血管抵抗の低い肺循環に適応しています．そのため右室のFrank-Starling曲線は左室よりも低い後負荷で下行脚に入り収縮力は低下します（図5）[2]．右室の後負荷は低圧系の肺循環で決定されるため，生理的状態では左室より小さいですが，**後負荷が上昇したときには左室よりも収縮能は低下しやすいことになります**．肺血栓塞栓症で右心不全が起こりやすいのもそのためです．右室の後負荷の指標としては三尖弁閉鎖不全から求めた収縮期肺動脈圧が使われますがそのほかに，肺血管抵抗（pulmonary vascular resistance：PVR）も使われます．

　前負荷も生理的な範囲内では右室の収縮性を亢進させます．右室は左室よりも容量負荷にはよく対応するとされますが，それでも過大な容量負荷になると右室拡大は左室中隔を圧排して左室容積の低下，およびそれによる前負荷の低下を生じて**心拍出量を低下**させます（図6）．さらに右室の拡大は左室以上に**心膜による拡張制限をきたし，右室の拡張障害を惹起**します．右心不全にはこのような両心室間の相互作用も大きく関与します．

　右室も左室同様に収縮能は年齢の変化はあまり受けませんが，拡張能は年齢とともに低下していきます．肺動脈の固さ（スティフネス）が増大することによって，肺動脈圧，肺血管抵抗も年齢とともに上昇します．

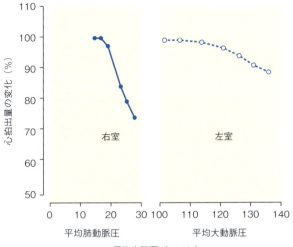

図5 右室・左室と後負荷の関係
右室に対しては平均肺動脈圧，左室に対しては平均大動脈圧を後負荷とし，心拍出量との関係を示す．Frank-Starling関係の下行脚に当たる部分の変化を示すが，左室に比べて右室の方が後負荷により収縮力が低下しやすい
（文献2より引用）

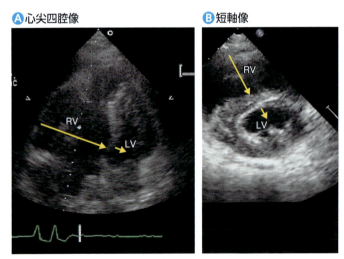

図6 右室負荷による心拍出量の低下
肺血栓塞栓症などで負荷が上昇し右室（RV）が拡大すると，左室中隔が圧排されて左室（LV）径は縮小し，一回心拍出量は減少する

心得 5 右室サイズの評価

1) 心尖四腔像で右室＞左室なら右室は確実に拡大
2) 右室拡大例では右室が心尖四腔像の心尖となることがある
3) 右室強調の心尖四腔像で右室径＞4.1 cm（基部），＞3.5 cm（中部）なら右室拡大

　Simpson法は回転楕円体を仮定して計算するため，左室に比べて複雑な形態の右室の容積には適応できません．右室容積の標準的な測定方法はMRIですが，3D心エコーの測定精度はMRIに匹敵します．しかし計測には時間と労力，装置やソフトウェアが必要であり，広く実施されているとはいいがたいのが現状です．

■右室径による評価

　今でも2Dエコーの右室拡大の診断には右室径が用いられます．ただし複雑な形態に加え計測点の目標とすべき解剖学的構造物がないこと，右室自由壁が適切に描出できない症例があることなどから，右室径の計測は不正確になりがちです．右室径は拡張末期の心尖四腔像で計測します．正常心の心尖四腔像では右室径は左室径の2/3を越えないとされます．**標準断面の心尖四腔像で右室径が左室径より大きい場合は右室拡大は確実に存在**します．

　正常な心尖四腔像では左室が心尖部を形成しますが，右室が拡大すると左室の位置がずれ，右室が心尖部を占めるようになります．正しく描出された心尖四腔像で**右室が心尖部位を占めている場合は中等度以上の右室拡大を示唆**するとされます．ただ心尖四腔像が正確に描出されず，心尖部位を通過していない場合も右室が心尖部になるように見えることがあります．

■右室径計測のポイント

　右室については描出断面が正しいかの決め手になるような解剖学構造物がありません．そのため設定断面のずれに気づかず左室を過大，過小に描出するリスクがあります（図7）．正しい計測のためには右室側壁（自由壁）部位を明瞭に描出する必要があり，そのためには標準の心尖四腔像よりも右室を強調した断面で抽出します．標準の心尖四腔像の位置から右室が最大に描出されるようにプローブを回転して描出し，プローブがしっかりと心尖部に位置するように注意します．また左室流出路が描出された心尖五腔像にならないようにします．

　ガイドラインでは標準断面の心尖四腔像ではなく，上述の右室強調断面で右室

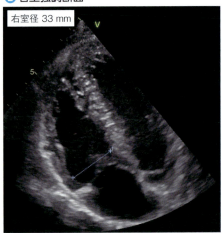

図7 右室強調の心尖四腔像
標準断面での心尖四腔像（A）では右室径は 2.5 cm と計測されるのに対し，右室を強調した像（B）では右室径は 3.3 cm と計測される

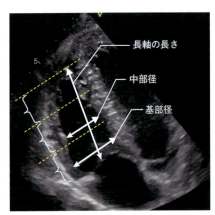

図8 右室径の計測方法
右室強調像で右室を3分画し，基部側の領域で最大の径を基部径，中部の領域で左室乳頭筋と同じ高さでの径を中部径として計測する

　基部および中部の径および長軸方向の長さを計測することが推奨されています[1]．右室を3等分し，基部の径は3等分の基部側の領域で最も長くなる径を，右室中部は3等分の右室中部，左室乳頭筋と同じレベルで計測します（図8）．長軸の長さは心尖から三尖弁の弁輪面までの距離を計測します．**右室基部で右室径＞4.1 cm，右室中部で右室径＞3.5 cm を右室拡大**とします．

　なお右室壁厚は心尖長軸像，あるいは心窩部アプローチで，Mモードまたは2Dエコーで拡張末期の壁厚を計測します．心窩部アプローチで計測するときは三尖

弁前尖の先端位置で計測することが望ましいとされます．どのようなアプローチ，描出方法でも壁厚が＞0.5 cmの場合，右室肥大があると考えられます．

心得 6　右室面積変化率（RVFAC）

1) 右室面積変化率（RVFAC）は右室収縮能の指標
2) RVFAC＜35％は右室収縮能低下と考えられる
3) RVFACの再現性には問題がある

　Simpson法による容量の計測ができないため，2Dエコーでは右室の駆出率を計測できません．右室駆出率に近いものとして右室面積変化率（right ventricular fractional area change：RVFAC）が用いられます．収縮末期，拡張末期の心尖四腔像で右室をトレースして面積を計測し，

RVFAC＝（拡張末期面積－収縮末期面積）/拡張末期面積×100（％）

として求めます（図9）．RVFACは肺血栓塞栓症や心筋梗塞後の心不全，突然死，

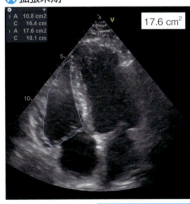
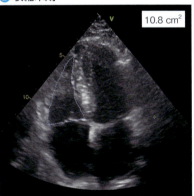

RVFAC＝(17.6－10.8)/17.6×100＝38.6％

図9　右室面積変化率（RVFAC）の計測
この症例では右室を強調した像ではなく基準断面の心尖四腔像で計測している．拡張末期（A）の右室断面積 17.6 cm^2，収縮末期（B）は10.8 cm^{2}で，
　RVFACは（17.6－10.8)/17.6×100％＝38.6％
と計算される

脳卒中, 死亡率などに相関することが報告されており, ガイドラインでも右室機能評価法として推奨しています[1]. 35％がRVFCAの正常下限値とされ, それより低値は右室機能低下と考えられます.

■ RVFAC計測のコツ

RVFACのための右室面積は, 右室を強調した（右室径が最大になる）心尖四腔像で計測します. 三尖弁輪部から自由壁を心内膜境界に沿って心尖部へトレースし, 中隔を弁輪までトレースして求めます. 肉柱はトレースしないように注意します. 右室径を最大にできるように描出する点に不確定さがあり, 再現性に問題があるのが欠点です.

心得 7　右室でのmyocardial performance index

1) myocardial performance index（MPI, Tei index）は右室でも有用
2) 組織ドプラでも計測可能である
3) MPI > 0.40（PW）, > 0.55（組織ドプラ）は右室機能低下を示唆

Myocardial performance index（MPI, TEI index）は左室の収縮能と拡張能を合わせた心機能の指標として広く使われています. MPIは右室機能の評価でも有効で, 簡便かつ信頼性の高い評価法として推奨されています. MPIは等容収縮時間（IVCT）と等容拡張時間（IVRT）の和を心室駆出時間（ET）で割ったものとして定義されます. 右室でのMPIは下記のように求めます（図10A）.

① 連続波ドプラ（CW）で三尖弁閉鎖不全の逆流ジェットの継続時間（TR）を計測する
② 傍胸骨左縁短軸像からパルスドプラ（PW）で右室流出血流を記録, 右室駆出時間（ET）を計測する
③ MPI =（TR − ET）/ET

■ 組織ドプラによるMPI

MPIは簡便な方法ですが, 2つの画像を用いるため計測の間に心拍数のずれがあると不正確になります. そこで組織ドプラを用いて求める方法が開発されました. 組織ドプラで自由壁側の三尖弁輪にパルスドプラ波形の関心領域を置き, a'波の終わりから次のe'波の開始時までの時間をTCO（tricuspid closure opening

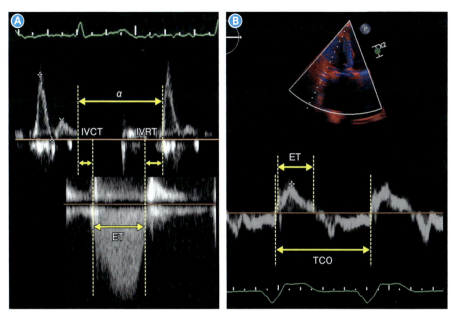

図10 パルスドプラ（A）または組織ドプラ（B）による右室のMPIの計測法

time, 三尖弁閉鎖 – 開放時間), s'波の持続時間を右室駆出時間（ET）として計測,

$$\mathrm{MPI} = (\mathrm{TCO} - \mathrm{ET})/\mathrm{ET}$$

として求めます（図10B）．

　MPIは前・後負荷に影響されますが，再現性が高く，右室の複雑な形態に影響されません．**パルスドプラ法でMPI > 0.40，組織ドプラ法ならばMPI > 0.55で右室機能の低下の可能性**が考えられます．ただしMPIのみで右室機能低下と判断すべきではありません．

心得 8　右室の長軸方向への動き

1) 右室機能は長軸方向への動きを評価する方がよい
2) TAPSEは右室の長軸方向への動きの簡便な指標で，＜17 mmは低下とする
3) 組織ドプラのS′速度，長軸方向ストレインも有用な指標である

　"心得3"で述べたように右室は短軸方向よりも長軸方向への収縮が主であり，心エコーでも長軸方向への動きの評価で収縮能を評価できます．

■ TAPSE

　よく使われるのが自由壁側の三尖弁弁輪の長軸方向への最大移動距離TAPSE（tricuspid annular motion）です．心尖四腔像において，カーソルを自由壁側の三尖弁弁輪を通るように設定し，Mモードで弁輪の動きを記録，拡張期に基部側にあるときの三尖弁弁輪の位置と，収縮期に最も心尖側に移動したときの位置の間の距離を計測して求めます（図11A）．**TAPSEは＜17 mmで低下**とします．角度依存性があり，前・後負荷に依存しますが，簡単で再現性が高い指標です．

■ 右室でのs′

　組織ドプラでの三尖弁弁輪の収縮期移動速度（s′）も長軸方向への収縮の指標として用いられます．標準断面の心尖四腔像において組織ドプラの関心領域を三尖弁弁輪の自由壁側に置き，パルスドプラで収縮期の最大速度を計測します（ガイドラインでは右室を3等分したときの基部側領域の中央部でもよいとしますが，三尖弁弁輪が一般的です）．角度依存性があるためできるだけ三尖弁弁輪の移動方向がカーソル方向と平行になるようにし，ゲインは上げすぎないようにします．**右室 s′＜10 cm/sの場合は右室機能低下を疑います**．1カ所での動きを全体の機能の指標としているため，右室梗塞や肺動脈血栓塞栓症（McConnell 徴候）を呈するなど**右室の局所壁運動異常がある場合は右室機能を正しく反映しない可能性があります**．

■ 右室の長軸方向ストレイン

　s′が一点で右室全体を評価しようとするのに対し，長軸方向ストレインはより広範囲の動きを評価します．右室では中隔の動きは左室に影響されるので，**自由壁のみを計測します**．左室の長軸方向ストレインと同様に2Dスペックルトラッキング法により，心尖四腔像の右室自由壁（3分画）の長軸方向最大ストレインを計測，各分画での値あるいは3分画の平均値を指標とします（図11B）．正常値

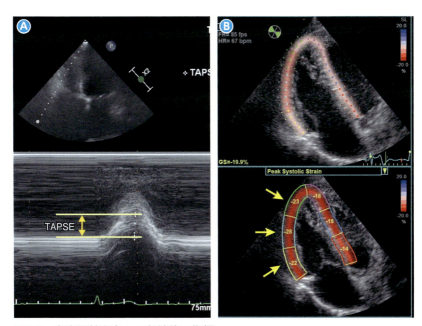

図11 右室長軸方向への収縮能の指標

A：TAPSEは自由壁側の三尖弁弁輪を通るようにカーソルを設定し，Mモードで三尖弁の心周期における移動距離を計測する

B：2Dスペックルトラッキングでの長軸方向最大ストレイン．右室用のアプリがないため，左室用の2Dスペックルトラッキングを用いて計測．6分画のなかで自由壁の3分画（⇨）部位のストレインのみを用いる

表2 2Dスペックルトラッキング法による右室長軸方向ストレイン

	正常下限 （95％CI）	平均値 （95％CI）	正常上限 （95％CI）
右室基部（％）	18（14～22）	28（25～32）	39（35～43）
右室中部（％）	20（15～24）	29（29～33）	38（34～43）
右室心尖部（％）	19（15～22）	29（26～32）	39（36～43）

長軸方向ストレイン値は負の値になるが，ここでは絶対値で表示する
（文献1，Table 5より一部を引用）

やカットオフ値はまだ確立していませんが，ガイドラインでの参考値を表2に示します[1]．

　右室ストレインは角度依存性がなく，再現性が高いことに加え，前・後負荷の影響を受けにくい指標として注目されています．肺高血圧症の経過観察，予後予測などにも有用であり，右室収縮能の評価の標準となりうると期待されます．

心得 9 右室拡張能の評価

1) 右心系の負荷・疾患により右室拡張能も低下する
2) 右室拡張能は左室と同様の指標で評価する
3) 右室のE/Aも弛緩能低下，偽正常化，拘束型として評価される

　右室の拡張能は先天性心疾患以外ではあまり注目されてきませんでした．しかし右室梗塞など右室の障害がある場合は拡張能も低下します．慢性肺疾患，虚血性心疾患，心筋疾患などの慢性的な右室への圧負荷，容量負荷を呈する病態では右室の拡張能が低下します．右心不全においても右室拡張能低下も影響している可能性はありますが明らかではありません．

　心エコーでの右室拡張能は左室と同じく右室流入波形のE波，E/A，E波減衰時間（DCT），IVRTや組織ドプラでのe'，E/e'などで評価します．右室流入波形は心尖四腔像で計測し，関心領域は三尖弁先端部位にします．三尖弁弁輪のe'は自由壁側のみで計測します．ガイドラインでは呼気位で息止めし，5拍の平均値で評価することを推奨しています[1]．中等度以上の三尖弁閉鎖不全がある場合は右室流入速波形での拡張能評価は不正確になります．その他の指標として，傍胸骨左縁短軸像で肺動脈弁と肺動脈分岐部の中間地点でパルスドプラ（PW）により計測した肺動脈血流における拡張後期での前方方向への血流の存在は右室の拘束性拡張障害を示唆します．

　ガイドラインでは右室流入波形と組織ドプラによる右室拡張能の評価を左室に準ずる形で次のように定めています[1]．

- E/A＜0.8：右室弛緩能低下（impaired relaxation）
- E/A 0.8〜2.1で，E/e'＞6または肝静脈血流で拡張期波形＞収縮期波形：偽正常化
- E/A＞2.1かつE波減衰時間＜120 ms：拘束性拡張障害（restrictive pattern）
- 肺動脈の拡張末期前方波形：拘束性拡張障害

　左室同様に右室でもE/Aは年齢とともに低下します．呼気でE波は増高しE/Aは上昇します．頻脈はE，A波とも増高させますが，A波の方がより増高するためE/Aは低下します．

心得 10　右室への圧・容量負荷

1) 高度の右室容量負荷は拡張期に中隔の圧排・平坦化を示すことがある
2) 肺高血圧症は5群に分類され，左心系疾患に伴う第2群が多い
3) 右室圧負荷は収縮期に中隔の圧排・平坦化を呈するが容量負荷を伴うことも多い

　心不全での右心系評価の目的は，右室機能とともに**右心系への負荷の程度を評価することです**．容量負荷と圧負荷がありますが，実際には両者は混在し，純粋な容量負荷，圧負荷はないとされます．しかし分けた方が病態を理解するうえでわかりやすいので，ここでは別々に扱います．

■右室への容量負荷

　容量負荷はシャント疾患（左→右シャント），三尖弁閉鎖不全などに代表される病態です．右室の拡大とともに，病態初期では前負荷が増えるため右室収縮は亢進します．病状の経過により右室収縮は正常化し，さらに進行すると収縮能の低下を認めます．容量負荷が高度になると心室中隔が左室側へ圧排され，平坦化を示すことがあります．高度の容量負荷では，収縮期には左室圧により中隔は右室側に押され，容量負荷のかかる拡張中期〜後期に中隔側へ圧排されます．**拡張期の中隔の圧排・平坦化は右室の高度容量負荷を示唆する所見**です．

■右室への圧負荷

　圧負荷は肺高血圧症，肺動脈弁狭窄症などで認められます．急性肺高血圧症は肺血栓塞栓症に伴います．慢性の肺高血圧症は肺動脈性肺高血圧症（第1群），左心系の疾患に伴う肺静脈性肺高血圧（第2群），肺疾患に伴うもの（第3群），慢性血栓肺塞栓性肺高血圧症（CTEPH，第4群），詳細不明の多因子の機序に伴う肺高血圧症（第5群），と分類されます（表3）[3]．臨床的には左心系の疾患による場合が最も多く，循環血漿量の増加を伴うことが多いため圧負荷と容量負荷の混在した病態となります．

　高度の圧負荷では中隔の圧排，平坦化がみられしばしば**左室が"D"字様の形態**（D-shape）を認めます．圧負荷の場合は右室圧が高くなる収縮期に中隔が圧排されます．ただ左心系の疾患に伴う第2群の肺高血圧では左心系の拡張末期圧の上昇も伴うため中隔の圧排の時相は複雑なこともあります．高度容量負荷では拡張期に中隔は圧排されても，収縮期にはほぼ正常位置になるのに対して，第2

表3 肺高血圧症の分類[3]

第1群	肺動脈性肺高血圧症（PAH）
	1）特発性肺動脈性肺高血圧症（IPAH） 2）遺伝性肺動脈性肺高血圧症（HPAH） 3）薬物・毒物誘発性肺動脈性肺高血圧症 4）各種疾患に伴う肺動脈性肺高血圧症（APAH）
第1'群	肺静脈閉塞性肺疾患（PVOD）および/または肺毛細血管腫症（PCH）
第1''群	新生児遷延性肺高血圧症（PPHN）
第2群	左心性心疾患に伴う肺高血圧症
	1）左室収縮不全 2）左室拡張不全 3）弁膜疾患 4）先天性/後天性の左心流入路/流出路閉塞
第3群	肺疾患および/または低酸素血症に伴う肺高血圧症
	1）慢性閉塞性肺疾患 2）間質性肺疾患 3）拘束性と閉塞性の混合障害を伴う他の肺疾患 4）睡眠呼吸障害 5）肺胞低換気障害 6）高所における慢性暴露 7）発育障害
第4群	慢性血栓塞栓性肺高血圧症（CTEPH）
第5群	詳細不明な多因子の機序に伴う肺高血圧症
	1）血液疾患 2）全身性疾患 3）代謝性疾患 4）その他

群の肺高血圧による圧負荷では**収縮末期のみならず拡張末期にも中隔の圧排を認め**ることがあります．

　中隔の圧排の時相から容量負荷と圧負荷を鑑別するためにはMモードによる解析も有用な方法です．ただ左脚ブロックなど伝導障害があると判別は困難です．

心得 11　肺動脈圧の推定

1) 肺動脈収縮期圧の推定には三尖弁閉鎖不全最大流速の複数断面での最大値を用いる
2) 肺高血圧症の定義は平均肺動脈圧＞25 mmHgであり，収縮期肺動脈圧では定義されない
3) 収縮期肺動脈圧＞40 mmHgで肺高血圧症を疑う

　圧負荷の評価のためには右室圧の推定が重要となります．三尖弁閉鎖不全の最大流速（V）から簡易ベルヌイ式により収縮期肺動脈圧は$4 \times V^2$＋推定右房圧（mmHg）で求め，右房圧は下大静脈径からの推定値を用います．三尖弁閉鎖不全の流速波形は角度依存性があるため，傍胸骨左縁短軸像，心尖四腔像などいくつかの断面で計測し，**最も早い流速**を採用します．過大評価になることを避けるため，**速度波形は包絡線のはっきりした，信号濃度の強い部分で計測**し，はっきりしない薄い信号の位置で計測しないようにします．

　肺動脈弁や右室流出路に圧較差を生じるような狭窄がない場合，収縮期肺動脈圧は右室収縮期圧に一致します（この場合，肺高血圧症＝右室圧負荷となります）．**収縮期肺動脈圧の上昇を認めた場合には右室流出路などに狭窄がないことを確認しておく必要があります**．

　肺高血圧症は平均肺動脈圧＞25 mmHgが肺高血圧症の定義であり，収縮期肺動脈圧では定義されていません．ただ肺高血圧症が確定した症例の大部分は中等度以上の三尖弁閉鎖不全が存在し，そこから求められた収縮期肺動脈圧が60 mmHgを超えるとされます[4]．よって三尖弁圧較差（TR-PG）による**収縮期肺動脈圧＞60 mmHgであれば肺高血圧症の可能性はかなり高い**と考えます．一般に呼吸困難を訴える症例で**収縮期肺動脈圧が40 mmHgを超える場合は肺高血圧症の可能性**を考えて，さらなる精査を行うべきとされます．

　肺動脈閉鎖不全（PR）がある場合，肺動脈拡張期圧を拡張末期速度から$4 \times (PR拡張末期速)^2$＋推定右房圧（mmHg）として求め，平均肺動脈圧は$1/3 \times$収縮期肺動脈圧＋$2/3 \times$拡張末期圧として推定することが可能です．あるいは逆流波形の収縮早期最大速度から，簡易ベルヌイ式での圧較差を使い，$4 \times 早期PR流速^2$＋推定右房圧としても平均肺動脈圧が推定されます．

心得 12　肺血管抵抗の推定

1) 肺血管抵抗（PVR）は右心系の後負荷の指標
2) 三尖弁・肺動脈弁閉鎖不全からPVR ＝ V_{TR}/TVI_{RVOT} × 10（Wood単位）として推定
3) 心エコーではPVR ＞ 3 Wood単位で肺高血圧症の可能性を考える

　右心系の後負荷の指標として用いられるのが肺血管抵抗（pulmonary vascular resistance：PVR）です．肺動脈圧は肺動脈血流×肺血管抵抗で決まるもので，肺動脈圧の上昇が必ずしも肺血管抵抗の上昇を意味するものではありません．しかし肺血管抵抗を求めることで，肺血管系の異常や肺疾患での肺血流量の増加による肺高血圧を鑑別することができます．また肺血管抵抗は心移植の適応においても重要な意味をもち，血管拡張薬を使用しても 6Wood 単位（480 dynes・cm/s^2）以上の肺高血圧症は心移植の絶対的除外とされます．

■ 心エコーによるPVRの推定

　肺血管抵抗の正確な計測は右心カテによりますが，心エコーでも推定は可能です．オームの法則と同様に**血圧＝血液流量×血管抵抗**ですので

　　肺血管抵抗＝肺動脈圧÷肺動脈血流量

で求められます．心エコーでは圧として三尖弁閉鎖不全の最大逆流速度（V_{TR}）より求めた肺収縮期圧を，血流として右室流出路血流を用いますが，さらに簡略化して

　　肺血管抵抗（PVR）＝ V_{TR}/TVI_{RVOT} × 10（Wood単位）

として求められます（図12）．ここでV_{TR}の単位はm/sとし，TVI_{RVOT}はパルスドプラで計測した右室流出路速度波形の時間速度積分（TVI）で単位はcm/sとします（最初に提唱されたときはV_{TR}/TVI_{RVOT} × 10 ＋ 0.16と補正項がついていましたが，最近は簡略化されたV_{TR}/TVI_{RVOT} × 10 [5]を使います）．

　心エコーで求めたPVRは正常例では1.5 Wood 単位未満でPVR ＞ 3 Wood単位なら肺高血圧症の可能性があります．なおPVRが8 Wood単位を超えるような場合はこの公式ではPVRは正しく求められません．PVRが非常に高い場合は代わりにV_{TR}^2/TVI_{RVOT}を用いることも提唱されています[5]．

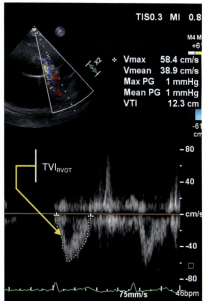

図12 心エコーによる肺血管抵抗の求め方

傍胸骨左縁短軸像または心尖四腔像から連続波ドプラ（CW）（**A**）で求めた三尖弁閉鎖不全の最大流速（V_{TR}，単位はm/s），およびパルスドプラ（PW）（**B**）で求めた右室流出路波形の時間積分（TVI_{RVOT}，cm）から

　肺血管抵抗（PVR）＝ $V_{TR}/TVI_{RVOT} \times 10$（Wood単位）

として求められる

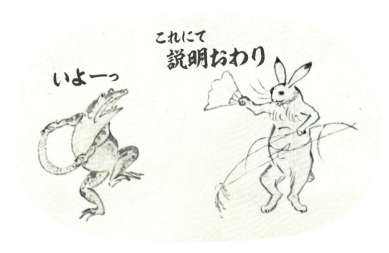

● 参考文献

1) Rudski LG, et al：J Am Soc Echocardiogr, 23：685-713, 2010
2) Haddad F, et al：Circulation, 117：1436-1448, 2008
3) Simonneau G, et al：J Am Coll Cardiol, 62：D34-D41, 2013
4) Hinderliter AL, et al：Am J Cardiol, 91：1033-1037, 2003
5) Abbas AE, et al：J Am Soc Echocardiogr, 26：1170-1177, 2013

第3章 心不全をみるコツ

秘伝 9 心エコーから心不全をどう読むか
急性心不全ではここを見ろ！

今までの稿で心不全の概念・分類および心エコーでの収縮，拡張指標についてみてきました．これらは心不全を評価するための設計図と部品にあたります．ここからはこれらを使っていよいよ心不全の評価を組み立てていきます．そのためには各部品をどのようにつないでいくかが重要になります．

心得 1　心エコーでの心不全評価とは
1) 急性心不全と慢性心不全では検査の目的が異なる
2) 急性心不全では急性期治療を目標とした血行動態評価が主な目的
3) 慢性心不全では病態を詳しく調べることも大切である

心不全の病態は秘伝1心得6で述べたように急性心不全と慢性心不全にも区別されます．急性心不全には新規発症と慢性心不全の急性増悪が含まれ，慢性心不全が急性増悪をくり返すことによって次第に心機能が低下し，治療抵抗性から死に至るのが心不全の自然経過とされています（図1）[1]．このように急性心不全と慢性心不全とは表裏一体の関係にありますが，両者の治療方針には差もあり，それに伴って心エコーの目的にも違いがあります．

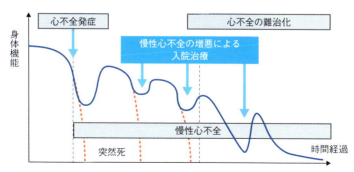

図1　心不全の自然経過
慢性心不全は，急性増悪をくり返しながら次第に心機能が低下し，重症化していく
（文献2をもとに作成）

■急性心不全と慢性心不全の心エコー

急性心不全ではうっ血の改善，血行動態の安定を目的とした迅速な治療が重要になります．急性冠症候群と同様に心不全も入院後の治療が遅れることによって予後が悪化します（図2）[3]．したがって迅速な診断と治療が求められます．急性期の治療は肺および全身の循環動態を改善することを目的としますので，心エコーも詳細な病因の解明より迅速な血行動態の評価が優先されます．

慢性心不全の病態は血行動態のみで語ることができません．心不全の病態を決定するのは心臓だけではなく，全身の血管系，腎機能，筋肉，交感神経系やレニン–アンジオテンシン–アルドステロン系（RAAS）などの神経体液性因子，さらには炎症なども関与します．慢性心不全とは心臓だけの疾患ではなく全身疾患であり，心機能だけですべての病態が決定できるものではありません．そのため心

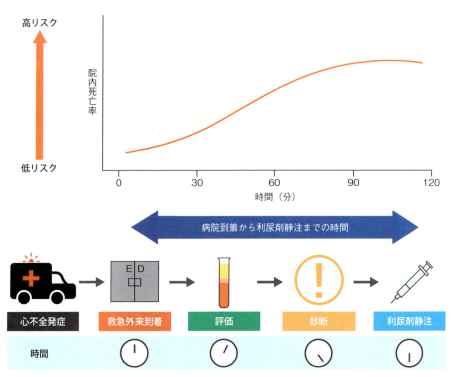

図2 急性心不全の入院から利尿剤投与までの時間と院内死亡率
入院から治療開始（利尿剤投与）までの時間が遅れるほど院内死亡率は高くなる
（文献3より引用）

エコーで評価できるのは慢性心不全の一面に過ぎません．そのような限界を念頭におきながら心エコーでは原疾患の詳細な分析や，予後に影響を与える機能的・形態的因子を明らかにし，それらを総合して心不全の病態を評価します．

■心不全のレポートはどうあるべきか

心不全症例での心エコーのレポートはどのようにすべきでしょうか．計測値や異常所見のみを示し，最終的な判断は担当医に任せるというのもありかもしれません．しかし個々の所見を並べるのみでは，それぞれの臨床的な意義がわからないままで終わってしまうかもしれません．各所見を有機的に結び付けて分析し，心不全の病態を明瞭に伝えられるレポートを作成すべきです．本章が目標とするのは，そのようなレポートが作成できるようになることです．

心得 2　急性心不全での心エコー

1) 急性心不全での心エコーは最初期のトリアージに続けて実施する
2) 肺エコーは呼吸困難の原因が急性心不全かどうかの判定に有用
3) 治療を考えた血行動態の把握には心力学が有用
4) 局所壁運動評価で急性冠症候群の可能性を確認する

急性心不全には迅速な対応が大切であり，検査にも精密さよりも治療を遅らせないためのスピードが求められます．急性心不全の初期対応において，わが国の心不全ガイドラインはわかりやすいフローチャートを提唱しています[1]．

■急性心不全の初期対応と心エコー（表1）

まず酸素投与を開始するとともに最初の10分間でトリアージを行います．この段階で重要なのは血圧で，秘伝2心得5で述べた，クリニカルシナリオ（CS）の1〜3を評価し，それに基づいて初期治療を開始します．CS1であればまず血管拡張療法としてニトログリセリン・スプレーの口内噴霧を行います．CS2でもニトログリセリン吸入を行う場合もあります．

心エコー図検査はその次の段階で行います．心電図，胸部X線，血液学的検査なども並行して実施し，身体所見を含めたすべての結果を総合して病状を診断します．この段階ではうっ血と心拍出量低下の所見からNohria-Stevenson分類を評価し，それに基づいて治療方針を決定します．

約60分間で診断と治療を行い，次の段階で結果を再評価しますが，必要なら心

表1　急性心不全の入院後の検査と対応

	入院後経過時間	評価・分類	評価内容
トリアージ	10分以内	クリニカルシナリオ分類	四肢冷感・血圧 心拍数・呼吸数 SpO_2・体温 心電図モニター
迅速評価	次の60分以内	Nohria-Stevenson分類 (急性冠症候群)	うっ血・末梢低灌流評価 血液検査 (BNP/NT-proBNP) 12誘導心電図 心エコー図 肺エコー図 胸部X線 (胸部CT検査)
再評価	次の60分以内	心不全病態・治療効果の再評価 基礎心疾患診断 特殊病態治療	四肢冷感・血圧 心拍数・呼吸数 SpO_2・体温 うっ血・末梢低灌流評価 (Nohria-Stevenson分類) 必要に応じて心エコー図，心電図などの再検

(文献1をもとに作表)

エコーも再検します．ただ短時間の変化として心エコーで捉えられるものは限られており，最初の段階でできなかったような精査を行うか，肺動脈圧や下大静脈径からの循環血漿量など短時間で変化しうる指標を評価する程度と思われます．循環血漿量の変化は尿量からも推察でき，その他の血行動態の変化も身体所見などから推定できるので，最初の段階である程度の評価がされていれば心エコーを再検する必要性は高くないと思われます．

■急性期の心エコーでは何を見るか

急性期の心エコーではどのような点を見るべきでしょうか．ガイドラインは病態に応じて**左室機能や左室充満圧の指標など優先すべき項目から評価を行うこと**とし，特に具体的な項目を明記していません．心エコーは治療方針の決定のために行うものであり，そのためには**各指標をバラバラに見るのではなく，各項目の関連を考えて病態を評価する**必要があります．

下大静脈の径だけから判断して利尿剤を静注すると思いのほか血圧が低下することがあります．下大静脈径とともに左室容量や心拍出量を計測し，それらの間の関係を考えることでこのように治療によって血行動態が増悪することを避けら

れる場合もあります．各指標の関連を考えるうえでは心力学の基本的な知識が有用で，特に急性期の血行動態の変化はたいていは心力学で説明できます．慢性心不全にも心力学は大切ですが，神経体液因子などや血管外への体液の移動の関与も大きく，また予後は血行動態だけでは予測できません．

　なお救急で対応する症例の多くは「心不全が疑われる」段階であり，必ずしも心不全と確定していません．呼吸困難が心不全によるかも初期段階では不明なこともあります．そのような場合，**肺うっ血があるかを肺エコーから判断することができます**．ガイドラインでも肺エコーにおけるBラインの検出が肺うっ血の診断に推奨されています．全例には必要ではありませんが，肺エコーも急性期の心エコーで見るべき項目であり秘伝12心得1で解説します．

　ガイドラインでは急性冠症候群が心不全の原因である場合は，できるだけ早く冠再疎通療法を実施することが求められ，フローチャートもそれ以外の原因の場合とは別になっています．心電図などから急性冠症候群の可能性が不明である場合，**心エコーによる局所壁運動異常の評価も心筋虚血の可能性を考えるための重要なツール**となります（第2章秘伝5心得1）．したがって急性冠症候群の診断のための局所壁運動評価も初期評価項目に加えてもよいと考えます．

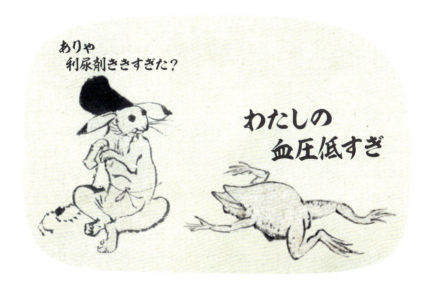

> **心得 3** 治療を考えた急性心不全の評価項目
> 1) 急性心不全の治療方針とは利尿剤，血管拡張薬，強心薬をどのように使うかを決定することである
> 2) 心エコーの指標から血行動態を評価してどの薬剤を使うかを決定する
> 3) 臨床的に可能な状況であれば急性心不全でも定量的評価を行う

■ 急性心不全治療の大原則

　急性心不全の心エコーの目的は病態評価にとどまらず，**治療方針を決定すること**です．前述のように心不全とは心拍出量の低下とうっ血を主体とする病態ですので，治療の目的とは心拍出量を増加させ，肺を含む臓器のうっ血を解消することです．そのための心不全の治療は，①**利尿剤** ②**血管拡張薬** ③**強心薬** が基本になります（IABP，PCPS，IMPELLAなどの体外式補助循環装置や人工透析が必要な場合もあります）．後述の心力学の観点からいえば**利尿剤は前負荷を，血管拡張薬は前・後負荷を軽減し，強心薬は収縮性を改善**します．

■ 急性心不全治療と心エコー

　心エコーの目的は心内圧と心収縮能の指標を用いて，どの薬剤をどのように使えばよいかを決定することです．しかし下大静脈が拡大しているから利尿剤を，左室収縮能が低下していたら強心薬を，と単純に判断できるものではありません．心エコーでは体血管抵抗が計測できないので，後負荷については不明な状態で判断する必要があります．またカテコラミンなどの強心薬は心拍数を上げ，心筋酸素の消費を増やし，不整脈を惹起させたり長期的予後を増悪させる可能性もありますので，あまり使用したくありません．強心薬を使わずに対応できるか，血管拡張剤と利尿剤のどちらを主に使用するかなどを判断することも重要です．心エコーだけではなく，血圧，心拍数などの生理的指標やCS，Nohria-Stevenson分類なども併せて総合的に判断する必要がありますが，心エコーの情報があれば，より理論的に治療方針を決定できます．その際に心力学は非常に有効なツールとなります．

　"秘伝10・11"で急性心不全の治療方針決定に必要な心力学の基礎部分を簡単に説明します．なお急性心不全では心エコーでの定量的評価ができず，心収縮能も正常・軽度低下・高度低下など定性的評価にとどまり，心内圧に関係した指標を計測する余裕もないこともあります．緊急性の高い場合はしかたありませんが，

血行動態の評価には定量的指標が重要です．病状が許すのであれば，急性心不全でも定量的評価を行うことが望ましいと考えます．

> ## 心得 4　急性心不全の評価に必要な心力学
> 1) Frank-Starlingの法則およびP-Vループの基本知識が必要
> 2) Frank-Starlingの法則については正しく理解されていない場合もある
> 3) P-Vループを使いこなすにはEmaxにこだわらない

■急性心不全と心力学

　急性心不全の治療方針決定のためには血行動態を正しく評価し，なぜ心不全が増悪したのか，現在はどのよう状態か，どのように治療すれば安定した血行動態に戻るか，を考える必要があります．血行動態を読み解くためには心力学の初歩的な知識としてフランク・スターリング（Frank-Starling）の法則と心室圧-容量曲線（P-Vループ）について知っておく必要があります．

　心力学というと，難しいと思われる読者もおられるかもしれません．日常臨床では使わない概念もあり（代表例がEmax），とっつきにくく思われるかもしれません．しかし急性心不全の血行動態評価のためには，基本中の基本さえ理解していれば十分です．以下の稿で最低限必要な内容を説明します．

　Frank-Starlingの法則は広く知られ日常診療でもよく使われていますが正しく理解されていない場合もあるようです．秘伝10ではFrank-Starlingの法則についておさらいすることで，誤解がないようにします．P-Vループはよく知られているわりにはあまり利用されず，「アレルギー」のある方もおられるようです．Emaxの重要性ばかりが強調されていることも食わず嫌いになる理由の1つのように思います．「前・後負荷に依存しない収縮能の指標」というEmaxの概念は大切ですが，臨床で計測できないEmaxのような指標にどれほどの価値があるのでしょうか．

　それではP-Vループはなぜ急性心不全で大切なのか，本章の最大のテーマはそこにあります．秘伝11でP-Vループの「考え方」を急性心不全の臨床でどう使うかを考えていきます．

● 参考文献

1）日本循環器学会/日本心不全学会合同ガイドライン：急性・慢性心不全診療ガイドライン（2017年改訂版），2018［http://www.j-circ.or.jp/guideline/pdf/JCS2017_tsutsui_h.pdf（アクセス：2019年2月）］
2）厚生労働省　脳卒中、心臓病その他の循環器病に係る診療提供体制の在り方に関する検討会：脳卒中、心臓病その他の循環器病に係る診療提供体制の在り方について，2017［https://www.mhlw.go.jp/file/05-Shingikai-10901000-Kenkoukyoku-Soumuka/0000173149.pdf（アクセス：2019年2月）］
3）Matsue Y, et al：J Am Coll Cardiol, 69：3042-3051, 2017

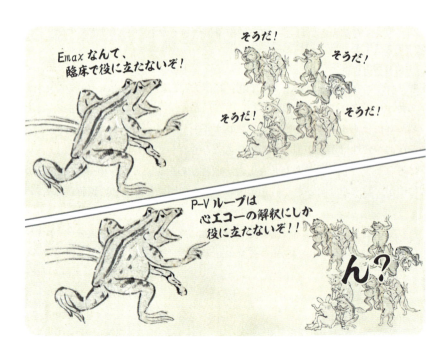

第3章　心不全をみるコツ

秘伝 10　心エコーのための Frank-Starling の法則
古典的？　でも心不全診療には必須！

　Frank-Starling の法則は100年以上も前に確立した，循環器学における基本法則です．古典的な法則でありながら今日でも心不全の診断・治療を考えるうえで必須の概念です（それこそが古典とされる所以であります）．心エコーで心不全をみるうえでも重要な概念ですが，誤解して理解されていることも少なくありません．ここではもう一度 Frank-Starling の法則を見直してみましょう．

心得 1　Frank-Starling の法則とは

1)「左室拡張末期容積が大きいほど心拍出量は大きい」が基本
2) 横軸を右房圧（≒左房圧）としても間違いではないが，左室拡張末期容積の増加が得られない症例では誤解を生じやすい
3)「下行脚」の概念を濫用してはいけない

　Frank-Starling の法則とは，よく知られているように「**収縮開始時（＝拡張末期）の左室容積が大きいほど一回心拍出量は大きくなる**」ということです．

■ Frank-Starling の法則と生理的意義

　Frank-Starling の法則は左室の収縮能についての基本法則です．その元となるのは左室を構成する心筋の「収縮開始時の心筋長が長いほど強い張力を発生する」性質です（図1A）．筋肉長と張力のこの関係は心筋に限らず筋肉一般に成り立ち，心筋には進展されるとカルシウムに対する感受性が亢進する性質があるためと考えられています．同じ筋肉細胞でも骨格筋は骨によって伸展は制限され，通常の状態でほぼ最適な張力を発生する筋肉長になっています．心筋の場合は安定状態では最大張力を発生するよりも短い心筋長にあるとされており，必要に応じて収縮力を亢進させることが可能となっています．個々の心筋の性質を左室全体へと広げると「収縮前＝左室拡張末期の容積が大きいほど一回心拍出量は大きい」という Frank-Starling の法則になります（図1B）．

　Frank-Starling の法則が成り立つことで，心臓への静脈灌流が増加しても，心室が拡大することで心拍出量を増加して対応できます（図2）．静脈灌流量が増えることは左室へ流入する血液量が増えることですので，左室拡張末期容積は増加

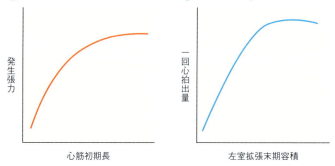

図1 心筋の発生張力とFrank-Starlingの法則
A：個々の心筋は収縮前に長く伸展されているほど，収縮によって発生する張力は大きくなる性質がある
B：心室は収縮前＝左室拡張末期の容積が大きいほど一回心拍出量は大きくなる

します．静脈灌流量を示す図2の青線（——）が右方向へ移動すると，Frank-Starling曲線との交点はより高い位置に移動します．この交点が心拍出量になりますので，静脈灌流量が増えると心拍出量も増加することが説明できます．

■「前負荷」は何を意味するのか

Frank-Starlingの法則の横軸は左室拡張末期容積，縦軸は心拍出量です．本来の前負荷は「収縮開始時の心筋長」のことですが，実測できないので左室拡張末期容積を前負荷とします．ところがスターリングが開胸犬を使った実験を行っていた頃は左室容積を制御することは困難であり，右心系へ流す血液の容器の高さを調節して右房への血液灌流量を調整していました．そのことからFrank-Starlingの法則の横軸を右房圧（≒左房圧）とすることもあり，右房圧や左房圧も「前負荷」と呼ばれるようになりました．

横軸を右房圧とすると，Frank-Starlingの法則は「右房圧が大きいほど心拍出力が大きくなる」と表現されることになります．間違いではありませんが，誤解を招きやすい面もあります．静脈灌流を増やすことによって左室が拡大できる範囲では正しい表現です．しかし拘束性心筋症などでは，大量補液で右房圧を増加しても左室拡張容積は大きくならないために心拍出量は増加しません（増加した循環血液量は静脈系に貯留します）．「右房圧が上昇しても心拍出量が増加しない」からといってFrank-Starlingの法則が成り立たないのではないのです．

Frank-Starling曲線を右方向に進むと心拍出量が低下する下行脚が存在すると

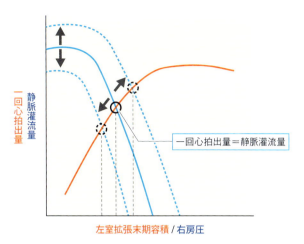

図2　Frank-Starlingの法則と静脈灌流量
赤線（——）は左室拡張末期容積と一回心拍出量についてのFrank-Starlingの法則，青線（——）は静脈灌流量の変化を示す．2つの交点で左室拡張末期圧と一回心拍出量が決まる．静脈灌流量が増えると交点は右上方へ移動し，左室拡張末期容積と一回心拍出量が増加し，静脈灌流量が減ると左下方へ移動し両者は減少する

されます．実験的にも下行脚は存在すると考えられていますが，臨床では「下行脚」の概念が濫用されているのでは，と懸念します．拘束性心筋症の例でもわかるように，**循環血漿量が増えてもそれに対応した左室容積の拡大が得られなければ，下行脚でなくても心拍出量は増加しません**．溢水状態にある急性心不全で血圧が上昇しないのは，必ずしもFrank-Starlingの法則の下行脚に入っているのではなく，循環血漿量の増加に見合うだけの左室拡大が得られず心拍出量が増加していないためかもしれません．

（ちなみに「前負荷」という言葉は骨格筋での筋肉長と張力の関係についてのとても古い実験に由来します．当時は単離した骨格筋の長さを調節することが困難であり，収縮前に筋肉に重りをつけて長さを調節したことから前「負荷」と呼ばれました．このような古い言い方が概念の混乱を招いています）

心得 2　Frank-Starlingの法則の臨床応用

1) 臨床の心エコーでFrank-Starlingの法則を考えるときは横軸を右房圧（≒左房圧）と考えたほうがよいことが多い
2) 輸液・利尿による血圧の変化はFrank-Starlingの法則に基づく
3) HFpEFで亜硝酸薬の慢性投与は禁忌

■ 心エコーでみるFrank-Starlingの法則

"心得1"で述べたようにFrank-Starlingの法則の横軸は左室拡張末期容積であり，右房圧などとするのは便宜的なものです．しかし心エコーの測定では左室容積の軽度の変化の検出は難しいと考えられます．心エコーでは横軸を右房圧あるいは左房圧（≒左室拡張期圧）と考えた方がわかりやすいかと思います．臨床では下大静脈を右房圧の指標として，その拡大・縮小を前負荷の変化と考えることも多いと思われます．臨床で前負荷の変化を大まかに考えるのであればそれでもよいでしょう．ただし心タンポナーデなど静脈から右心系への流入が阻害されているときや，肺血栓塞栓症などでは下大静脈の拡大が左心系にとっての前負荷の増大を意味しないこともあります．

■ 輸液・利尿の効果とFrank-Starlingの法則

Frank-Starlingの法則の一番わかりやすい例は，利尿や輸液による循環血漿量の変化が心拍出量あるいは血圧に与える効果です．輸液によって心拍出量あるいは血圧を示す交点はFrank-Starling曲線を右へ，利尿によって循環血漿量が減ると左へ移動し血圧が変動します（図3）．

利尿によって血圧が低下する場合，Frank-Starling曲線の形が関係してきます．交点が比較的右にある間は少々左に移動しても心拍出量の低下は軽度ですが，さらに左に移動すると前負荷のわずかな変化でも大きく低下します（図3，点A）．循環血漿量の少ない，脱水に近い状態（図3，点B）の症例に利尿剤を使うと心拍出量が大きく低下してしまうので注意が必要です．

慢性心不全では肺うっ血や浮腫などがあっても，水分は組織（サードスペース）へ移動していて，**血管内については必ずしも循環血漿量が過剰であるとは限りません**．そのような状態で利尿剤を使うと低心拍出量症候群や血圧低下が引き起こされます．経口投与なら血管内の循環血漿量の低下に伴いサードスペースから血管内への水分の移動が生じることで血圧が維持されることが多いですが，静注で

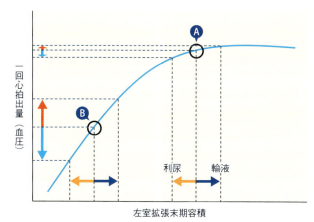

図3　Frank-Starlingの法則における輸液，利尿の効果
Frank-Starling曲線の左側にある**点B**では，右側にある**点A**に比べて同じだけの左室容積の変化による一回心拍出量の変化が大きい．体血管抵抗が変化しない場合は心拍出量の変化は血圧の変化に一致する

使用した場合は水分の移動が間に合わず急に血圧が低下したりします．経口投与でも明らかな血圧低下はなくとも，心拍出量低下による臓器障害が進行することもあります．利尿剤による急性腎障害には心拍出量低下による腎血流量低下も関係します．静注で利尿剤を投与する前に，心エコーで下大静脈を評価することでこのような事態を回避することができます．

　亜硝酸薬のような静脈系を拡張する薬剤も，静脈系での血液プールを増やすことで利尿剤同様に前負荷を低下させます．利尿剤より効果発現が早く，CS1（およびCS2）の急性心不全では血圧コントロールのためにまず使用すべき薬剤です．弱いながらも動脈拡張効果もあり，軽度の後負荷低下も期待されます．ただ利尿剤と同様に，循環血漿量が少ない状態で使用すると過度に血圧が低下することがあります．また"心得5"などで述べるように，HFpEFでは前負荷の低下により低心拍出量になる可能性もあり，**慢性的な亜硝酸薬の投与**は活動性を低下させ，予後を増悪させるとして**ガイドラインでは禁忌**とされています．

■ 逆流性弁膜疾患とFrank-Starlingの法則

　Frank-Starlingの法則は僧帽弁閉鎖不全や大動脈弁閉鎖不全などの逆流性弁膜疾患にも関係します．僧帽弁閉鎖不全症では静脈からの灌流量に左房へ逆流した血液が加わり，その分だけ左室への流入血液量は増えて左心拡張末期容積は増え，心拍出量は増加します（図4）．

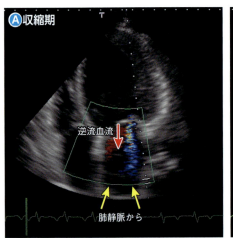 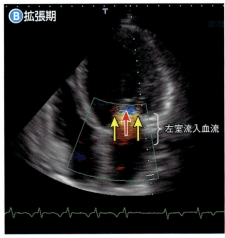

図4 僧帽弁閉鎖不全における前負荷の増加
右心→左心への循環血液と左房へ逆流した血液とが次の心周期に左室へ流入するため，左室の前負荷は増加する

　高度の僧帽弁閉鎖不全が持続すると心筋障害が生じ，左室収縮能は低下しますが，左室拡大による心拍出量増加があるために**収縮能は過大評価されます**．高度僧帽弁閉鎖不全では左室駆出率が60％以下（かつ/または左室収縮末期径≧40mm）で手術適応とされるのは，収縮能が過大評価されており左室駆出率が60％でも収縮能の低下があると考えられるからです．

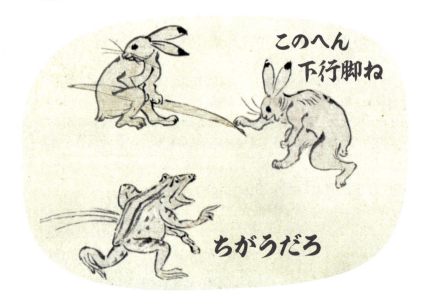

心得 3　ショックの病態と Frank-Starling の法則①

1) ショックの心エコーではまず下大静脈を観察する
2) 循環血液量減少性ショックでは左室駆出率は上昇しても心拍出量は低下
3) 血流分布不均衡性ショックでは下大静脈径が保たれていることも多い

■ ショックの分類

　ショックは一般には血圧が急激に低下する病態と考えられていますが，正確には生体に対する侵襲あるいはそれに対する生体反応によって全身主要臓器の酸素需要に見合うだけの血液循環が得られなくなった状態を指します．その血圧変動は Frank-Starling の法則と関係しています．

　ショックは原因により
　① 循環血液量減少性ショック（原因として出血，脱水，腹膜炎，熱傷など）
　② 血液分布不均衡性ショック（アナフィラキシー，脊髄損傷，敗血症など）
　③ 心原性ショック（心筋梗塞，弁膜症，重症不整脈，心筋症，心筋炎など）
　④ 心外閉塞・拘束性ショック（肺塞栓，心タンポナーデ，緊張性気胸など）
に分類されます（表1）．心エコーは左室収縮能の低下による心源性ショックのみならず，その他のショックの鑑別および病態評価にも必須です．

■ 循環血液量減少性ショック

　循環血液量減少性ショックは出血に加え，熱傷やイレウスなどでの血液以外の体液の大量喪失でも生じます．循環血液量の低下＝前負荷の低下ですので，Frank-Starling の法則により心拍出量は低下し血圧は低下します．急性輸液により Frank-Starling 曲線を右方に移動して心拍出量が上昇し，血圧は上昇します．

　ショックの心エコーでは下大静脈の確認が第一であり，下大静脈径が縮小・虚脱していれば循環血漿量は低下しています．右室や左右心房の縮小も認めます．

　注意すべきは Frank-Starling 曲線の縦軸は心拍出量であって左室の収縮能ではないことです．循環血液量減少性ショックでは頻脈とともに左室は反応性に過剰な収縮性を示し，左室駆出率も亢進します．陳旧性心筋梗塞などでも正常心筋領域は過収縮を呈します．しかしながら左室腔は狭小化しており，心拍出量は低下しています．左室駆出率（あるいは収縮能）は亢進しても，血圧を示す点は Frank-Starling 曲線上を左に移動していて心拍出量が減少し血圧は低下します．

　なお循環血液量減少性以外のショックでも循環血液量が低下することもあり，

表1 ショックの分類と特徴

種類	主な機序	心エコー所見	原因疾患
循環血液量減少性	循環血液量の急激な低下	下大静脈の縮小，虚脱　左室の過収縮	出血（外傷，消化管出血，子宮外妊娠 など）脱水，腹膜炎，熱傷，急性膵炎，イレウス など
血流分布不均衡性	末梢血管の過剰な拡張	下大静脈保たれる　左室の過収縮	アナフィラキシー，脊髄損傷，敗血症，副腎クリーゼ，血管迷走神経反射 など
心原性	心疾患による心拍出量低下	左室の収縮性低下，高度弁膜逆流所見 など	心筋梗塞，弁膜症，心筋症，心筋炎重症不整脈 など
心外閉塞・拘束性	心臓外の存在による拍出障害	肺血栓塞栓症所見　心タンポナーデ所見	肺塞栓，大動脈解離，心タンポナーデ，収縮性心膜炎，緊張性気胸 など

下大静脈径の縮小・虚脱は循環血液量減少性ショックに特異的ではありません．しかしFrank-Starlingの法則を考えるといずれの原因でも循環血液量の低下に対しては急速大量輸液を行うべきであり，**ショックではまず下大静脈を観察し，よほど拡大していない限り十分な輸液を行う**ことが大切です．

■ 血流分布不均衡性ショック

血流分布不均衡性ショックは敗血症やアナフィラキシーなどで末梢血管が過剰に拡張し，循環血液量は変わらなくても適正な圧の発生に必要な血管の内容量が相対的に不十分なために生じます．後負荷の低下が原因であり，後負荷の影響がわかりにくいFrank-Starlingの法則のみでは説明が難しい病態です．心エコーでは頻脈とともに**左室は反応性に過剰な収縮性を示します**が，相対的な循環血液量不足であるため中心静脈圧は低下していても**下大静脈径や左房径は多くの場合保たれています**．下大静脈が拡大していなくても，Frank-Starlingの法則から輸液により心拍出量は増加するので，急速輸液は必須の治療です．しかしほとんどの例では輸液のみでは不十分で昇圧にはカテコラミン製剤が必要となります．

心得 4　ショックの病態とFrank-Starlingの法則②

1) 心膜貯留が急速な場合は少量の貯留でもショックになりうる
2) 心タンポナーデでは心室への血液流入の呼吸性変動が大きくなる
3) 肺血栓塞栓症は肺循環障害による左室前負荷の低下でショックになる

　心外閉塞・拘束性ショックは心臓外の物理的な存在により血液拍出や心室の拡張が障害されることが原因ですが，一部の病態はFrank-Starlingの法則から血圧低下が説明できます．

■ 心タンポナーデ

　心膜貯留による心タンポナーデは右心系への静脈灌流の低下による前負荷の低下と，拡張制限による左室拡張末期容積の縮小の両方が作用し著明な心拍出量低下が生じます．心エコーでは**心膜貯留**とともに，**右心系の虚脱と下大静脈の拡大，呼吸性変動の低下・消失**を認めます．この場合の下大静脈の拡大は右心系へ血液が回帰できないためであり，前負荷の増加を意味しません．

　心膜貯留が，慢性的に進行した場合は心外膜の拡張などで代償されて心タンポナーデになりません．それに対して，心破裂などによる急速な心膜貯留では貯留量は多くなくとも心タンポナーデが生じます．心エコーで心膜貯留が多くないからといって心タンポナーデを否定することはできず，心筋梗塞の心破裂では少量のフリースペースだけでもショックに陥ることがあるので注意が必要です．

　右心系の虚脱は心膜腔内の圧が右心系の圧を上回ることを意味し，右房は収縮期に右室は拡張期に虚脱が出現します．**右房は右室よりも虚脱しやすく**，右房の虚脱はより早く心タンポナーデの可能性を示唆しますが，心タンポナーデに至っていない段階でも出現します．**右室にも虚脱を認める場合は心タンポナーデの可能性は高くなります**（図5）．

　Frank-Starlingの法則とは関係ありませんが，心タンポナーデの心エコーでは左室・右室流入血流の呼吸性変動が大きくなるのが特徴です．生理的条件下でも吸気時に胸腔内圧（陰圧）が低下すると，右心系では静脈からの血液灌流が増加し，逆に呼気時には減弱します（図6）．心タンポナーデでは，呼気時には胸腔内圧に加え心膜腔内の圧上昇が加わるため，**右室流入血流の呼気時の低下はより増強し30％以上低下します**．右室圧の上昇により心室中隔が左室側へ圧排され，**吸気時の左室流入血流はより減少し25％以上の低下を示します**（図7）．右室・左

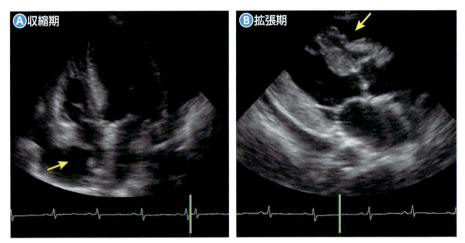

図5 心タンポナーデにおける右心系の虚脱
心タンポナーデにおいて，右房は収縮期に（A），右室は拡張期に（B）虚脱を認める（⇨）．右房の虚脱はより早く心タンポナーデの可能性を示唆するが，心タンポナーデに至っていない段階でも出現しうる．右室の虚脱を認める場合は心タンポナーデの可能性が高い

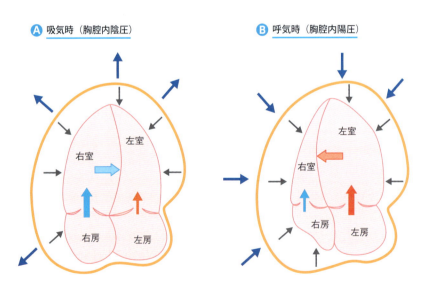

図6 左室・右室流入血流の呼吸性変動
吸気時には胸腔内が陰圧になるため静脈系の灌流血流が増加し，右室流入血流が増加する（A）．呼気時には胸腔内が陽圧になることで静脈灌流は減り，肺循環系から左房への血流が増えるため，左室流入血流が増加する（B）．心タンポナーデでは心腔内圧上昇が加わるため，呼吸変動がより顕著になる

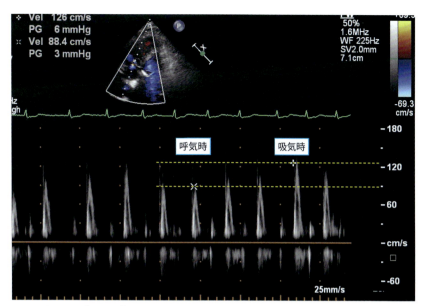

図7 心タンポナーデ症例での右室流入波形の呼吸性変動
心タンポナーデでは呼気時に右室流入血流は30％以上低下する

室の流入血流パルスドプラ（PW）波形を遅い掃引速度で記録することで，呼吸性変動を確認できます．ただショックでは，呼吸性変動まで観察する余裕がなく，多くは心膜貯留と臨床的症状から心タンポナーデを診断します．

■ 肺血栓塞栓症

肺血栓塞栓症のショックは，肺動脈中枢側での多量の塞栓の場合に生じます．肺循環系の障害により**右心系から左心系への血液灌流が障害されるため，左心系は前負荷の低下が生じ**，心拍出量が低下しショックに至ります．心エコーでは右心室の拡大，高度の三尖弁閉鎖不全の出現で診断されますが，診断には造影CTが確実です．肺血栓塞栓症の心エコーについては第2章秘伝8心得4をご参照ください．

心得 5 　Frank-Starlingの法則と心収縮能

1) 収縮不全心の左室拡大は適応反応としては効率が悪い
2) 収縮不全心では利尿による血圧低下は正常心よりも軽度なことが多い
3) HFpEFでは利尿による血圧低下が著明な症例がある

　Frank-Starling曲線が血行動態の評価で重要な理由の1つは，その**傾きが心臓の収縮能によって変化する**点にあります．心筋収縮能が低下するとFrank-Starling曲線の傾きは小さくなり，カテコラミンなどの強心薬により傾きは大きくなります（図8A）．収縮能の低下した不全心でもカテコラミンにより傾きが改善します（図8B）．この変化が心不全における血行動態に関係します．

■ 収縮不全心におけるFrank-Starling曲線

　拡張型心筋症や虚血性心筋症などの収縮不全心では多くの場合左室容積は増加します．左室拡張期容積を増加することでFrank-Starlingの法則により心拍出量を増やせるので，**収縮能低下に対する合目的的な適応反応**といえます．しかしFrank-Starling曲線の傾きが小さいので，左室拡張期容積の増大による心拍出量の増加効果は正常心に比べ少なくなります．左室容積の拡大は左室壁応力の増加による心内膜虚血や，収縮に必要な消費エネルギーの増加を起こし，心筋をさらに障害します．

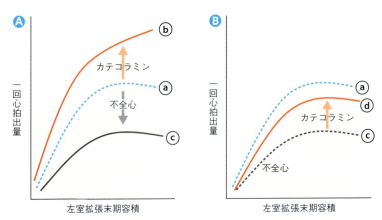

図8　収縮能の変化とFrank-Starlingの法則
A：正常心ⓐにカテコラミンを投与し収縮性を上げることで，Frank-Starling曲線は上方のⓑへ移動する．収縮能の低下した不全心では下方へ移動している（ⓒ）
B：不全心ⓒに対して，カテコラミン投与はFrank-Starling曲線をⓓへと改善する

Frank-Starling曲線の変化はHFrEFにおける血行動態の理解に重要です．例として利尿剤を使用したときの変化をみてみます．利尿剤による前負荷の軽減は心拍出量を低下させ，血圧を低下させます．ところが収縮能の低下した症例では，Frank-Starling曲線の傾きが小さいため，前負荷が低下しても正常心に比べて心拍出量の低下が小さく，血圧の低下も軽度です（図9A）．このようなメカニズムがあるのでHFrEF症例でうっ血に対して利尿剤を比較的安全に使うことができます．もちろんFrank-Starling曲線の左側の前負荷の低い状態で利尿剤を使うと，低心拍出量状態に陥ります．静注で利尿剤を使うときには，可能であれば心エコーで下大静脈径を確認しておくことが望ましいです．

■ HFpEFにおけるFrank-Starling曲線

　HFpEF症例でも正常心に比べて長軸方向への収縮能は低下していることがストレイン解析などから明らかになりましたが，HFrEFに比べると収縮能低下は軽度だと思われます．HFpEF症例では左室肥大を伴い，左室拡張末期容積は正常心よりも小さいことが少なくありません．そのためFrank-Starling曲線の左側に位置していることが多く，利尿による心拍出量低下が大きくなります（図9B）．利尿による血圧低下が起きやすいのがHFpEFの治療が困難な一因です．

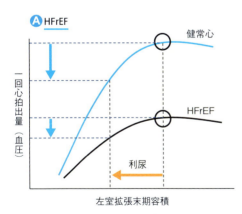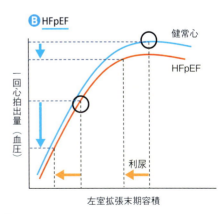

図9　心不全における利尿が心拍出量に与える効果
A：HFrEFではFrank-Starling曲線が健常心よりも緩やかなため，利尿により前負荷が低下した場合の心拍出量（あるいは血圧）の低下は軽度である
B：HFpEFでは収縮能は比較的保たれるも左室のサイズが小さく，Frank-Starling曲線の左方に位置している．同じように前負荷を低下させると健常心よりも心拍出量が著明に低下する

> **心得 6　Forrester 分類を Frank-Starling の法則で考える**
> 1）Forrester Ⅱ型の治療方針は前負荷の軽減
> 2）Forrester Ⅲ型は輸液が基本だが，収縮不全心では心拍出量の増加が不十分になる可能性もある
> 3）Forrester Ⅳ型は下行脚にあるとは限らず，利尿剤より強心薬を考える

　心不全の病態を評価するときに Frank-Starling の法則と関連するのが，秘伝2心得3で述べた Forrester 分類です．Forrester 分類は血行動態を肺動脈楔入圧（PCWP）と心係数（cardiac index：CI）で評価しますが，肺動脈楔入圧は左房圧にほぼ近似し左室の前負荷を示すと考えられます．

■Forrester 分類に基づいた治療方針（図10）

　Forrestre Ⅰ型（PCWP < 18 mmHg，CI ≧ 2.2 L/min/m²）は適切な前負荷によって心拍出量が十分に保たれている状態です．**Forrester Ⅱ型**（PCWP ≧ 18 mmHg，CI ≧ 2.2 L/min/m²）では心拍出量は保たれているが PCWP は肺うっ血を起こしうる高値です．心拍出量に余裕があるので，**利尿により PCWP の低下を図ります**．ただし利尿による前負荷の低下により心拍出量が低下するので Forrester Ⅲ型やⅣ型の低心拍出量状態に陥るリスクもあります．前負荷の低下としては亜硝酸薬も有効な方法です．

　Forrester Ⅲ型（PCWP < 18 mmHg，CI < 2.2 L/min/m²）は前負荷が低くて心拍出量が低い状態ですので，治療方針としては**輸液で前負荷を増やす**ことを目指します．しかし収縮不全心では，Frank-Starling 曲線の傾きが小さいために，前負荷を増やしても十分な心拍出量の増加が得られず，Forrester Ⅳ型へ陥る危険性もあります．

　Forrester Ⅳ型（PCWP ≧ 18mmHg，CI < 2.2 L/min/m²）は前負荷が高くても十分な心拍出量が得られない状態です．Frank-Starling の下行脚にある場合もありますが，必ずしもそれだけとは限りません．基本的には収縮能が低く，前負荷を加えても心拍出量が得られないので，強心薬によって収縮能を改善する必要があります．PCWP の高値により肺うっ血を生じますので，利尿により PCWP を下げることも検討します．PCWP だけを考えて強心薬を併用せずに利尿剤を投与すると心拍出量がさらに低下するリスクがあります．下行脚の状態であれば利尿で心拍出量が増える可能性もありますが，本当に下行脚の状態にあるのかを治療

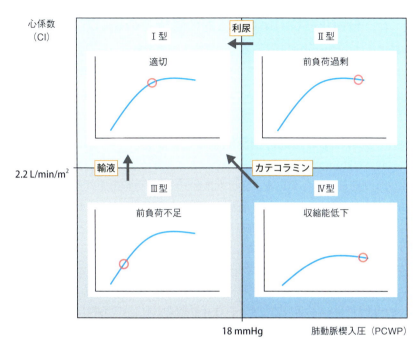

図10　Frank-Starling曲線からみたForrester分類
Forester II型では収縮力の低下は前負荷で補えているが，前負荷は過剰になっているので利尿を行う．Forrester III型は前負荷が不足して心拍出量が得られていないので輸液を行う．Forrester IV型では収縮力の低下を高い前負荷でも補うことができないのでカテコラミン（±利尿剤）が必要である

前に知ることは困難です．

■心エコーでみるForrester分類

　Forrester分類は治療方針決定には便利ですが，Swan-Ganzカテーテルによる侵襲的な計測が必要です．臨床的にはNohria-Stevenson分類がForrester分類をほぼ反映しています．心エコーではPCWPを肺動脈弁逆流速度やE/e'から推定できますが，左房圧の推定値が不正確なため不十分な推定にならざるを得ません．しかし明らかにPCWPが高値である（Forrester IIまたはIV型）例や，下大静脈径が縮小・虚脱して明らかに前負荷の低い症例（Forrester III型）を検出できるので，臨床的には有用です．心エコー図検査でのForrester分類の考え方については秘伝12心得4で詳しく述べます．

心得 7　Frank-Starlingの法則の臨床での使い方と限界

1) Frank-Starlingの法則は心不全の診断・治療の基本フレームワーク
2) 心エコーでも血行動態の変化を大雑把に解釈するために有用
3) 後負荷の要素が入っていないことが限界，拡張能についても不明

■ Frank-Starlingの法則の臨床的意義と使い方

　Frank-Starlingの法則は心不全を理解するうえでの基本です．Swan-Ganzカテーテルで前負荷，心拍出量の変化を計測すれば，血行動態の変化をFrank-Starling曲線によって解釈でき，利尿や輸液など治療方針も決定できます．このようにFrank-Starlingの法則は血行動態評価，治療方針決定の基本的な「フレームワーク」といえます．

　本来のFrank-Starlingの法則は左室拡張末期容積と心拍出量の関係ですが，心エコーでは左室拡張末期径や左室駆出率の変化を説明するためにも用いられます．多くの場合はそれでもよいのですが，注意も必要です．左室容積は左室径の3乗に比例するので，左室径では本来の前負荷たる左室拡張末期容積の変化は十分に捉えられません．左室駆出率は同じ症例で見ている場合は，心拍出量の変化をほぼ反映すると考えて間違いないのですが，**肥大心や心アミロイドなどの左室容積の縮小を伴う心不全例では，左室駆出率では収縮能を過大評価してしまうことがあります**（秘伝3心得1）．左室径が小さいと心拍出量は小さいことも念頭において考えることが必要です．拡張能低下を伴うため前負荷を加えると容易に左室拡張期圧が上昇し，肺うっ血をきたすことにも注意が必要です．このような症例では心エコーでの左室駆出率よりも血圧の変化の方が血行動態をより正確に反映するとも考えられます．

　前負荷の指標としては左室拡張末期容積よりも肺動脈弁逆流速度から求めたPCWPやE/e'などの方がよく用いられます．右房圧を反映する下大静脈の変化を前負荷の指標とすることもよくあります．下大静脈径は大雑把ですが臨床的にはそれなりに前負荷の状態を反映します．ただし心タンポナーデの場合や，肺血栓塞栓症，右室梗塞，高度の三尖弁閉鎖不全など右心系から左心系への血液灌流が障害されている場合には，下大静脈が拡大していても左室にとっての前負荷は低い状態になっているので注意が必要です．

　このように限界もあり，心エコーでのFrank-Starlingの法則は左室拡張末期容

積と心拍出量の正確な関係を知るためではなく，「**収縮能が正常/低下している**」心臓で，「**下大静脈が拡大/正常/縮小・虚脱**」しているので「**輸液/利尿**」によって「**血圧/左室駆出率**」がどう変化するかを「**大まかに**」解釈・予測するために使うべきかと思います．

■ Frank-Starling の法則の限界

　急性心不全の評価において Frank-Starling の法則は非常に有用であり，多くの場合で血行動態の変化を十分に説明してくれます．しかしその適応には限界もあります．最大の限界は後負荷の効果をうまく扱えないことです．心不全の症例では末梢血管抵抗の亢進が大きな問題ですが，Frank-Starling の法則だけではその影響を十分に評価できません．また拡張能の問題は Frank-Starling の法則では全く説明できません．上述のように元々の左室容積が大きい・小さい例の扱いにも注意が必要です．これらの問題を解決するには，**心室の圧−容量曲線（P−V ループ）** を理解する必要があります．

第3章 心不全をみるコツ

秘伝 11 心不全を解釈するための左室圧–容量曲線（P-Vループ）
基本をおさえれば心不全はもっと理解できる

　Frank-Starlingの法則は理解しやすい概念で，心不全を理解する基本です．しかし前負荷・後負荷の影響などを考えるうえでは限界もあります．心不全をより正確に理解するには左室の圧–容量曲線（P-Vループ）が必要です．P-Vループは難しいと思われがちですが，心不全の理解に本当に必要なのはごく基本の部分のみであり，本稿でやさしく説明します．

心得 1 　心室の圧–容量曲線（P-Vループ）とは
1）圧–容量曲線の基礎は左心内圧の周期的変化
2）圧–容量曲線（P-Vループ）は心周期の圧変化をグラフ化したもの
3）P-Vループの幅が一回心拍出量になる

■ 心周期における左心内圧の変化

　左室の圧–容量曲線を理解するには，その基礎となる心周期における左室内の圧変化を理解する必要があります．秘伝5心得1でも述べましたが，ここでもう一度説明します．図1に心周期における左室と大動脈の圧の変化を示します．心筋の収縮は僧帽弁が閉まったときからはじまります．はじめは左室内圧は大動脈圧に抗して大動脈弁を開くほど高くないので，僧帽弁・大動脈弁とも閉鎖したままであり，左室への血液の流出入がないために左室の容積は変化しません．容積が変化せず左室内の圧のみが上昇するので等容収縮期と呼ばれます（フタをしめたペットボトルをギュッと握りしめるイメージです）．

　左室の圧が大動脈の圧を上回ると大動脈弁が開き，大動脈へ血液が駆出されます．血液駆出により左室の容積は小さくなり，左室内圧が大動脈圧よりも低下すると大動脈弁は閉鎖します．この段階で収縮期は終了となります．

　拡張期も最初は大動脈弁・僧帽弁とも閉じたまま心筋が弛緩して，容積は変わらず左室内圧だけが低下します．これが等容弛緩期であり，その持続時間が弛緩能の指標である等容弛緩期時間（isovolumetoric relaxation time：IVRT）です．左室内圧が低下し，左房圧より低くなると，僧帽弁が開き左室へ血流が流入する血液流入期になります．血流の流入により左室内圧が上昇し，左房圧と等しくな

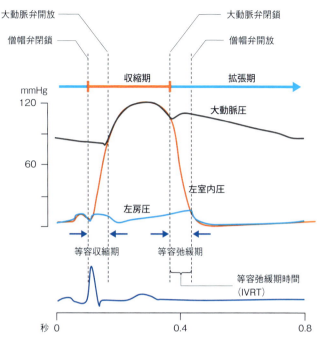

図1 心収縮期における心内圧の周期的変化

ると僧帽弁が閉じて血液流入は止まります．ここまでの過程が拡張期になります．

■P-Vループの成り立ち

　心室の圧-容積曲線（P-Vループ）は**横軸を左室の容積，縦軸を左室内圧として左室内圧の心周期変化をグラフにしたものです**（図2）．上記の時相変化でいうと収縮期が開始です．僧帽弁の閉鎖時は，左室の容積は最大で圧は低く，P-Vループでは右下の**点A**になります．続く等容収縮期は容積は変化せず圧が上昇します．左室内圧が大動脈圧を超えると大動脈弁が開き（**点B**）血液駆出期が開始，血液が駆出されることで左室容積は小さくなり，左室内圧が大動脈圧を下回ると大動脈弁が閉じます（**点C**）．この時点で収縮期は終了し，大動脈弁，僧帽弁とも閉じたままで，容積は変わらず圧が低下する等容弛緩期が続きます．左室の圧が左房より低くなると僧帽弁が開き（**点D**），左室への血液流入期が始まります．左室容積は大きくなり，圧も次第に上がり僧帽弁が閉じ，最初の**点A**に戻って拡張期は終わり，P-Vループが一周したことになります．

　直線A-Bの容積は拡張末期容積，直線C-Dの容積は収縮末期容積になるので，

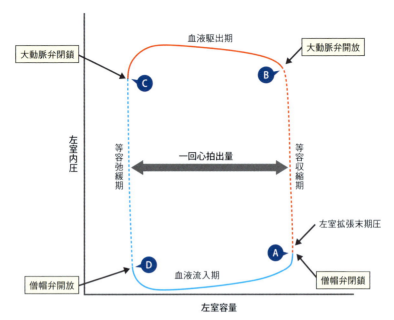

図2 左室の圧-容積曲線（P-Vループ）
図1の心内圧の時間的変化を横軸を左室容量，縦軸を左室内圧として示したものである．P-Vループの幅は一回心拍出量，面積は左室の仕事量になる

P-Vループの幅は拡張末期容積と収縮末期容積の差，すなわち一回心拍出量（SV）となります．なおP-Vループの面積は一回心拍出量と圧変化の積となり，心臓が一心拍に外に向けてする一回心仕事量（stroke work）になります．

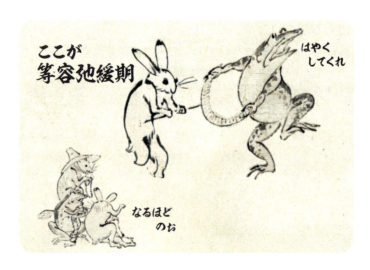

心得 2　心エコーの指標とP-Vループ

1) 心エコーでは症例におけるP-Vループの「イメージ」を得ることを目指す
2) 左室dP/dtは等容収縮期における心筋の発生張力の指標
3) dP/dt＜1,000mmHg/sは左室収縮能低下と考えられる

　臨床例でP-Vループを得るためには特殊なカテーテル（コンダクタンスカテーテル）を用いて左心室の圧と容積を同時に測る必要があり一般的ではありません．心不全の臨床ではP-Vループそのものが必要なのではなく，**ある症例で前負荷・後負荷の変化によって心拍出量や左室拡張期圧がどうなるかを知ることが重要です**．そのためにはその症例ではP-Vループがどういう形で，どう変化するかを「イメージ」として知ることができれば十分です．

　心エコーでもその「イメージ」を掴むことが大切です．心エコーではP-Vループの各点における情報を得ることはできません．せいぜい収縮末期・拡張末期容積，一回心拍出量，および肺動脈弁逆流波形やE/e'から左室拡張末期圧を推定できる程度です．しかし心エコーの結果をうまく組み合わせることで心不全症例でのP-Vループのイメージを掴むことが可能です．それについては"秘伝13"で説明します．

■等容収縮期の指標としてのdP/dt

　心エコーでは上記の直接的な指標以外にもP-Vループに関連した指標が得られます．それが秘伝5心得3で説明した等容弛緩期時間（IVRT）であり，左室dP/dtです．ここではdP/dtについて説明します．

　左室dP/dtは等容収縮期における左室内の圧上昇率（単位時間当たりの左室内圧上昇）を示します．僧帽弁閉鎖不全の逆流血流は等容収縮期の左室と左房の圧較差によって駆動されます．左房圧はほぼ変化しないので，左室内圧の時間的変化が逆流ジェット流速の時間的変化になり，逆流ジェット各点での圧較差の変化からdP/dtが計算できます．

　僧帽弁閉鎖不全の逆流速度波形を連続波ドプラ（CW）で，100 mm/sなどの早い掃引（スウィープ）速度で記録し，逆流速度が1 m/sの時点と3 m/sの時点の時間差（T, sec）を求めます．ベルヌイの法則より1 m/sのときの圧較差が$4 \times 1^2 = 4$ mmHg，3 m/sでは$4 \times 3^2 = 36$ mmHgですので，dP/dtが

$$dP/dt = (36-4)/T = 32/T(\text{sec}) \text{ mmHg/s}　(Tがmsec単位なら32,000/T)$$

として求められます（図3）．正常は1,200 mmHg/s以上で1,000 mmHg/s以

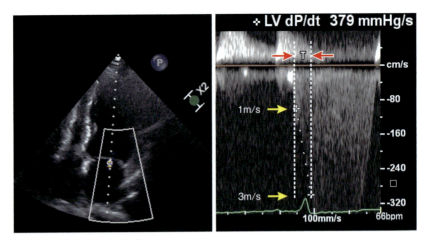

図3 左室dp/dtの計測
僧帽弁閉鎖不全のCWによる逆流血流の速度波形で,流速1m/sの時点と3m/sの時点の時間差Tを実測し,dp/dt＝32/T mmHg/s（Tがmsecなら3,200/T）として求める

下は左室収縮能低下と考えます.dP/dtは右心室の収縮能の評価にも使え,三尖弁逆流ジェットの1m/sと2m/sの間の時間をTとして15/Tで求めます.

■ 左室dP/dtは何を意味するのか

　dP/dtの意義がわかりにくいのは,他の指標と異なり血液駆出という本来のポンプ機能と直接つながらない点にあります.dP/dtは左室心筋の発生する張力を反映します.自動車の性能で例えると,スピードで評価するのが心拍出量や左室駆出率であり,走行せずに空ふかしでエンジンの出力を計測するのがdP/dtです.

　等容収縮期では大動脈弁は閉じていますから,dP/dtは体血管抵抗（後負荷）の影響は受けません.しかし心筋発生張力ですので,Frank–Starlingの法則より前負荷には影響され,また心拍数にも影響されます.逆流ジェットが偏心性の場合,流速の計測が不正確となりdP/dtは過小評価される可能性があります.大動脈弁狭窄症や左室肥大症例では収縮能が低下してdP/dtは正常範囲と過大評価されることもあり,心室内収縮非同期（dyssynchrony）症例ではdP/dtは過小評価されます.

　左室dP/dtは心不全の予後と関連し,計測も簡単ですので低心機能症例で僧帽弁閉鎖不全があるなら計測して損はありません.ただその臨床的意義があまりはっきりしない指標でもあり,測定は必須でないと考えられます.

心得 3 心室の圧−容量曲線（P-Vループ）はどう決まるか

1) P-Vループは前負荷・後負荷の変化によって拡大縮小する
2) ESPVRの傾きEmaxは前負荷・後負荷に関係しない心収縮の指標
3) P-Vループの変化はEDPVRと動脈エラスタンス（Ea）が決める

圧−容量曲線（P-Vループ）は心周期の生理的な変化をグラフ化したものにすぎません．しかしこのP-Vループが心臓の機能や前負荷・後負荷によりどう変化するかを理解すると心不全の病態解明の強力なツールになります．

■ P-Vループでこれだけは覚えよう

まずP-Vループの変化で理解すべきことは下記の3つです．

① 前負荷・後負荷の変化によりP-Vループは拡大・縮小する
② 拡大した各ループの左上の部分をつなげると直線になる
③ この直線の傾き（Emax）は心収縮能が増加すると大きく，低下すると小さくなる

P-Vループは前負荷および後負荷の変化により拡大・収縮します．負荷を変化させてできた各ループの左上の収縮末期の点をつなぐと直線になります．この直線関係を**収縮末期−圧容量関係（end-systolic pressure-volume relation：ESPVR）**と呼びます（図4）．ESPVRの傾きをEmaxと呼びますが，カテコラミンなどで**収縮能が亢進すると傾きEmaxは大きくなり，収縮能が低下するとEmaxは小さくなります**（図4B）．ESPVRは前・後負荷を変化させたときのP-Vループの軌跡を示すものであり，収縮能が変わらなければ前負荷・後負荷の変化に対して一定になるので，「**Emaxは負荷によらない**」収縮能の指標とされます．

問題は前負荷・後負荷が変化したときにP-Vループがどのように変化するかです．それを理解するために**拡張末期−圧容量関係（EDPVR）**と**動脈エラスタンス（Ea）**の2つの補助線を覚えましょう．

■ 拡張能を示すEDPVR

拡張末期−圧容量関係（end-diastolic pressure-volume relation：EDPVR）は，P-Vループが変化したときの，ループの右下の拡張末期の点をつないだ曲線です（図4A）．ESPVRは直線になりましたが，EDPVRはなめらかな曲線になります．拡張末期容量が小さい間はほぼ直線で，かつ傾きは非常に小さいのですが，

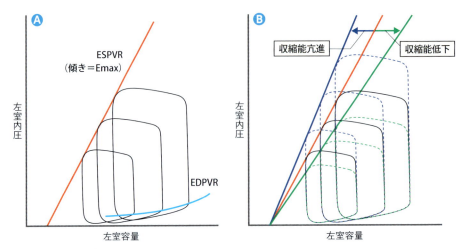

図4 P-VループにおけるESPVRとEDPVR
A：前負荷・後負荷を上昇させるとP-Vループは拡大，減少させると縮小する．負荷を変えて得られた各P-Vループの左上（収縮末期）を結ぶと直線になる．これを収縮末期-圧容量関係（ESPVR）と呼び，その傾きEmaxは前・後負荷に関係しない収縮能の指標である．同様に右下の点（拡張末期）をつなぐ曲線を拡張末期-圧容量関係（EDPVR）と呼び，左室拡張能の指標となる
B：収縮能が亢進するとESPVRの傾きEmaxは大きくなり，収縮能が低下するとEmaxは小さくなる

容積が一定以上になると曲線は急に立ち上がります．
　EDPVRは容積変化に対する拡張末期圧の変化を示しています．秘伝5心得6で述べたように拡張末期圧の上昇は肺うっ血の主たる原因です．**EDPVRは拡張末期圧の変化を示すものであり，ゆえに左室拡張能の指標であります**．左室容量が小さいときは拡張末期圧は低くても，負荷の増加によりP-Vループが拡大，拡張末期の点がEDPVRを右に移動すると拡張末期圧が上昇し肺うっ血が生じます．**EDPVRの立ち上がりが急峻な心臓ほど肺うっ血を生じやすいことになります**．EDPVRを理解することで心不全における拡張不全が理解できます．

■ 動脈エラスタンス

　動脈エラスタンス（Ea）のエラスタンスは「弾性抵抗」と訳されます．変形した物質が元の形に戻ろうとする力のことであり，ゴムのような弾性のあるものを押したときに感じられる，押し返される力（抵抗）のことです．動脈エラスタンスは動脈にかかる圧に対抗する血管の力であり，この場合は心臓から血液が駆出される**血管系全体の弾性抵抗**になります．動脈エラスタンスは血管抵抗に関連し，後負荷の変化の指標となります（ただし後負荷そのものではありません）．
　動脈エラスタンスは次の式で表されます（図5）．

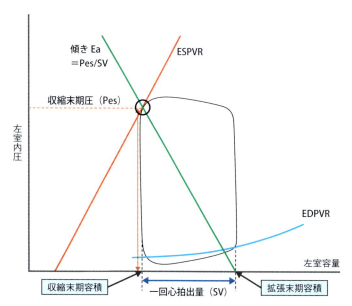

図5　ESPVR，EDPVRとEaの関係
心室動脈連関を表す直線の傾きEa（動脈エラスタンス）はPes/SVで求められる

動脈エラスタンス（Ea）＝［収縮末期圧（Pes）］／［一回心拍出量（SV）］

　Eaを一種の抵抗，Pesを圧，SVを流量と考えると「オームの法則」と似ているので，わかりやすいかと思います．

　動脈エラスタンスには心拍数と体血管抵抗の積に比例する（**Ea∝［心拍数］×［体血管抵抗］**）という性質があります．

　心拍数が一定なら体血管抵抗の変化はEaの変化になります．また血管抵抗が変わらなくても心拍数が増えると，体血管抵抗が上昇したのと同様に動脈エラスタンスは増加します．これは心不全の病態を考えるうえで重要です．

　P-Vループの変化はESPVR，EDPVR，Eaの3つによって決まります．これを理解するには，この3つの曲線を使ってP-Vループを実際に書いてみるとよくわかります．次の"心得4"では実際にP-Vループを書いてみましょう．

心得 4　P-Vループを書いてみよう

1) P-VループはESPVR，EDPVR，Eaを決めることで決まる
2) ESPVRとEaの直線の交点がP-Vループの左上の点になる
3) Eaの線が横軸と交わる点の容積が拡張末期容積になる

　実際にP-Vループを書くことが，P-Vループがどのように決まるかを理解するための早道です．順を追ってP-Vループを書いてみましょう．

■ P-Vループの書き方（図6〜8）

◆ Step 1：まずESPVRを引く

　横軸を左室容量，縦軸を左室内圧とし，まずESPVRの線を適当に書きましょう．

◆ Step 2：次にEDPVRの曲線を書く

　なんとなく，それらしい曲線を引いてみます．ESPVR，EDPVRが決まるということは対象とする心臓の収縮能，拡張能が決定されたことになります．もちろん練習ですのでそれらしい曲線であれば十分です（図6A）．

◆ Step 3：傾きEaのラインを引く

　動脈エラスタンス（Ea）を傾きとする線を（これも適当に）グラフの左上から，右下へ引きます．この線がESPVRの線と交わる点のY座標がP-Vループの収縮末期圧（Pes）となります．そこにP-Vループがあるとすると，ESPVRとP-Vループの交点のX座標は（収縮末期圧に対応する容積であるので）収縮末期容積になり，交点はP-Vループの左上の点になります（図6B）．

　"心得3"で述べたように，この線の傾きであるEa＝［収縮末期圧（Pes）］／［一回心拍出量（SV）］ですので，傾きEaの線が横軸に交わる点の容積は **収縮末期容積（ESV）＋一回心拍出量＝拡張末期容積** になります（図7A）．

◆ Step 4：拡張末期の圧と容積の点を決める

　Step 3で決まった拡張末期容積に対応するEDPVR上の点がP-Vループの右下の点，すなわち拡張末期圧と容積の点となります（図7B）．

◆ Step 5：P-Vループを閉じる

　Step 3で決まった収縮末期から直線を下ろします（この部分が等容弛緩期になります）．EDPVRと交わったあとはEDPVRに沿って曲線を引きます（血液流入期になります）．Step 4で決めた拡張末期の点に達したら，そこから上方にPesの高さまで直線を延ばします（この部分が等容収縮期です）．最後はループを閉じて

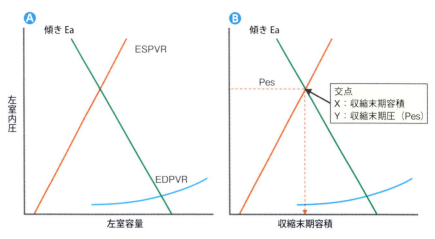

図6　P-Vループの書き方-①
A：まずESPVR, EDPVRを（適当に）書き，また傾きEaの直線を書き入れる
B：ESPVRとEaの直線の交点のX座標が収縮末期容積，Y座標が収縮末期圧（Pes）になる．この点がP-Vループの左上の点

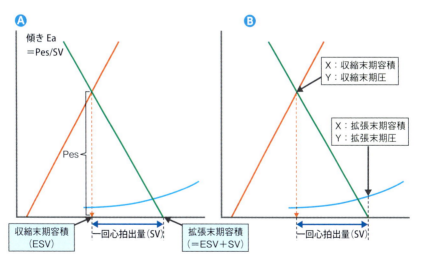

図7　P-Vループの書き方-②
A：傾きEa＝Pes/SVであるので直線が横軸に交わる点のX座標は［収縮末期容積（ESV）］＋［一回心拍出量（SV）］＝［拡張末期容積］になる
B：拡張末期容積が決まったので，同じX座標のEDPVR上の点のY座標が拡張末期圧として決定される．これがP-Vループの右下の点になる

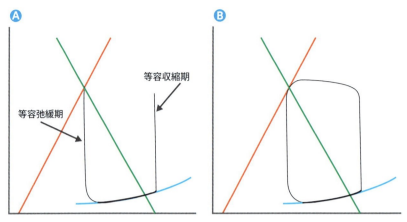

図8 P-Vループの書き方-③
A：P-Vループの左上および右下の点が決まったので，それぞれの点から等容弛緩期，等容収縮期に当たる直線を引く．血液流入期はEDPVRに沿わしておく
B：血液駆出期は適当に書いてできあがり

P-Vループの完成です（最後の駆出期の曲線は正確に書くのは困難なので適当に）（図8）．

　以上でP-Vループが完成しました．ここでわかることはP-VループはESPVR，EDPVRの心臓の収縮能，拡張能を決める線と，Eaによって決まるということです．"心得3"に述べたようにEa∝心拍数×体血管抵抗ですので，P-Vループは心臓の収縮能・拡張能と血管抵抗（および心拍数）で決まります．
　以上の説明はP-Vループの機序を説明するために単純化しています．例えばESPVRの傾き（Emax）とEaとの関係（心室−動脈連関）についての説明は不正確な表現です．本書は心力学の本ではないので，詳しい内容については成書を参考にしていただくとして，ここではわかりやすくするためにこのように説明したとご了承ください．とにかく一度ご自分でP-Vループを書いてみてください．それが理解への早道です．

心得 5　後負荷はP–Vループをどう変化させるか

1) 正確には動脈エラスタンス（Ea）＝後負荷ではないが，臨床的には近い概念である
2) Eaが高くなるとP–VループはESPVRに沿って右方向へ移動し，一回心拍出量は低下
3) 体血管抵抗のみならず心拍数の変化でもEaは変化する

■後負荷と動脈エラスタンス

　後負荷とは「心臓が血液を駆出するときに打ち勝たなければならない負荷」を意味します．大動脈の圧に打ち勝って血液は駆出されるので，後負荷は大動脈圧と関係します．大動脈圧は体血管抵抗に大きな影響を受けますが，それ以外に循環血漿量や心収縮能なども関係します．臨床では体血管抵抗のことを後負荷と呼ぶことがありますが，正確には後負荷の一部分のみを捉えているにすぎません．

　"心得4"で述べたように，動脈エラスタンス（Ea）がP–Vループの形を決定するうえで大きな役割を果たします．**Ea ∝ 心拍数×体血管抵抗**であり，後負荷は体血管抵抗とも関連しますので以下に述べる動脈エラスタンスの変化（あるいは体血管抵抗の変化）によるP–Vループの変化を，後負荷による変化と捉えるのもあながち間違いとはいえません．ただ後負荷と動脈エラスタンスは同じものではないということは覚えておくべきです（本書でもわかりやすくするために動脈エラスタンスとすべきところを後負荷としていることもあります．ご了承ください）．

■体血管抵抗の血行動態への影響

　心不全の病態では体血管抵抗の変化は大きな役割を果たしています．例えばクリニカルシナリオ（CS）1の症例は，体血管抵抗の上昇が心不全増悪に影響していることが少なくありません．体血管抵抗の変化によってP–Vループがどのように変化するかを見ていきましょう．

　Ea ∝［心拍数］×［体血管抵抗］の関係がありますので，心拍数が変化しないと仮定すると，**体血管抵抗が上昇するとEaは高くなります**．PVループの左上の点はESPVRとEaを傾きにする直線の交点ですので，**Eaの上昇により交点はESPVRの線上を右上方に移動**します．その結果，**より高い収縮末期圧が発生し，収縮末期容積は大きくなります**（図9）．Eaの直線と横軸の交点は変化しないとすると，拡張末期容積は変化しないのでP–Vループの幅＝一回心拍出量（SV）は

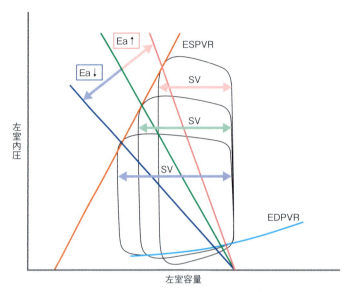

図9 動脈エラスタンス（Ea）によるP-Vループの変化
Eaの上昇によりESPVRとの交点が右上方へ移動し，収縮末期圧が上昇するとともに収縮末期容積が大きくなる．拡張末期容積は変化しないためP-Vループの幅＝一回心拍出量（SV）は小さくなる．Eaが低下すると収縮末期容積が小さくなり，SVは大きくなるが収縮末期圧は低下する

小さくなります．臨床ではこのような変化を「後負荷の上昇により一回心拍出量が低下する」とも言ったりします．

体血管抵抗が低下すると傾きとしてのEaは小さくなるので，**収縮末期容積は小さくなり，収縮末期圧は低下します**（図9）．この場合も拡張末期容積の変化は収縮末期容積の変化より小さいので一回心拍出量は増加します．

Eaは［心拍数］×［体血管抵抗］に比例しますので，心拍数の増減でも同様の現象が起きます．頻拍はそれだけでEaを上昇させ，一回心拍出量を低下させます．心拍数が減った場合は収縮期血圧は低下し，一回心拍出量は増えます．心拍数の低下を一回心拍出量の増加で補うので，総計としての心拍出量を維持することができます．

また徐脈の場合は心拍の間隔が長い分だけに右心系へ灌流される静脈血液量が多くなり前負荷が増大します．そのため徐脈では多くの場合収縮期血圧はむしろ上昇します．

■なぜ後負荷上昇で肺うっ血が生じるのか

ただ，以上のような理論を現実の心不全に当てはめるとおかしな点に気づかれるかと思います．Eaの上昇では収縮末期容積は大きくなりますが，拡張末期容積は変化しませんので拡張末期圧も変化しないことになります．これではCS1のような，体血管抵抗の上昇を伴う心不全症例で急性肺水腫が生じることが説明できません．

実験では純粋な体血管抵抗の増加だけでは拡張末期圧の上昇は生じません．心不全の場合には最初のきっかけは血管抵抗の増加であっても，その結果として前負荷の増加が生じることによって肺うっ血が生じると考えられます．その機序を説明する前に，前負荷によるP-Vループの変化を考える必要があります．

心得 6　前負荷のP-Vループへの影響

1) 前負荷の増加によりP-Vループは右方向へ移動する
2) 前負荷の変化のみではEaは変わらず，一回心拍出量は増加する
3) 前負荷により左室拡張末期容積は収縮末期容積よりも大きく変化する

"秘伝10"で述べたように，本来の前負荷とは左房圧のことではなく左室拡張末期容積のことです．輸液を行うと心臓へ還ってくる循環血液量が増え，左室末期容積は増加します．P-Vループでは右辺が右方向へ移動し，左室拡張末期圧は容積の増加に伴いEDPVRの線に沿って上昇します．

■前負荷の増加によるEa，P-Vループの変化

純粋に循環血液量だけが増加した場合を考えてみます．心臓へ灌流される血液量が増えた分だけ駆出する血液量も増やす必要がありますので，一回心拍出量（SV）は増加するはずです（Frank-Starlingの法則です）．前負荷のみが増え，心拍数も体血管抵抗も変化しませんので**動脈エラスタンスEa ∝ ［心拍数］×［体血管抵抗］**は変化しません．その一方でEa ＝［収縮末期圧（Pes）］/［一回心拍出量（SV）］ですので，SVが増えてもEaが変化しないのであればPesが上昇しているはずです．図10に示すようにP-Vループは単に右方向に拡大するだけではなく，**上方へ拡大し収縮末期圧を上昇させます**．その結果，P-Vループの左辺である収縮末期容積も拡大します．ただしSVは増加しているので，**拡張末期容積の拡大は収縮末期容積の拡大よりも大きい**ことがわかります．Pesが上昇してい

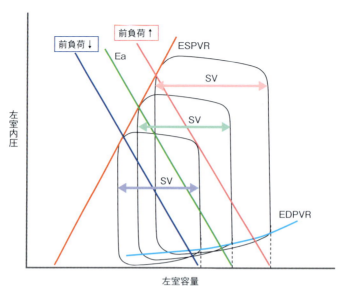

図10 前負荷によるP-Vループの変化
前負荷が上昇すると駆出する血液量も増やす必要があり，一回心拍出量（SV）は増加する．Eaは変化しないが，Ea＝Pes/SVであるのでPesは上昇し，P-Vループは右方向へ拡大する．収縮末期容積も拡大するが，SVは増加しているので拡張末期容積の拡大は収縮末期容積の拡大よりも大きい．前負荷が低下した場合はPesが低下し，SVも低下する

るのでEaの直線は傾きを変えずに右に平行移動します．利尿の場合は上記の逆の過程になります．左室拡張容積の減少とともにSVは下がりますので，Eaが一定であるためにPesは低下し，対応する左室収縮末期容積は低下します．

同じ収縮末期圧が上昇する場合でも後負荷が上昇する場合はSVが減ったのに対し，前負荷の上昇ではSVが増えることで収縮末期圧が上昇します．また後負荷上昇では拡張末期圧は上昇しなかったのに対し，**前負荷上昇では拡張末期圧は上昇**します．

理論的には循環血液量の増加に対する生体の反応は上記のようになります．しかし体血管を充満する血液量が増えただけ血管抵抗は増加しますし，心不全での溢水状態では心拍数の増加がしばしばみられることから，**実際の病態では前負荷の上昇はしばしば後負荷（正確には体血管抵抗）の上昇を伴います**．

心得 7 　後負荷の変化で前負荷はどう変わるか

1) 後負荷が増えると収縮末期容積が大きくなり，拡張期の心室内の血液量が増える
2) 体血管抵抗（あるいは後負荷）の増加は必然的に前負荷を増加させる
3) RAS系阻害薬は前・後負荷ともに軽減しうる

■後負荷による前負荷の変化

　では後負荷（体血管抵抗）の増加がどのように前負荷に影響するかを考えます．"心得5"で述べたように体血管抵抗の上昇は収縮末期容積を大きくしますので，収縮末期にはより多くの血液が心臓内に残存します．しかし循環血液量は減っていないので，拡張期に右心系から左室へ流入する血液量は変わらず，拡張末期には収縮期に残存しただけ多くの血液が左室内にあることになり，左室拡張末期容積は増加します．すなわち**体血管抵抗の増加は必然的に左室拡張末期容積＝前負荷を増加**させます．**左室拡張末期容積の増加はEDPVRの線に沿って拡張末期圧も上昇**させます．

　CS1のような体血管抵抗の上昇を伴う心不全症例での急性肺水腫は，二次的な前負荷の上昇での拡張末期圧の上昇が原因と考えられます．前負荷上昇の効果が重なることにより左室収縮末期容積はさらに大きくなり，一回心拍出量はより低下します．頻拍に伴う心不全でも同じ機序が働きます．

　このような機序を考えると，静脈系も動脈系も拡張するACE阻害薬やアンジオテンシン受容体遮断薬（ARB）などのレニン-アンジオテンシン系（RAS）阻害薬が心不全の治療薬として望ましいことがわかります．静脈系の拡張はより多量の血液を静脈系に貯留することで，心臓へ還る血液量を減らし前負荷を減らし，左室拡張末期圧を低下させます．動脈系の拡張により体血管抵抗の低下＝動脈エラスタンスを低下させ心拍出量を増加させます．

心得 8　HFrEFにおけるP-Vループ

1) HFrEFでは血圧維持のために後負荷は亢進し，その結果前負荷も増加する
2) 前・後負荷で代償されていてもP-Vループの拡大は心臓への負担となる
3) HFrEFでは前・後負荷の軽減による血圧低下は健常心よりも小さくてすむ場合が多い

　ここまで前負荷・後負荷によるP-Vループの変化をみてきました．これらの変化が心不全の病態に大きく関係するのは間違いありません．ただこれらの変化は本来は血行動態の変化に対する生理的な代償機転であり，健常者でのこのような変化で心不全症状が出現することはありません．心不全症例では心機能の異常が存在し，そこに上述のような変化が加わることで心不全が増悪します．

■HFrEF症例におけるP-Vループの変化

　まず左室収縮能の低下したHFrEFの場合を考えます．HFrEFでは収縮能の指標であるESPVRの傾きEmaxが小さくなっています（図11）．そのため同じ動脈エラスタンス（Ea）であれば収縮期血圧は低くなります．生体は血圧の低下を代償するために，交感神経活性を亢進して収縮能を亢進させる（Emaxを大きくする）か，レニン-アンジオテンシン系を亢進させたり心拍数を増やすことでEaを大きくすることで対応します．Emaxの改善には限界があり，**Eaの上昇による代償が重要な働きを果たすことになります**（心不全症例での末梢冷感は心拍出量の低下とともに，血管抵抗の上昇が関与しています）．

　Ea上昇の結果として左室収縮末期容積は拡大し一回心拍出量はさらに低下することになります．それに対する代償として，"心得7"で述べたような機転が働き，**水分を貯留させて前負荷を増やし＝左室拡張末期容積を増やすことで低下した一回心拍出量を代償**します．HFrEFの左室拡大はこのような代償機転の結果であり，本来は合目的なものです．ただ左室の拡大による**P-Vループの面積拡大は心臓の外に対する仕事量の増加を意味し，病的心にとっては負担**となっています．著明な低心機能症例で血圧が保たれている場合は，左室の拡大や体血管抵抗の亢進で代償しているのであり，見かけ上は血圧や心拍出量が保たれていても長期的には心臓への障害が予後を増悪させます．

※Eaの変化は心臓のポンプ効率（EmaxとEaの比率で決まります）を悪化させる可能性がありますが，ここでは触れません．成書を参考にしてください．

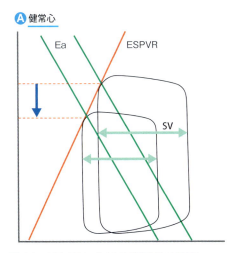
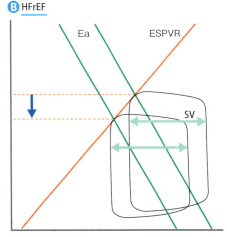

図11 HFrEFにおける利尿剤の反応
利尿剤によりEaは変化なく，P-Vループは縮小する．健常心（A）に比べてHFrEF（B）では前負荷低下による収縮期血圧の低下は小さい．SV：一回心拍出量

　前負荷の増加はP-Vループ右下の拡張末期の点をEDPVR上で右方へ移動させますので，左室拡張末期圧が上昇し，肺うっ血が生じてきます．ただ不全心によるEDPVRの形態については心不全の病態・病因とも関係し，左室が拡大している症例の方が必ずしも肺うっ血をより起こしやすいというわけではありません．これについては次の"心得9"で説明します．

■ **HFrEF症例における薬剤の血行動態への影響**
　Emaxの低下は薬剤の効果にも影響します．利尿剤により前負荷を下げ左室容積を小さくしたときには，Emaxが小さいだけ収縮期血圧の低下は正常心よりも小さくてすみます（図11）．ある程度の前負荷が確保されていれば，利尿剤を使用しても急激な血圧低下をきたさないのはそのような機序によります．
　ACE阻害薬やARBで前負荷とともに体血管抵抗を下げた場合も，Emaxが小さいだけ血圧の低下は軽度ですみます（図12）．慢性心不全で血圧が低い症例でも，少量からならACE阻害薬やARBを導入できる可能性があるのはそのような機序によります．長期的効果を考えると，血圧の低い症例でもACE阻害薬やARBはできるだけ使用すべき薬剤と考えられます．なお図12に示すように，Eaの低下による一回心拍出量の改善効果は健常心に比べると（少なくとも短期的には）小さいものになります．

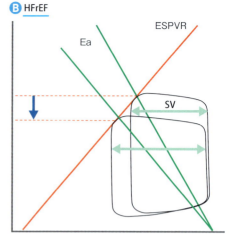

図12 HFrEFにおける後負荷軽減の反応
血管拡張などでEaを低下させた場合，収縮期血圧の低下は健常心（A）に比べてHFrEF（B）では軽度である

> **心得 9　HFpEFにおけるP-Vループ**
> 1）左室の小さなHFpEFでは収縮期圧維持のため後負荷が亢進している
> 2）後負荷の上昇による心拍出量低下の影響は健常心より大きい
> 3）前負荷上昇による拡張末期圧の上昇効果はHFrEFよりHFpEFの方が顕著

　　HFpEFの主な機序は拡張障害と考えられますが，多くの症例では潜在的に収縮能も低下しています．しかし，ここでは単純化してEmaxは保たれて，心肥大により左室容積が小さい症例を考えます．その場合でも左室駆出率（EF）としては保たれているように見えても，左室容積が小さいため一回心拍出量は少ないことがあります．

■HFpEFにおける前負荷・後負荷の影響

　　まずは心拍出量の変化を考えてみます．同じEmaxで左室容積が小さい場合は一回心拍出量は小さく，収縮期血圧も低くなります．生体は代償的に体血管抵抗を亢進させようとしますが，Emaxが同じため大きな心臓と同じように左室収縮末期容積は大きくなります．拡張末期容積が小さいだけに，収縮末期容積の増加は心拍出量に大きな影響を与えます．生体はさらに水分貯留による前負荷の増加＝左室拡張末期容積の拡大で代償としますが，**HFpEFでは健常心よりも左室拡張**

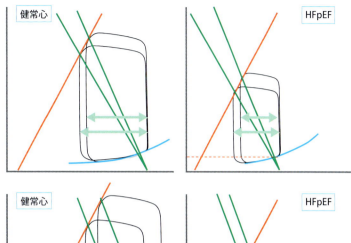
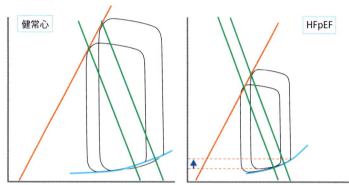

図13 HFpEFにおける血行動態の変化

A：左室容積が小さいHFpEFでは左室収縮期血圧が低くなるため，生体は末梢血管を収縮しEaを上昇させる．Emaxは健常心とほぼ同じなので，左室収縮末期容積は同様に大きくなるが，拡張末期容積が小さいぶんだけ，一回心拍出量（）への影響は大きくなる

B：左室収縮末期容積の増加に伴い，前負荷は大きくなるがHFpEFは左室容積が拡大しにくい．そのため血圧上昇は不十分になるとともに左室拡張末期圧は上昇しやすい．血圧上昇が不十分なため，さらなる後負荷，前負荷の上昇が生じ心不全の病態がさらに進行する

容積が拡大しにくいため，十分な心拍出量の増加が得られず，EDPVRによる左室拡張末期圧上昇のみが顕著になる結果となります．心拍出量の増加が不十分なため，さらに後負荷・前負荷の亢進が起こり心不全は進行します（図13）．

　Emaxが保たれていればHFrEFと異なり，体血管抵抗を下げた場合には健常者と同様の心拍出量の増加が期待されるはずです．しかし収縮末期血圧も同様に下がってしまうので組織灌流圧の低下による臓器血流不全のリスクがあります．利尿剤による前負荷の軽減でも同様で，健常者よりも利尿による低血圧や臓器灌流不全を起こしやすくなっています．前負荷・後負荷とも軽減するACE阻害薬やARBがHFpEFでは十分な予後改善効果が認められないのは，このような機転も

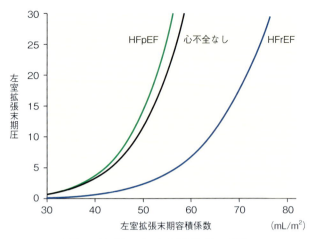

図14　HFrEF，HFpEF における EDPVR の変化
心エコーを用いたコホート研究から心不全のない群と HFpEF，HFrEF の EDPVR を推定した
（文献1をもとに作成）

関係しているのかもしれません．

■ HFpEF，HFrEF の拡張能と肺うっ血

　左室拡張能については，左室径が小さく左室応力のかかりやすい HFpEF の EDPVR は右方での圧上昇が急峻であるのが特徴です．輸液などで前負荷を増やすと容易に肺うっ血が生じることになります．

　それに対して HFrEF では（意外なことに！）EDPVR の右側での立ち上がりは緩やかで健常者よりも左室容量（＝前負荷）増加による圧の上昇は軽度です．P-V ループと EDPVR をそのままで拡大・縮小したとみると HFpEF，HFrEF の EDPVR の差も理解しやすいでしょう．HFrEF では輸液をしても肺うっ血が生じにくいということにもなるので，にわかには信じがたいことですが EDPVR の形態の違いは臨床例で証明されています（図14）[1]．ただ HFrEF 症例は常に体液貯留状態にあり，もともと P-V ループは EDPVR の右方に位置しているので，さらなる輸液によって容易に肺うっ血をきたすと思われます．

　図15に HFrEF，HFpEF の P-V ループのイメージをまとめます．HFpEF の EDPVR はやや誇張しているかもしれませんが，**HFpEF の EDPVR は急峻である**ということは臨床でも重要ですので，ぜひ覚えておいてください．

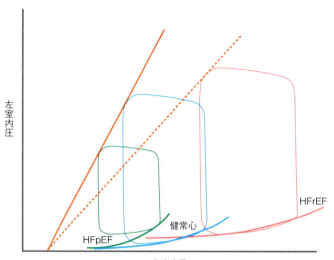

図15 HFpEF, HFrEFにおけるP-Vループ
HFrEF, HFpEFのP-VループおよびESPVR, EDPVRを健常心との比較で描いた.
HFpEFのEDPVRはHFrEFよりも急峻であることに注意

● 参考文献
1) Schwarzl M, et al：Eur Heart J, 37：1807-1814, 2016

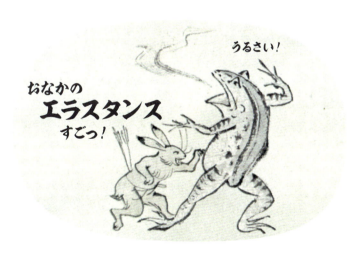

第3章　心不全をみるコツ

秘伝 12　心エコーでの心不全診断の手順
急性心不全の病態が2分でわかる！

　いよいよ心エコーでの心不全診断の実際を考えていきます．そのためには今まで学んだすべての知識を動員することになります．診断の手順としては
　①心不全の原因となる疾患・病態を把握する
　②心血行動態の心エコー指標を求める
　③それらの指標から心血行動態の現状を把握し，その異常の原因を判別する
と進めていきます．まず急性心不全において最初にプローブを当てただけでどこまで心不全がわかるかを示します．次に心エコーの結果から心不全の病態を解釈する方法をみていきます．

心得 1　2分でわかる心不全の病態①
1) 肺エコーのBラインで肺うっ血の有無および程度を評価する
2) 1つの画面で3本以上のBラインの存在は有意
3) 患者の体位に関係なく観察でき，セクタープローブで可

　最初にプローブを当て，断層エコーを見るだけで急性心不全のある程度の病態は診断がつきます．肺エコーを含めて2分程度だけでかなりの情報が得られ，初期の治療方針決定に役立てることができます（＋1分であればカラードプラを追加します）．本稿ではまず断層エコーでの見るべきポイントをまとめていきます．

■呼吸困難の鑑別のための肺エコー

　救急の場面では，心不全の病態を考える前に「この症例は本当に心不全なのか」を鑑別する必要があります．呼吸困難であっても心不全とは限りません．症状，病歴，心電図などからわかることも多いのですが，重症症例ではそれらの情報を十分に得ることが難しいことも少なくありません．胸部X線で肺うっ血の有無はわかるでしょうが，状況によってはX線検査が迅速に実施できないこともないとはいえません．

　肺うっ血の有無を迅速に判定できるのが肺エコーです．気胸については肺エコーのlung slidingで診断しました（第2章秘伝9心得6）が，肺うっ血はBラインの有無で判断します．

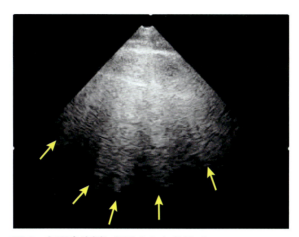

図1 心不全症例に認められたBライン
セクタープローブで記録している。強い線状アーチファクト（➡）が胸膜部分から画面下方まで伸び，呼吸に伴って左右に動く

■肺エコーのBラインとは

　肺うっ血のある症例の肺エコーでは，**線状の強い信号が胸膜部分から画面下方まで伸びている**のが認められます．減衰せずに胸膜から下方まで一直線に伸びる強い線状アーチファクトで，呼吸に伴って左右に動きます．これがBラインで，複数のBラインは肺うっ血の存在を示唆し，**うっ血が高度で肺の含気が減少するほどBラインの数は増加**します（図1）．正常の肺の中では超音波は反射されず，肺は一様な散乱像としてしか描出されません．肺うっ血がある場合には，胸膜下の肺小葉間隔壁（interlobular septa）に浮腫を生じ，超音波の多重反射を引き起こすことでBラインが出現します（図2）．

　Bラインの名称は胸部X線での肺うっ血のサインであるKerleyのBラインに準じて付けられました．尾を引く像が彗星を思わせることから，コメットサイン（ultrasound lung comets：ULC）とも呼ばれますが，ガイドライン[1]では「Bライン」の名称が推奨されており，本書でもBラインとします．

　第2章秘伝9心得6で述べたように肺エコーは複数の区域で観察します．Bラインの総数は肺うっ血の程度を反映し，E/e'や利尿ペプチド（BNP, NT proBNP）とも相関します．救急では，左右の前胸部・側胸部を上下に分割した8分画で計測すればよいと思いますが，肺うっ血の有無だけをみるのであれば，最初のいくつかの分画で複数のBラインが確認できれば肺うっ血ありと考えてよいでしょう．

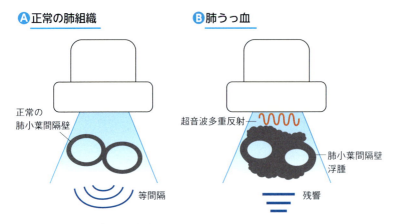

図2　Bラインの生じる機序
A：正常の肺組織内では反射体となる音響インピーダンスの差がなく，均一のノイズがみられる
B：肺うっ血があると肺小葉間の隔壁に浮腫が生じるため超音波多重反射が生じ，アーチファクトとしてのBラインが認められる

　Bラインはいずれの肋間からでも記録可能ですので，急性心不全の場合は**あまり観察位置にこだわる必要はない**と思います．

　画面に**3本以上のBライン**があれば有意な異常所見と考えます．うっ血が非常に強い場合は，Bラインが多数で肺全体が白く見えることもあります（white lung）．Bラインは心不全以外でも透析症例，間質性肺炎や急性呼吸窮迫症候群（ARDS）などで認められます．これらとの鑑別も肺エコーである程度可能とされますが，急性心不全の場合は病歴や心電図などから判断するべきです．

　臥位，半坐位，坐位のいずれでも記録可能ですので，起坐呼吸の症例でしたらそのままでも観察できます．一般の救急外来では胸膜の描出も良好なリニアプローブの使用が推奨されています．しかし心エコーの一環として行うのであれば，セクタープローブでよく，ポケットエコーでも十分に描出されます．肺エコーでは併せて**胸水の確認**をするのも忘れないようにしましょう．

　Bラインは心不全急性期のみならず，治療の効果判定や慢性期の病態の把握にも有用です．簡単な方法ですので，肺うっ血を疑う症例では一度は確認しておくことをおすすめします．

心得 2　2分でわかる心不全の病態②

1）最初に左室の収縮性を三段階で把握する
2）左室の大きさを把握することで病態や利尿剤でのリスクを予想できる
3）早期の段階で局所壁運動評価から虚血の可能性を判定する

　心不全でも心エコーで最初に見るのは左室であり，**まず左室全体の収縮性がどうなっているかを把握**します．まずは収縮性正常，軽度低下，高度低下と把握し，高度低下ならHFrEF，正常に近ければHFpEFと考えます．この段階では両者の左室駆出率による正確な分類は不要であり，軽度低下では区別がつかなくても十分です．

　左室過収縮を認めた場合は注意が必要です．高度の血圧低下を伴う場合は心原性以外のショック（循環血液量減少性，血液分布異常性，心外閉塞・拘束性）の可能性が考えられ，重篤な病態であり迅速な原因の精査が必要です（秘伝10心得3）．血圧低下がそれほど高度でなく，心不全の所見を認める場合には**脚気心などの高拍出性心不全の可能性**も考えられます．

　次に左室の大きさを視覚的に把握します．左室の大きさは後述のようにP-Vループの推定で重要な役割を果たします．**収縮能が低下し左室が明らかに拡大している場合は，慢性的な心機能低下があると考えられます**．収縮能が低下しているが左室は小さい場合は，収縮不全に伴う慢性的な代償作用はないことを意味します．それには，①もともと左室が大きくない状態に急性の病態が発生した急性心不全②慢性的に収縮能低下があるにもかかわらず左室が拡大できない病態，の2つが考えられます．後者には心アミロイドなどの蓄積性疾患も含まれ，治療抵抗性の心不全を呈することがあります．左室が小さい場合は左室の収縮能から考える以上に心拍出量が低下している可能性があります（秘伝3心得1）．このような例では前負荷を増やすことで心拍出量を維持している可能性があり，利尿剤や亜硝酸薬での前負荷軽減で血圧低下が起きることもあるので注意が必要です．

■虚血性心疾患の可能性も考える

　左室収縮能が低下した症例や局所壁運動異常を認める症例では，心不全の原因が虚血によるかどうかを判定することが重要です．急性冠症候群であれば早急に冠再疎通療法を実施する必要があります．心電図や心筋障害マーカーなどから診断できればよいのですが，そうでない場合は心エコーでの診断も重要になります．

多枝病変では診断は難しいですが，第2章秘伝5心得10に述べたようなポイントを念頭において可能性を探ります．

既往症として虚血性心筋症のある症例などでは，虚血の診断はさらに難しくなります．可能であれば以前の局所壁運動異常との比較を行い，変化があるかを判定します．以前は正常であった領域に新たな局所壁運動異常が出現した場合は，新たな虚血病変の出現とわかるのですが，既存の壁運動異常部位の変化については判断が難しくなります．急性心不全では，新たな冠動脈病変による虚血が存在しなくても壁運動異常が増悪することがあります（壁応力の増加による心内膜虚血が関係すると考えられます）．陳旧性の心筋障害がある部位では，虚血が出現しても壁運動の低下が判別できない場合もあります．陳旧性心筋梗塞症例では，心筋バイアビリティがなさそうな領域への支配血管が再閉塞することで心不全が増悪することもあります．虚血の関与については他の検査手法によらざるを得ないことが多いのは事実ですが，それでも虚血の可能性を考えて心エコー検査を行っていくことは重要です．

心得 3　2分でわかる心不全の病態 ③
1) 心肥大や左房拡大は慢性的な左室拡張能低下を示唆
2) 下大静脈を最初に見て循環血漿量を予想する
3) 心エコー＋クリニカルシナリオで初期治療を決定する

■ 左室肥大や左房拡大は慢性的な拡張障害を示唆

左室の動きから収縮能を判断したら，**左室の求心性肥大の有無や左房の拡大から慢性的な拡張能障害の可能性を評価**します．左房容積を定量的に計測できればよいのですが，まずは視覚的に明らかな左房拡大があるかを判断します．左房拡大は慢性的な左室拡張障害以外に僧帽弁疾患や心房細動によっても生じ，左房の形態だけでは成因は判断できません．左室求心性肥大や収縮能低下がある洞調律の症例で，視覚的に明らかな左房拡大があれば，慢性的な高度の拡張能低下があると判断してよいと思います．ただ非常に大きな左房は拡張障害よりも僧帽弁疾患や慢性心房細動の結果であることが多いと思われます．

拡張能低下例でも左房拡大が視覚的にわかるのはある程度高度の拡張障害であり，そうでない症例に拡張障害がないと限りません．左房拡大の原因も拡張障害

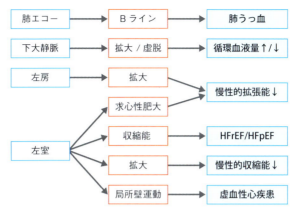

図3 2分でわかる心不全の病態
心不全に対して最初の断層エコーで見るべきポイントをまとめた

ではないのかもしれません.このような限界はありますが,初期診断として慢性的な拡張障害の存在を予想することは重要なポイントです.

■ 下大静脈の確認は必須

下大静脈の拡大および呼吸性変動の有無は心不全の心エコーでまず最初に見るべきものの1つです.**定量的に評価しなくても視覚的な拡大,呼吸性変動の消失があれば循環血液量の過剰は確実**です.下大静脈径の高度拡大例では利尿剤投与を検討します.ただ左室肥大を伴い左室腔が小さい場合,利尿剤を使うことにより低心拍出状態に陥ることがあるので注意が必要です.心不全ではあまりないと思いますが,呼吸性に虚脱する場合は循環血漿量の不足を意味し,血圧が低いのであればすぐに十分な輸液が必要と判断されます.

■ 2分でわかる心不全(図3)

以上のようにプローブを当てて肺・左室・左房・下大静脈を一目見るだけで

- 肺うっ血の有無
- 左室の収縮能,HFrEFかHFpEFか
- 心拍出量の低下:収縮能高度低下例,左室腔の小さい症例
- 慢性的な収縮能低下の存在:左室拡大による
- 慢性的な拡張能低下の存在:左房拡大,左室肥大-特に左室腔の小さい症例
- 循環血液量(前負荷)

を決定することができます（図3）．循環血液量が過剰の場合は利尿剤使用の可能性があります．慢性的な収縮能低下例では心拍出量を維持するために体血管抵抗（動脈エラスタンス）の慢性的な亢進があると考えます．心不全が増悪した場合にはさらに体血管抵抗は亢進していると考えられますので，後負荷の軽減を考えます．亜硝酸薬は主たる効果の静脈系拡張に加えて，弱いながらも動脈系も拡大するので後負荷の軽減作用も期待されます．慢性的な拡張能低下が推定される例での心不全でも亜硝酸薬からはじめますが，左室腔の小さい例では血圧低下に注意が必要です．

以上の断層エコーでの2分間の検査に加えて僧帽弁閉鎖不全，三尖弁閉鎖不全の程度をカラードプラでの逆流ジェットの拡がりから判断すれば，心不全の病態をより正しく把握できます．心不全の最初期治療はクリニカルシナリオ（CS）に準じて決定しますがそこに2分の断層エコー＋1分のカラードプラがつけ加わると，より正確で安全な治療が可能になります．

心得 4　心エコーでの血行動態評価

1) 心不全の血行動態を考えるにはForrester分類が基本
2) 心エコーではForrester分類のどのサブセットに属するかをイメージする
3) EF＝心拍出量と単純に考えない

　急性心不全に対する最初の心エコーの観察は"心得2・3"で述べた迅速で直感的な判断が中心となりますが，状況が許せば病態のより詳細な把握を行います．一般的な心エコー図検査を行うことになりますが，**個々の指標から心不全の状態をどのように把握していくかが大切**です．原因疾患ごと，心不全の状態ごとに見かたは異なりますが，ここでは一般的な考え方をみていきます．

　"秘伝1"で述べたように（急性）**心不全を特徴づける病態は「うっ血」と「低心拍出量」**です．この2つの要素がどのような状態にあり，どのような関係になっているかを評価していきます．うっ血については，左心系の肺うっ血は左室拡張末期圧の指標であるE/e'や肺動脈弁逆流速度波形の拡張末期速度（PR-PG），右心系のうっ血は下大静脈径で評価するのが基本です．心拍出量についてはPWドプラで実測できますが，ある症例内での変動を考えるのであれば左室駆出率（EF）の変動でも推定は可能です．

■ 心エコーで Forrester 分類を予測する

　心不全の血行動態を考える基本の1つが Forrester 分類です（秘伝2心得3）．心エコーでも心係数（CI）と肺動脈楔入圧（PCWP）を推定できますので，Forrester 分類を決めることもできます．しかし心エコーでの値にはどうしても誤差があり，急性心不全では時間的な余裕がないことも考えると，Forrester 分類にきっちりと当てはめるより，**だいたいどのサブセットにあるかをイメージする方が大切です**．E/e′ を PCWP の目安として，E/e′ ≧ 14 なら PCWP ≧ 18 mmHg，E/e′ < 8 なら PCWP < 18 mmHg のサブセットに対応すると予想されます．E/e′ 8〜14 はグレーゾーンとして，肺うっ血の有無などの所見から判断してもよいと思います．

　下大静脈が虚脱している例では脱水が考えられますので Forrester Ⅲ型にあたるかと思いますが，Ⅰ型の可能性もないわけではありません．下大静脈が拡大・呼吸性変動消失している例は，前負荷が過大です．EDPVR（秘伝11参照）を考えると左室拡張期圧が上昇している可能性が高いのですが，左室拡張期圧の高い例がすべてで循環器血漿量が過剰というわけではありません．

　下大静脈は Forrester 分類の参考にはなりますが，前負荷の指標としてはかなり大雑把です．下大静脈が拡大している割には E/e′ がそれほど高値でない場合には，右室機能不全が関係していることがあるので注意が必要です．右房圧が10 mmHg より大きくても PCWP が22 mmHg 未満の右室機能障害があると推定される心不全症例は予後不良との報告もあります[2]．

■ Forrester 分類のための心拍出量の予測

　EF を CI の代わりにして Forrester 分類を考えようとすると思わぬ落とし穴もありえます．秘伝3心得1で述べたように左室容積が大きければ EF は小さくても CI は保たれますし，左室容積が小さければ EF のわりに CI は小さくなります．CI は体表面積で補正した値ですので，正常心では左室容積の影響は小さいのですが，心不全症例では無視できません．影響も一回心拍出量（SV）は小さくても頻拍で代償して CI が維持されていることもあります．

　血圧も心拍出量を推定するヒントです．急性心不全では体血管抵抗は上昇しているのが普通ですので，それでも**血圧が低下している症例は高度の低心拍出量状態の可能性が高い**と考えます．CS3の症例では CI はかなり低いと思われます．

　以上をまとめて心エコーでの指標を Forrester 分類に合わせて図4に示してみます．くり返しますが，**心エコーで大切なことは正確に分類することではなく，「だいたい」どのサブセットに「近い」かのイメージをもつこと**です．

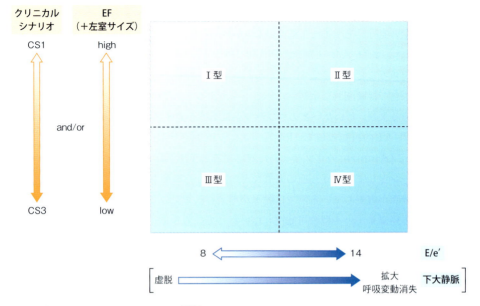

図4 心エコーでみるForrester分類
急性心不全の心エコーでは，Forrester分類の精密な分類ではなく，「ほぼ」どのサブセットに「近い」かを把握することが大切である

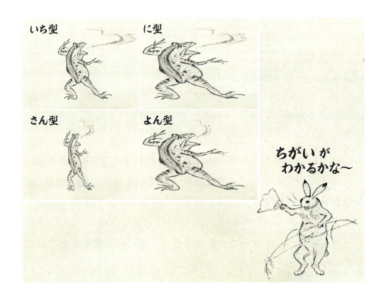

心得 5　心エコー/Forrester 分類で心不全の治療方針を決定する①

1) 心エコーを併用することでForrester分類に基づく治療方針の決定をより安全にできる
2) Forrester II型でも利尿剤の使用には注意が必要である
3) 下大静脈のみではなく左室の大きさ・収縮能からも利尿剤を考える

　Forrester分類が重要なのは心不全の大まかな治療方針の指標になるからです．心拍出量が維持されているが前負荷が高く左室拡張末期圧が上昇しているII型であれば利尿剤，前負荷不足で心拍出量が低下しているIII型であれば輸液，前負荷が十分でも心拍出量が不十分なIV型であれば強心薬と，Frank-Starlingの法則に一致した合理的な治療方針です．心エコーからForrester分類をイメージした場合も，このような治療方針に従うのが基本的には正しいと考えます．しかし心エコーを使うなら，一歩進めて治療方針を考えたいと思います．

■ Forrester II型の治療方針

　II型については，原論文は前負荷の軽減としては利尿剤としかなかった時代に発表されたことを考慮する必要があります．ループ利尿剤は予後が改善させず，多く使う例ほど予後が不良であることが明らかになり，急性期でもループ利尿剤は以前ほど使われなくなっています．今日のガイドライン[3]ではCS1であれば主に亜硝酸薬による前負荷軽減を行い，利尿剤はCS2で亜硝酸薬だけで十分な症状改善が得られないときに使います．

　ループ利尿剤が予後を増悪させる原因には電解質異常や急性腎障害も関係しますが，急速に前負荷を低下させたための心拍出量低下も関係すると思われます．前負荷の低下による低心拍出量状態を避けるには，下大静脈径を確認することが必須です．下大静脈の拡大が高度で呼吸性変動が消失している場合は利尿剤を使用しても心拍出量は保たれる可能性が高く，あまり拡大していない場合には利尿剤の使用は注意が必要です．

■ 左室の収縮能・大きさの確認も重要

　さらに心臓の大きさや心収縮能も参考になります．心収縮能は左室駆出率よりも，壁運動からみた判断のほうがよいかもしれません．左室の収縮が良好な場合は，心拍出量の維持のために前負荷を高くする必要性は低く，利尿剤で心拍出量

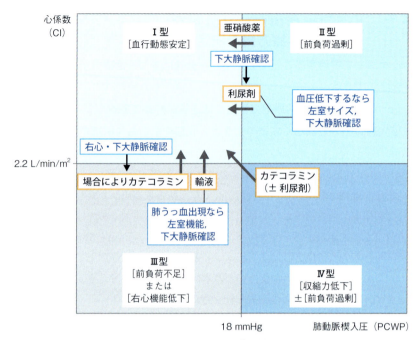

図5 心エコーを加えたForrester分類に基づく基本治療方針
青字（☐）の心エコー図検査を加えることにより，さらに安全に治療を行うことができる

が低下する可能性は低いと思われます．ただし左室のサイズが小さく，左室の収縮が良好（ときには過収縮）な場合は注意が必要なことがあります．左室のサイズが小さい心臓にとっては，それほど前負荷が高くないように見えても，意外と前負荷の効果が大きいことがあります．その心臓にとっては思ったよりもP-Vループは右方向にあるのかもしれません．ESPVR（収縮末期-圧容量関係）の傾き＝Emaxが悪くないだけ，前負荷が低下してP-Vループが左方に移動したときの血圧低下は大きくなります．Frank-Starlingの法則でいうと，曲線の傾きが大きいだけ前負荷低下で心拍出量が低下しやすいことになります．

　左室のサイズが大きい場合は，左室駆出率が低くても容量の効果により心拍出量は維持されやすくなります．P-Vループで考えると右方向に移動しかつEmaxが低い分だけ前負荷低下によるP-Vループの移動による心拍出量の低下は小さいはずです（秘伝11 心得8）．

　左室が拡大していることは低心機能状態が慢性的に持続していた可能性を示しています．そのような例では血管系以外の組織内（サードスペース）に水分貯留

がある可能性が高く，尿量を増やしても新たに水分がサードスペースから移動するため，利尿剤の効果が短期間では得られない場合もあります．また長期的な心不全が続いていた低心機能症例では神経内分泌系の亢進による体血管抵抗の上昇（≒後負荷の亢進）で血圧が維持されています．心不全が治療によって改善する過程で，体血管抵抗が低下することで意外と血圧が低下する例もあります．体血管抵抗を低下させることは前負荷軽減よりも心不全治療上有効なことが多いのですが，このような場合もあることは覚えておくべきです．

　CS2の症例で亜硝酸薬や利尿剤による心不全治療によって血圧が低下した場合，心エコーで**下大静脈や左室の大きさを確認し，容積の小さな心臓での前負荷低下が問題なのか，低心機能での前・後負荷低下による影響なのかを確認**します．図5に心エコーを加味してのForrester分類に基づく基本治療方針をまとめてみます．現場ですぐに病態を観察して治療を調節できるのが心エコーの利点です．

心得 6　心エコー/Forrester分類で心不全の治療方針を決定する②

1) Forrester Ⅲ型には高度の右心機能不全が原因の場合もある
2) 右心不全によるbalance heart failureでの強心薬使用には注意が必要
3) CS2でもForrester Ⅳ型の場合もある

■ Forrester Ⅲ型の治療方針

　Forrester Ⅲ型は前負荷が低く，心拍出量も低いことから輸液を行うこととされています．ただ心エコーでのE/e′＜8をすべて前負荷不足としてよいのかには疑問があると思います．急性心不全という状況を考えると低い値とは思いますが，すぐに輸液を行うべきか迷います．**輸液をする前に下大静脈も確認しておくほうが安全**です．

　なおⅢ型の症例には，稀に高度の右心機能不全で低心拍出量になっている症例があります．代表的な場合が右心梗塞です．この場合も**右心から左心への血液循環が低下しているので，左室にとっては前負荷不足による低心拍出状態**であることに違いはありません．治療もほかのⅢ型と同様に輸液が基本で，右室の前負荷を亢進させて右心機能の回復を図ります．ただし輸液によっても右心機能の十分な回復が得られない場合もあり，**右室梗塞では輸液で左房圧やPCWPが20**

mmHgを超えることは推奨されず，それでも心拍出量が改善しない場合は強心薬が必要になります．

とはいえ強心薬の使用には注意が必要です．右心・左心とも収縮能が低下しているⅢ型の場合，右心系の機能が低いことで拡張末期圧が上昇せず肺うっ血があまり生じないことがあります（"balanced heart failure"ともいわれます）．右心系の方が強心薬に反応しやすい場合も多く，強心薬を投与することで肺循環のみが改善し，肺うっ血が出現することもあります．Ⅲ型の症例に対応するときは心エコーで右心室も確認しておくのが望ましいと考えます．

■Forrester Ⅳ型の治療方針

Forrester Ⅳ型は十分な前負荷があっても心拍出量が得られない症例で，強心薬が必要とされます．高度の低心機能症例であり，基本的にはクリニカルシナリオ（CS）3の症例ですが，CS2の症例でも起こりうる病態です．CS2でⅣ型になるような症例は，後負荷（正確には動脈エラスタンス）を上昇させることで血圧を維持していると考えられます．もしCS2だがForrester Ⅳ型であるならば，後負荷の軽減も併せて行いたいところです．Emaxの低い症例であることから，前負荷・後負荷の低下による血圧低下は意外と軽度で済む可能性があります．強心薬によって血圧が維持できたうえで，下大静脈径が拡大しているならば亜硝酸薬の併用も検討の価値があります．

● 参考文献

1) Volpicelli G, et al：Intensive Care Med, 38：577-591, 2012
2) Drazner MH, et al：J Heart Lung Transplant, 31：67-72, 2012
3) 日本循環器学会/日本心不全学会合同ガイドライン：急性・慢性心不全診療ガイドライン（2017年改訂版），2018［http://www.j-circ.or.jp/guideline/pdf/JCS2017_tsutsui_h.pdf（アクセス：2019年2月］

第3章 心不全をみるコツ

秘伝 13 左室圧-容積関係(P-Vループ)から心不全を読み解く
心エコーで心不全をより深く理解しよう

"秘伝12"では心エコーで得られた血行動態の指標から,Forrester分類を参考にして治療方針を決定することを考えました.ここからは"秘伝11"で述べた左室圧-容積関係(P-Vループ)を使って,心エコーのデータから心不全の病態を読み解くことを考えてみましょう.

心得 1　心エコーでみるP-Vループの「イメージ」

1) Emax, EDPVR, P-Vループの位置を心エコーから推定する
2) Emaxの大小は左室収縮能から推定できる
3) EDPVRの推定には左室の形態や大きさも有用な情報

P-Vループの臨床応用といっても心エコーの計測値をP-Vループに当てはめるというのではありません.それよりも心不全症の病態を解釈するために,心エコーでのデータからP-Vループを「イメージ」することを目指します.

■P-Vループをイメージするとはどういうことか

ある心臓がどのようなP-Vループであるのかを考えるには,①収縮性がよいかどうか(収縮末期-圧容量関係:ESPVR),②拡張能がよいか(拡張末期-圧容量関係:EDPVR),③心臓がどの程度の大きさであるかが決まれば決まります(秘伝11 心得4).以下に示すような方法でESPVR,EDPVRを大まかに「イメージ」していくのですが,正確なイメージが必要なわけではなく,

- Emaxは正常か,少し低下しているか,非常に低下しているか
- EDPVRは急峻かそうでないか
- P-Vループは右のほうに位置しているのか左のほうに位置するのか

の3点がわかれば十分です.

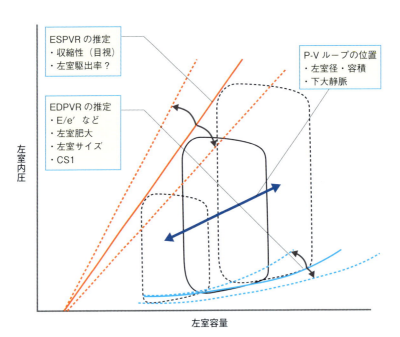

図1 P-Vループをどうイメージするか
心エコー＋臨床所見でESPVR，EDPVRおよびP-Vの位置などをイメージすることで心不全の病状を解釈する

■ 心エコーからESPVRをイメージする

　心エコーで収縮能が低下している場合はESPVRの傾き＝Emaxは小さくなります．左室駆出率（EF）は前負荷・後負荷に依存する指標であり，必ずしもEmaxと相関するとは限りませんが，イメージとしてはEFが保たれている症例ではEmaxは保たれ，低下例ではEmaxも低いと考えられます．ただEFは左室サイズの影響も受けるので，壁運動などからみた左室心筋の収縮性から評価したほうがよいかもしれません．左室収縮性の定性評価での正常，軽度低下，高度低下だけでもEmaxをイメージするには十分だと思われます．

■ 心エコーからEDPVRをイメージする

　EDPVRはもちろん心エコーでの左室拡張能指標と関係します．しかし心エコーでの拡張能の指標はある状態における左室拡張末期圧を評価するものであるのに対し，**EDPVRは左室拡張末期圧がどう変化しうるかを示すもので，ある時点の値のみから求められるものではありません．**ある症例で左室拡張末期圧が高いとしても，EDPVR全体が高い圧の位置にあるのか，EDPVRが急峻なためなのか，

EDPVRはそれほど急峻ではないが前負荷が高くP-VループがEDPVRの右端にあるからなのかを区別することはできません．ただし下大静脈径が小さくてE/e'などの左室拡張末期圧の指標が高値な場合はEDPVR全体が圧の高い位置にあり，かつ急峻である可能性が高いと思われます．

EDPVRの大まかな予測のためにこのように考えます．

① 心肥大により内腔の狭い心臓のEDPVRは急峻である
② 低心機能症例であるにもかかわらず左室（径）が拡大していない慢性心不全症例のEDPVRは急峻である
③ 容易に急性肺水腫を伴うCS1の急性心不全で発症する慢性心不全症例のEDPVRは急峻である

①については秘伝11心得9に示したように臨床的にも証明されています．また左室の拡大している症例ではEDPVRはそれほど急峻でないことが多いと考えられます．②はある程度の罹病期間を有する慢性心不全例に限定されますが，低心機能の症例では長期的には左室は代償的に拡大するはずです．それが拡大していないのは，左室の拡大が抑制されるような病態であると考えられ，「固い」心臓である可能性が考えられます．③についてはCS1の急性肺水腫は前負荷・後負荷の軽度の変動でも左室拡張末期圧が急激に上昇することによって起こると考えられ，EDPVRは急峻であると推定されます．このような症例であっても**安定した状態では必ずしも左室拡張不全の範疇に入るとは限らないので注意が必要です**．

■ 心エコーからP-Vループの位置をイメージする

ESPVRとEDPVRの間におけるP-Vループの「位置」は，**心臓の本来のサイズと現在の前負荷・後負荷によって決まります**．急性心不全であっても心臓のサイズが急激に変わることはないので，心エコーから大体の大きさは決定できます．前・後負荷の問題は次の"心得2"で考えます．

心得 2 前負荷・後負荷をどのように推測するか

1) 後負荷は心エコーのみでは推測困難であり臨床所見なども参考にする
2) 心不全（特に急性増悪時）では後負荷は亢進していると考えられる
3) 下大静脈径を前負荷の指標とするときには注意が必要な例もある

■後負荷をどのように推測するか

　　PVループのイメージが「大体」得られたら，それが前負荷・後負荷にどのように影響されているかをイメージします．問題は心エコーでは体血管抵抗をみる指標がなく，心エコーだけでは後負荷の状態を知ることが難しいことです．したがって心エコー以外の身体所見なども参考にすることになります．

　　同一症例において，血圧が上昇しているときは後負荷上昇を意味すると考えられます．しかし低心機能例では後負荷が上昇しても血圧の上昇を認めず，むしろ容量負荷の合併や心筋虚血の増悪などでEmaxがさらに低下して血圧が低下する場合もあります．よって低心機能症例では血圧が低くても後負荷が亢進していないとはいえません．体血管抵抗上昇の所見としては血圧よりも末梢冷感を中心とした，Nohria-Stevenson分類での"cold"所見の存在が参考になります．また動脈エラスタンス（Ea）∝［体血管抵抗］×［心拍数］ですので頻拍があれば後負荷（Ea）が亢進していると考えます．

　　心不全では後負荷は基本的に亢進していると考えられます．特に急性増悪の場合は純粋な容量負荷が原因であることはほとんどなく，後負荷も上昇している例がほとんどです．なおCS1の症例では後負荷は亢進していると考えられますが，CS2，CS3でも後負荷の亢進がないとはいえず，血圧維持のために後負荷が亢進している場合が多いと考えられます．

■前負荷をどのように推測するか

　　前負荷とは左房圧≒左室拡張末期圧です．ガイドラインに従って左室拡張障害と評価された（秘伝5心得8）場合は左房圧は上昇しています．E/e'の高値は左室拡張不全の診断のための1つの要素であって，本来はE/e'のみで前負荷上昇とすべきではないのでしょう．しかし$E/e' \geq 14$なら前負荷上昇はあると考えても問題ないと思います．

　　前負荷との指標として下大静脈径を考えることも多いと思います．多くの心不全症例では左房圧の上昇と肺動脈楔入圧（PCWP）の上昇は一致しており，下大

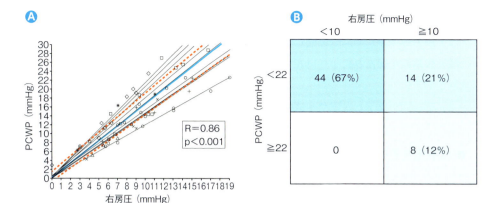

図2　前負荷の指標としての右房圧とPCWP

HFpEF症例11例において下半身陰圧や生食負荷を行い実施した右心カテーテル測定66回での右房圧とPCWPの関係
A：右房圧とPCWPの関係．青線（──）は全体の平均
B：右房圧 10 mmHg，PCWP 22 mmHgをそれぞれ上昇のカットオフ値とし，測定結果を4群に分類した．79％の測定では両者の正常／上昇の分類は一致したが，21％の例では右房圧が上昇していてもPCWPの上昇はなく右心機能不全の可能性が疑われた
（文献1，Fig 1，2より引用）

静脈が拡大している例では前負荷としてE/e'も上昇していることが多いと思われます（**図2**）[1]．しかし**前負荷の上昇は必ずしも容量負荷の結果とは限りません**．下大静脈はそれほど拡張していないがE/e'が高値な場合としてはHFpEF症例や拘束性心膜炎症例などでEDPVRが急峻に増加する場合や，HFrEF症例でもEDPVR全体が圧の高い位置にある場合などが考えられます．EDPVRが急峻な例では利尿剤を使用したときに血圧の低下が生じる可能性があるので注意が必要です．右心機能が低下している場合は下大静脈が拡張していてもE/e'が低い可能性もあり，心不全例でもそのような場合は稀ではありません[1]．心タンポナーデなどでも右房・右室への血液流入が障害され，下大静脈は拡大していても左室にとって前負荷は低く，心拍出量は低下します．以上を考えると下大静脈を前負荷の指標とするのは多くの場合は妥当ですが，注意すべき症例があることも忘れないようにすべきです．

> **心得 3　P-Vループで心不全を読み解く①**
> 1）病態解釈のために収縮能と左室サイズで心不全を分類する
> 2）収縮能が保たれた小さい左室の例は急峻なEDPVRから肺うっ血を起こしやすい
> 3）収縮能が低下し左室サイズが小さい例は低心拍出量状態にも陥りやすい

■心不全をP-Vループのタイプから分類する

　心エコーの結果からP-Vループおよび前負荷・後負荷の状態がおおまかにイメージできたら，その症例の心不全の状態を解釈することができます．

　心不全症例でも左室の大きさは正常である場合が多いのですが，わかりやすくするために左室のサイズを小さいか，大きいかに分けて考えます．左室収縮能と大きさを組み合わせると

① 左室収縮能が保たれており左室のサイズは小さい
② 左室収縮能は低下しているが左室のサイズは小さい（拡大していない）
③ 左室収縮能が低下し左室のサイズは拡大している
④ 左室収縮能は保たれ左室のサイズは拡大している

の4つになります（図3）．それぞれのタイプにおける心不全の出現機序をみていきます．

■左室収縮能が保たれており左室のサイズが小さい場合（分類①）

　高血圧心や肥大型心筋症など**左室肥大を伴うHFpEF**が相当し，CS1の心不全を発症しやすいタイプです．Emaxが保たれているだけに，体血管抵抗が上昇したり心拍数が上昇すると，動脈エラスタンス（Ea）の上昇に伴い血圧（収縮末期圧）が上昇しやすく，CS1の心不全が発症します．左室容積が小さいためEaが上昇すると一回心拍出量（SV）は低下しますが，EFはあまり低下していないようにみえます（秘伝3心得1）．Ea上昇で心拍出量が低下しても右室へ戻る血液量は同じであるので，左室内の残留血液量が増え前負荷は上昇します（秘伝11心得7）が，左室容積が小さい分だけ前負荷はより上昇します．さらに**EDPVRが急峻なため，容易に左室拡張末期圧の上昇をきたし肺うっ血に至ります**．

　急性心不全に対する治療は亜硝酸薬などで前・後負荷を低下させるのが主になります．Emaxが保たれているためEaの低下に対し血圧は低下しやすいですが，

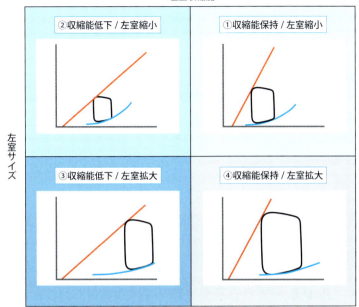

図3 心不全におけるP-Vループのタイプ
心不全症例におけるP-Vループのタイプを左室収縮能および左室サイズにより分類した

収縮末期容積も縮小しやすく前負荷も容易に改善します．利尿剤で急激に循環血漿量を低下させると，前負荷のみが低下するため収縮末期容積はあまり縮小せず左室容積が小さいだけに一回心拍出量の低下をきたすことがあり注意を要します．とはいえ，心不全により慢性的に水分貯留があり，循環血漿量が過剰な症例では利尿剤を要することも少なくありません．

■左室収縮能は低下しているが左室のサイズは小さい場合（分類②）

急性冠症候群に伴う心不全などでは左室は拡大していないことが多いのですが，そのような場合は左室心筋の変性がなく，左室があまり固くない（＝左室のエラスタンスが保たれている）ので，前負荷の上昇に対しても代償しうる余地があります．**問題は慢性心不全で，収縮能の低下にもかかわらず左室の代償的な拡大のない症例**です．心アミロイドなどがこのタイプの代表的疾患ですが虚血性心疾患でもときに認められます．心筋の変性などによる左室が拡大しにくい，「固い」左室としてEDPVRは急峻と予想されます．左室容積が小さいため一回心拍出量に比べてEFは保たれてみえる傾向があります．EFで予想されるよりも心拍出量は

少ないことに注意を要する病態です．

　Emaxが低いため後負荷の上昇による血圧（収縮末期圧）の上昇は小さく，CS2またはCS3の心不全となることも多いタイプです．Emaxが小さい分だけ後負荷による一回心拍出量の低下は軽度ですが，もとの一回心拍出量が低いため**低拍出量症候群をきたしやすい**ともいえます．左室が小さくても左室収縮能が保たれた分類①の症例に比べて，**左室収縮末期容積が小さくない分だけ後負荷の上昇による前負荷の上昇をきたしやすく，容易に肺うっ血を生じます**．

　このような例も後負荷の軽減が治療の基本です．左室収縮能が保たれている場合よりも後負荷軽減での血圧低下は小さいはずですが，もとの血圧が低いために注意は必要です．利尿剤についても注意は必要ですがEmaxが小さいだけに血圧が低下するリスクは低いと思われます．心不全の改善のためにカテコラミン製剤が必要となる場合もありますが，もとの容積が小さいため通常の心臓よりも昇圧効果は小さいかも知れません．

心得 4　P-Vループで心不全を読み解く②

1) 左室の大きな収縮能低下例の代償期では血行動態は比較的安定していることが多い
2) 下大静脈が拡大せずE/e′が上昇する場合は後負荷の関与が大きい
3) 利尿剤が必要なことも多いが心エコーから必要性・安全性を考える

■ 左室収縮能は低下し左室のサイズは拡大している場合（分類③）

　慢性的に左室収縮能が低下し代償的に左室が拡大した症例であり，HFrEFの一般的な形態です．左室駆出率が低い割に一回心拍出量は比較的保たれ，EDPVRも比較的なだらかなため，代償期には血行動態は安定している症例も少なくありません．ただP-Vループの面積は心臓の一回仕事量ですので，同じ心拍出量を得るために使われるエネルギー量は多く，長期的には負担の大きい心臓であるといえます．

　低心機能に対して生体は体血管抵抗の上昇や心拍数の増加により，Eaを上昇させて血圧を維持しようとします．それに伴う収縮末期容積の拡大により前負荷も上昇し，一回心拍出量も軽度増加します．左室拡張末期圧も上昇しますが，秘伝11心得9で示したようにEDPVRはそれほど急峻でないことから，代償期では必

ずしも高値とは限りません．このように**前・後負荷は上昇しつつも心拍出量，拡張末期圧を保っているのが代償期**です．

　代償期は血行動態だけをみると安定しているのですが，神経・内分泌系を介した反応により水・ナトリウムの貯留が起こり，組織のうっ血・浮腫により組織障害が生じます．高負荷が持続することによって心筋障害も進行します．このように安定しているように見えても慢性心不全は徐々に心臓および全身臓器への障害を累積させます．このような変化は心エコーからでは読み取ることは困難です．

　血行動態の変動などにより代償機転が破たんすると急性非代償性心不全となります．循環血液量の増加による前負荷の増加が代表的な機序ですが，急激な血圧上昇などによる後負荷の上昇で発症する場合もあります．実際には前負荷と後負荷の影響を分けることはできませんが，どちらが主であるかを知ることは治療方針を考えるうえで重要です．循環血液量の増加が主な機序であれば下大静脈の拡大・呼吸性変動の消失などの所見を認めますが，すべての急性増悪例が下大静脈の拡大を伴うわけではありません．後負荷の上昇については，心エコーでは直接知ることができないため，血圧の上昇や末梢冷感などの身体所見が参考になります．**下大静脈径の明らかな拡大なしでE/e′が上昇した場合**は，循環血液量の増加を伴わずに前負荷の上昇をきたしているので，明らかな血圧上昇がなくとも後負荷上昇が大きく関与していると考えます．

　下大静脈が拡大しているとすぐに利尿剤と考えがちですが，後負荷の関与もあるので，血圧の点から**可能であれば血管拡張作用のある薬剤からはじめること**が推奨されます．下大静脈の拡大が軽度であればなおさら血管拡張による後負荷の改善からはじめるべきですが，全身のうっ血として水分が貯留されていることもあり利尿剤はしばしば必要になります．頻拍傾向を伴う症例では，短時間型のβブロッカーで心拍数を下げてEaを低下させることが有効な場合もあります．ただしβブロッカーの陰性変力作用が心不全を増悪されるリスクもあり，注意は必要です．その点は短時間型のβブロッカーは安全性が高いといえます．急性非代償性心不全を発症する前には心機能がそれほど悪くなく，急性期に左室駆出率が低下している頻拍症例などはよい適応と考えられます．収縮能の低下を伴わずに心拍数を低下させるイバブラジンはより安全性の高い薬剤です．

　血圧が低い症例については，E/e′が8以下の場合では前負荷不足の可能性（Forrester Ⅲ型）の可能性もありますが，それ以外では前負荷の上昇によっても十分な血圧上昇が得られないほど心機能が低いと考えられ，カテコラミン製剤などの強心薬が必要な可能性があります．

表1　P-Vループのタイプによる心不全の特徴

左室サイズ	収縮能	代表疾患	急性心不全	EDPVR	治療・注意点
縮小	低下	心アミロイド	主にCS2〜3	急峻	肺水腫起こしやすい 血圧低い 利尿剤で血圧低下 低心拍出量症候
縮小	保持	高血圧心 肥大型心筋症	主にCS1	急峻	CS1の心不全多い 血圧コントロール 利尿剤で血圧低下注意
拡大	低下	拡張型心筋症 虚血性心筋症	CS1〜3	緩徐	HFrEFの一般的治療
拡大	保持	治療反応例 逆流性弁膜疾患（初期）	ほぼ安定	緩徐	治療継続

　いずれにせよ HFrEF で最も多いこのタイプが急性非代償性心不全となったときには，短絡的に利尿剤と考えず心エコーから病態を考えるようにします．

■左室収縮能は保たれ左室のサイズは拡大している場合（分類④）

　代償期にある大動脈弁閉鎖不全などで認められるタイプです（逆流性弁膜疾患では前負荷増加により収縮能が過大評価されます）．稀に治療が奏功した拡張型心筋症などで収縮性は改善し左室拡大が残存することもあります．このような症例では心不全症状を呈することは少なく，急性増悪も少ないと思います．しかし左室サイズが大きいことは一回仕事量が大きいことを意味しており，βブロッカーなど慢性的な治療は継続すべきと考えます．心機能がほぼ正常化し症状のない拡張型心筋症例でも，治療を休止すると心機能の低下が高率にみられることが報告されています．

　表1に各タイプの特徴をまとめてみました．

● 参考文献
1）Drazner MH, et al：Circ Heart Fail, 3：202-206, 2010

第3章 心不全をみるコツ

秘伝 14 心不全における弁膜・心膜・右室の影響
これだけは絶対におさえておこう

今まで心不全の血行動態を主に左室への負荷の観点からみてきましたが，血行動態を規定するものは左室機能のみではありません．弁膜機能が大きな影響を与えることは当然であり，心膜や右室の影響も無視できません．これらを総合的にみて心不全の病態を評価できるのが心エコー図検査の大きな利点です．

心得 1 心不全における大動脈弁狭窄症
1) 大動脈弁狭窄症が疑われる場合は急性期でも最大流速だけは確認する
2) 重症度評価においては左室流出路径の計測で誤差が生じやすい
3) 大動脈弁高度石灰化例では大動脈弁二尖弁の可能性も考える

弁膜疾患が心不全の原因となることも多く，初診の心不全症例をみたときは弁膜疾患の可能性も常に考えるべきです．大動脈弁狭窄症（AS）や大動脈弁閉鎖不全症（AR）といった大動脈弁疾患は長い間，無症状に進行するのが特徴であり（図1），急性心不全を発症してはじめて診断されることもよくあります．初診の心不全で大動脈弁の高度の変性や大動脈基部の拡大などをみた場合は，大動脈弁の圧較差や大動脈弁閉鎖不全の有無・程度を必ず確認します．

■ 心不全の原因としての大動脈弁疾患

急性心不全で高度の大動脈弁変性をみたときには，急性期でも連続波（CW）ドプラで最大流速・圧較差だけでも確認します．現在はASに対する経カテーテル的大動脈弁置換術（TAVI）も可能となり，治療抵抗性の急性心不全を呈するASに対して緊急的にTAVIを実施することで劇的な改善が得られる可能性があります．

ASは検診などで偶発的に発見されることも多く，症状が出現する場合，多くは息切れなどの慢性心不全症状で発症します．狭心症や失神が初発症状のこともありますが，どのような症状であっても有症状のASは手術適応です．TAVIの進歩により低侵襲での治療が可能となり，またTAVIの適応基準も当初の手術不適・高リスク症例から中等度リスク症例へと広がりつつあり，今後はASの非内科的治療の適応範囲は広がると予想されます．ただしASは冠動脈疾患の合併も多く，

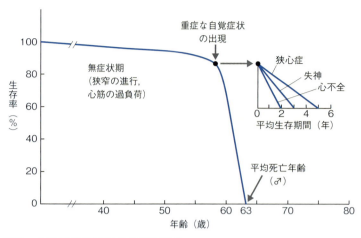

図1 大動脈弁狭窄症の自然経過[1]

表1 大動脈弁狭窄の重症度評価

	大動脈弁硬化	軽度	中等度	高度
最高血流速（m/s）	<2.5	2.6〜2.9	3.0〜4.0	≧4.0
平均圧較差（mmHg）	−	<20	20〜40	≧40
弁口面積（cm²）	−	>1.5	1.0〜1.5	<1.0
弁口面積係数（cm²/m²）	−	>0.85	0.60〜0.85	<0.6
大動脈弁血流速比（V_{LVOT}/V_{AV}）	−	>0.50	0.25〜0.50	<0.25

（文献2, Table 3より引用）

心筋虚血がASに由来するものかを評価する必要があります．失神についても他疾患の可能性も確認する必要があります．

■大動脈弁狭窄症の重症度評価

ASの重症度評価の基本は大動脈弁の最高血流速度，収縮期平均圧較差，連続の式による弁口面積および弁口面積係数です．侵襲的治療を考慮すべき高度大動脈弁狭窄の基準は**最高血流速度 ≧ 4.0 m/s，収縮期平均圧較差 ≧ 40 mmHg，弁口面積＜1.0 cm²，弁口面積係数 ＜ 0.6 cm²/m²**とされています（表1）[2]．体格の小さな日本人において弁口面積≦1.0 cm²を基準としてよいかについては意見の分かれるところであり，いまだ確立していません．弁口面積の推定には左室流出路径が必要でありますが，その計測には誤差が生じる可能性があります．3D経食道エコー法での研究などから左室流出路は正円形と限らないことがわかってお

表2 大動脈弁狭窄症の重症度評価法

	記録	測定
左室流出路径	●傍胸骨左縁長軸像 ●ズームモードで ●血液と組織が鑑別できるようにゲインを最適化	●Edge-to-edge で計測 ●収縮中期で計測 ●大動脈弁に平行かつ隣接した部位または血流測定部位で計測
左室流出路速度	●パルスドプラ（PW） ●心尖長軸または五腔像 ●サンプルボリュームは大動脈弁の大動脈側に設定し，きれいな波形のために必要であれば大動脈側へゆっくり移動させる ●ベースラインやスケールを波形サイズが最大になるように設定．掃引速度 50～100 mm/s ●Wall filter は low に設定 ●ピークがはっきりしピークでの速度幅が小さい滑らかな波形	●信号の強い波形部分のピークで最大流速測定 ●VTIは波形の滑らかな形に添うようにトレース
ASジェット流速	●連続波ドプラ（CW） ●多断面から測定（心尖部，胸骨上窩，胸骨右縁など） ●最適なイメージのためにゲインは下げ，wall filter を上げ，ベースライン，カーブ，スケールを調節 ●掃引速度を遅くしグレースケールで波形をみる ●波形が測定範囲内にきっちりかつ最大におさまるように速度レンジとベースラインを調節	●信号の強い波形部分のピークで最大流速を測定し，ノイズや弱い信号部位は避ける ●VTIは強い信号部位の外縁をトレース ●平均圧較差はトレースから求める ●どの断面で最大流速を計測したかもレポートする
解剖学的構造	●傍胸骨左縁長軸および短軸像 ●ズームモードで	●収縮期の弁尖の数を確認し，raphe の有無も確認 ●弁尖の可動性や交連部の癒着を確認 ●弁の石灰化を評価

（文献2，Table 1 より引用）

り，1つの断面での径から求めた左室流出路の断面積は不正確なことがあります．そのため弁口面積の代わりに**流出路と大動脈弁位の最大速度の比 V_{LVOT}/V_{AV} を指標**とする場合もあります．この大動脈弁血流速比連続の式で求めた弁口面積より誤差が小さく，**0.25以上を高度のASとします**[2]．表2に重症度評価のための心エコー法での正しい測定法についてまとめます．

■大動脈弁二尖弁での注意点

大動脈弁の高度石灰化が認められる場合，大動脈弁二尖弁の可能性もあります．大動脈弁二尖弁症例では，ASを呈する場合もARを示す場合もあります．上行大

動脈基部の拡大を合併しやすく，かつ大動脈解離を起こしやすいことから大動脈弁二尖弁例では**大動脈径が 4.5 cm 以上で人工血管置換術の手術適応**となります．

心得 2　Low flow-low gradient AS

1) 心拍出量が低いAS症例では最高血流速度や平均圧較差では重症度を過小評価することがある
2) 低心機能による low flow-low gradient AS の評価には低用量ドブタミン負荷エコーが有用である
3) 心機能の保たれた paradoxical low flow-low gradient AS の鑑別法は確立していない

■ Low flow-low gradient AS とは何か

　大動脈弁狭窄症（AS）の重症度評価の項目のうち最高血流速度および収縮期平均圧較差はドプラでの血流速から求めます．左室収縮能が低下していたり，左室肥大で左室容積が小さく**一回心拍出量が小さい場合は弁口面積の割に血流速度が低くなってしまうことがあります**．連続の式による弁口面積は左室流出路のTVIを大動脈弁でのTVIで割るので低流量の影響は相殺されて小さくなります．その結果，弁口面積では高度ASとされても血流速度・圧較差では高度の範疇に入らないことがあり，low flow-low gradient（LFLG）AS と呼ばれます．一方で低心機能例では左室内圧の上昇が低いため，大動脈弁を開放する左室内圧圧較差が小さく，弁口面積を小さく計測してしまうこともあります（偽性高度AS, pseudo severe AS）．そのため**最高血流速度・平均圧較差と弁口面積（係数）での評価に差がある場合，LFLG ASかどうかを判定する必要があります**．

　LFLG ASは低心機能によるものと，左室サイズが小さいことによるものがあり，後者は paradoxical LFLG AS と呼ばれます．

■ 低心機能による low flow-low gradient AS

　低心機能による LFLG AS の定義としては
- 大動脈弁弁口面積 < 1.0 cm^2
- 平均圧較差 < 40 mmHg
- 左室駆出率 < 50 %
- 一回心拍出量係数（一回心拍出量 / 体表面積）< 35 mL/m^2

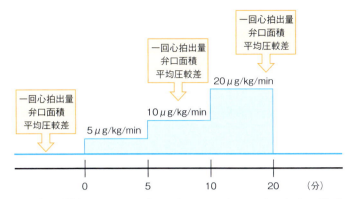

図2 低心機能によるlow flow-low gradient ASのためのドブタミン負荷エコー
(文献3に基づいて作成)

が使われます．低心機能であっても最高血流速度4.0 m/s以上または平均圧較差40 mmHg以上ある場合は，通常の通りに高度ASと評価されます．

低心機能症例におけるLFLG ASとpseudo severe ASの鑑別には**低用量ドブタミン負荷エコー**が有用です．この場合のドブタミン負荷は2.5〜5 µg/kg/minからはじめ，3〜5分ごとに2.5〜5 µg/kg/minずつ増量し，最大用量を20 µg/kg/minとします[2]．図2に一般に用いられるプロトコールを示します[3]．

ドブタミン負荷の終了条件は，①ドブタミン最大用量に達する ②陽性所見出現 ③心拍数が負荷前より10〜20拍/分以上上昇するか，100拍/分を超える ④症状，血圧低下，有意な不整脈の出現，とします．陽性所見としては**最高血流速度≧4.0 m/s，収縮期平均圧較差30〜40 mmHgかつ弁口面積がどの段階でも1.0 cm^2を超えないこと**としています．負荷により弁口面積が1.0 cm^2を超える場合は高度ではないとします．

ドブタミン負荷によっても**一回心拍出量の増加が20％以下**の場合は収縮予備能が不十分なため判定が困難です．そのような場合には，負荷各段階での流出路流量と弁口面積の間の直線関係を延長して，正常の流出路流量（250 mL/s）のときの弁口面積を推定する**projected AVA**（**予想弁口面積**）を求めることもできます．図3にprojected AVAの考え方を示します．

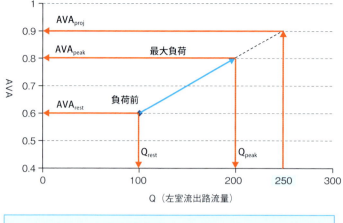

$$AVA_{proj} = \frac{AVA_{peak} - AVA_{rest}}{Q_{peak} - Q_{rest}} \times (250 - Q_{rest}) + AVA_{rest}$$

図3　低用量ドブタミン負荷エコーにおけるprojected AVA
最大負荷でも一回心拍出量の増加が20％以下の場合に，ドブタミン負荷各段階での左室流出路流量と弁口面積が直線関係になっているとし，直線を250 mL/sまで伸ばしたときの弁口面積をprojected AVAとして求める

■paradoxical low flow-low gradient AS

　心機能が保たれた症例でのparadoxical LFLG ASとpseudo severe ASの鑑別はより困難です．低用量ドブタミン負荷エコー法が有効であるとの報告もありますが，エビデンスとしては十分とはいえず，ガイドラインでも心機能低下例ほど有効ではないかもしれないとされています．大動脈弁の高度石灰化は高い重症度を示唆しますが，それだけでは十分ではありません．今のところ有効な検査法は確立していません．ガイドラインではparadoxical LFLG ASを疑ったときには測定誤差や検査時に血圧高値ではなかったかを確認，体格的に小柄な症例で臨床的に中等度のASと考えられる場合などは除外するとし，弁口面積0.8〜1.0 cm^{2}で最高速度・平均圧較差のカットオフ値と一致しない場合も除外すべきとしています[2]．

心得 3　心不全における大動脈弁閉鎖不全症

1) 急性ARでは左室の拡大がないため急性肺水腫が生じる
2) 慢性ARの手術適応はARの重症度のみではなく症状や左室機能も重要
3) 急性心不全でのAR評価は直感的に短時間で評価できる方法を

　心不全に関係する大動脈弁閉鎖不全症（AR）には大動脈弁や弁輪の突然の破壊・変形による急性ARと慢性ARがあります．

■急性ARの病態

　急性ARは感染性心内膜炎や大動脈解離などが原因となって発症します．拡張期には大動脈からも血液が流入し高度の前負荷がかかります．急性の変化のため左室は代償的に拡大できず，**拡張期圧は上昇し急性肺水腫を呈します**．拡張期半ばで左室圧が左房圧を超えてしまうため，僧帽弁早期閉鎖やそれに続く拡張期僧帽弁閉鎖不全が出現したりします．心拍出量を維持するために心拍数は亢進し左室は過収縮を示しますが，それが心筋の虚血を引き起こすとともに，血行動態の増悪を十分代償できずショックに至ることもあります．**大動脈解離に合併する場合はStanford A型ですので，緊急手術の適応**です（図4）．感染性心内膜炎の場合も内科治療で血行動態は安定しないことが多く，原因疾患の診断・治療も兼ねて**早期の外科治療が推奨**されます．

　心エコーではARの重症度評価とともに肺高血圧症の評価が必要とされます．本

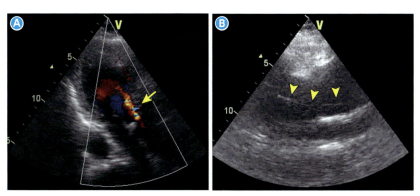

図4　大動脈解離に伴う大動脈弁閉鎖不全症
ARは軽度であるが（A ⇨）上行大動脈（B）に解離によるflap（▷）を認め，Stanford A型大動脈解離に伴うARと診断された

表3 大動脈弁閉鎖不全症の重症度評価

	軽度	中等度		高度
構造的評価				
大動脈弁尖	正常または異常	正常または異常		異常/frailまたはcoaptation不良
左室サイズ	正常	正常または拡大		通常は拡大※
定性的ドプラ指標				
左室流出路におけるジェット	求心性ジェットで細	中程度		求心性ジェットで太 偏心性ジェットでは種々
Flow convergence	なしまたは非常に小	中程度		大
波形の信号強度（CW）	波形不完全または弱	強い		強い
PHT（CW）	波形不完全または弱 緩徐，>500 ms	中等度，500〜200 ms		急峻，<200 ms
下行大動脈での逆流波形（PW）	短時間，拡張早期	中程度		前拡張期性の明瞭な逆流
半定量的指標				
V.C.幅	<0.3 cm	0.3〜0.6 cm		>0.6 cm
ジェット/流出路幅，求心性ジェット	<25%	25〜45%	46〜64%	≧65%
ジェット断面積/流出路断面積，求心性ジェット	<5%	5〜20%	21〜59%	≧60%
定量的指標				
逆流量（mL/拍）	<30	30〜44	45〜59	≧60
逆流率（%）	<30	30〜39	40〜49	≧50
EROA（cm²）	<0.10	0.10〜0.19	0.20〜0.29	≧0.30

※左室機能が正常で左室拡大の原因となる疾患のない場合．急性ARは除外（左室の拡大する時間がない）
CW：連続波ドプラ，PW：パルスドプラ，PHT：pressure half time，V.C.：vena contracta，EROA：有効逆流弁口面積
（文献5，Table 11より引用）

　邦のガイドライン[4]ではpressure half timeの短縮（300 ms以下），左室流入血流での減速時間の150 ms以下の短縮，僧帽弁の早期閉鎖等により，大動脈拡張期圧と左室拡張期圧の差が速やかに小さくなる現象を確認することとしています．

■慢性ARの重症度評価

　大動脈弁閉鎖不全の重症度評価についてはpressure half time，逆流率，vena contracta，PISA法などの指標があり，手術適応を考えるときには複数の指標を参考にします．ASEのガイドラインに基づくAR重症度評価の一覧を表3に示し

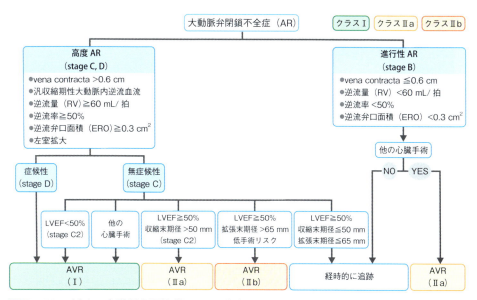

図5 ARに対する大動脈弁置換術(AVR)適応のためのフローチャート
米国心臓病協会(AHA)の弁膜症疾患症例のマネージメントに関するガイドラインより
AR：大動脈弁閉鎖不全症，AVR：大動脈弁置換術（症例によっては大動脈弁形成術が望ましい），LVEF：左室駆出率
(文献6，Fig 2より引用)

ます[5]．ただ慢性ARの手術適応は単純にAR自体の重症度で決定されず，症状および心機能評価が重要となります．図5に米国AHAのガイドラインにおける大動脈弁置換術適応のためのフローチャートを示します[6]．

■ 急性心不全でのARの評価

急性ARであれ慢性ARであれ，急性心不全の状態では詳細な重症度評価を行う時間的余裕も必要もありません．表3の評価法で**できるだけ直感的に短時間で評価できる方法を選びます**．ちなみに逆流ジェットの左室到達度は左室拡張期圧に大きく影響されますので重症度評価としては適しません．

ARの重症度評価の基本は「**逆流ジェットが太いほどARは重症**」ということです．簡便なARの重症度指標としてpressure half time (PHT)がよく使われますが，信頼度はあまり高くありません(図6)．200 ms以下に短縮していれば重症とされますが，CWドプラ波形でピーク部位や包絡線があいまいな例もあり，意外と測定に時間がかかることもあります．急性期に定量的指標を測定する余裕があるのであればpressure half timeよりも**vena contracta**を見る方が有用かと思います．

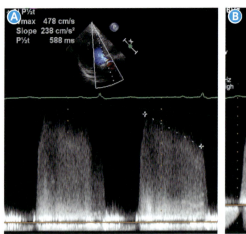 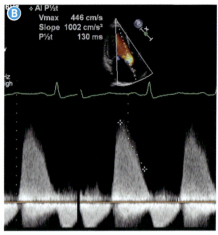

図6 大動脈弁閉鎖不全症の逆流ジェット波形による重症度評価
連続波ドプラ（CW）で逆流ジェット波形を記録．Aの軽症ARはBの高度AR例に比べて，pressure half time（PHT）が長いことに加え，信号強度も弱く（薄く）描出される．波形によっては不完全な波形（図Aの最初の波形）を示す．BはAに比べて信号強度が強い（はっきりしている）ことにも注意

　個人的には，**傍胸骨左縁長軸像でのARの逆流ジェットの幅と左室流出路径の比率**も簡単に測れるのでよい方法と思います（図7）．測定位置があまり正確に規定されていない（ガイドラインでは「vena contractaの測定部位から1 cm以内」）ため不正確になることもありますが，計測が簡単ですので大まかな重症度の目安をつけるには有用です．**ジェット／流出路幅が0.65以上の場合，重症**と考えます[5]．ただしまっすぐな求心性のジェットでは良い指標ですが，偏心性ジェットでは使えません．なおvena contractaはジェット／流出路幅より計測には時間はかかりますが，適切なイメージが得られれば**偏心性ジェット**でも有効とされます．ジェット／流出路幅と同様に傍胸骨左縁短軸断面でジェットの断面の面積と流出路の面積の比を求める方法もありますが，ジェット／流出路幅に比べて過小評価される傾向があります．

　以上の方法以外に簡易な重症度評価の指標としては，CWでみた逆流速度波形の信号強度が弱い（画像が薄い）ものは反射体である赤血球が少ない＝血流として少ないことを意味しますので，軽度のARであると判断できます（図6）．カラードプラで見たときのPISA（flow convergence）がないか小さいものは軽度，大きなものは高度と判定されます．

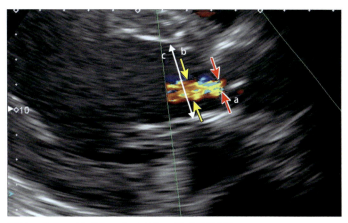

図7 カラードプラによるARの重症度評価
傍胸骨左縁長軸像にて大動脈弁位の最小ジェット径＝vena contracta (a), ジェット/流出路幅＝b/cを求める. b, cはvena contractaの測定部位から1cm以内で計測する

　ARはそれ自体が心不全の原因ではなくとも，前負荷を増加させて他の原因による心不全に対しても増悪因子として関与する可能性があります．慢性のARにより心不全を起こすほとんどの例は左室拡大を伴っています．左室拡大もあり左室駆出率としては低下していても，局所壁運動としてみるとそれほど低下していない場合も多いと考えられます．有意な大動脈弁閉鎖不全があっても左室の拡大がなくて収縮能が著しく低下している場合は，虚血性心疾患などほかの心疾患が心不全の真の原因かもしれません．

> **心得 4　心不全における僧帽弁閉鎖不全症①**
> 1) 急性僧帽弁閉鎖不全症の病態は前負荷の急増と大血管系への血液拍出低下
> 2) 器質性の僧帽弁閉鎖不全症では弁尖逸脱部位も確認
> 3) 僧帽弁輪の高度石灰化だけでは高度の僧帽弁閉鎖不全症には至らない

　心不全に関連した僧帽弁疾患のうち，僧帽弁狭窄症は近年は頻度が少ないので割愛し，僧帽弁閉鎖不全症（MR）について考えます．心不全で問題となるMRには急性と慢性の両方が関係し，後者には一次性MRと二次性MRがあります．

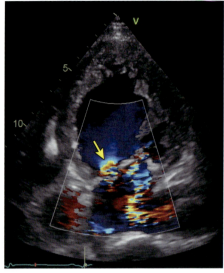
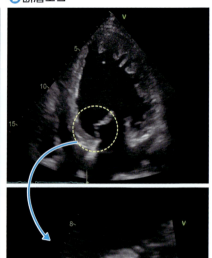

図8　感染性心内膜炎における僧帽弁破壊
A：カラードプラで僧帽弁前尖の弁腹部位より大きなPISA（flow convergence）を伴う左室→左房の血流を認める（⇨）
B：断層エコーでは同部位は瘤状で，穿孔の存在を認める

■急性の僧帽弁閉鎖不全症

　急性のMRは急性心筋梗塞の機械的合併症としての乳頭筋断裂や感染性心内膜炎などで生じます．左房へ逆流した血液は次の心拍で左室へ戻るので，左室にとっては**前負荷が増加**します．急性の大動脈弁閉鎖不全と同じく，前負荷の上昇に対して左室および左房は拡大による十分な代償ができず，**左室拡張末期圧が上昇し急性の肺水腫を起こします**．左房へ逆流する血流が多いと大血管系へ拍出される血液量＝心拍出量は低下し，ショックに陥ることもあります．

　心エコーでは高度のMRを認めても，原疾患による拡大がない限り，左室・左房の拡大はあまりみられず，左室は過収縮を呈します．感染心内膜炎に伴う場合は弁破壊による閉鎖不全として生じます．疣腫を伴うことが多いですが，疣腫を認めないこともあり，また弁の穿孔による場合は弁腹部から逆流ジェットが噴出

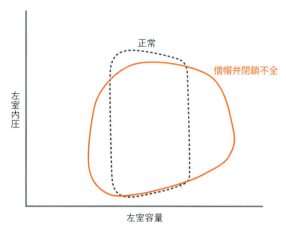

図9 僧帽弁閉鎖不全におけるP-Vループ
模式的に示した慢性の僧帽弁閉鎖不全症例におけるP-Vループ（—）

し（図8）通常の逆流ジェットとは異なった位置から吹くジェットとして認められます．急性心筋梗塞の乳頭筋断裂では，僧帽弁がムチ状にゆれ動くfrail valveとなり，しばしば乳頭筋の断端を認めます（第2章秘伝6心得4）．

■慢性の一次性（器質性）僧帽弁閉鎖不全症

　慢性のMRによる心不全の場合は，手術によって改善が期待される例も多く，心不全の原因疾患としても重要です．僧帽弁逸脱症を中心とした一次性（器質性）のMRと虚血性心筋症などに伴う二次性（機能性）のMRがあります．二次性MRについては次の心得5で扱うとし，一次性MRについてまとめます．

　血行動態的には慢性的に前負荷がかかるので左室，左房は拡大し，安定した状態では必ずしも肺高血圧の所見は認めません．左室，左房の拡大は**僧帽弁弁輪を拡大し，さらにMRを増悪させ前負荷の増加により収縮能は亢進します**．大血管系へ駆出する血液の減少のために動脈エラスタンスは低下するので左室収縮末期容積は低下し，左室駆出率はさらに大きくなります．高度に進行した症例では左室心筋への障害により収縮能が低下してきます．

　慢性MRの血行動態の理解にP-Vループはあまり有用ではありませんが，参考のためにMRのP-Vループを示します（図9）．前負荷増加とともに後負荷により低下し左室拡張末期容積は小さく，等容収縮期では僧帽弁が完全に閉鎖していないために，「等容」にならず右辺は直線になりません．等容弛緩期も僧帽弁が完全に閉塞しないためP-Vループ左辺も直線になりません．

前負荷・後負荷の変化により左室駆出率が大きくなっていることを考えて，慢性の僧帽弁閉鎖不全では**左室駆出率が60％を下回ると手術適応の可能性があります**．表4に米国心エコー図学会（ASE）のガイドラインにおけるMRの重症度評価[5]を，図10にAHAのガイドラインによるMR手術適応フローチャート[6]を示します．ASEのガイドラインでは**一次性も二次性も同じ重症度の評価基準を用いています**[5]．最近の米国のガイドラインでは一次性の高度MRで，無症候性で左室機能が保たれていても（左室駆出率＞60％，左室収縮末期径＜4.0 cm），経時的に左室サイズの経時的な拡大または左室駆出率の経時的低下が認められる場合は手術適応も考慮すべきとされています．心エコーで評価したMRでの手術適応は過大評価との指摘もあり，可能であればMRIなど他の画像診断の併用が望ましいとも考えられています．

　心不全に至るような一次性MRで最も多いのは僧帽弁逸脱症によるものです．どの弁尖が逸脱しているかを知ることは僧帽弁形成術を実施する際には必須です．僧帽弁の解剖学的構造はCarpentierの分類で表示されるのが一般的です．図11に経胸壁心エコー，図12に経食道エコーの標準断面で観察できる弁尖を示します[7]．経食道エコーは僧帽弁を左房側から見ており手術のときに見るのと同じsurgeon's viewです．収縮期にどの弁尖が僧帽弁輪を越えて左房へ落ち込んでいるかを確認することで逸脱部位を確認できます．また逆流ジェットの方向からも逸脱部位の推定ができます（図13）．

　高齢者では僧帽弁輪の石灰化もMRの原因となりますが，この場合は軽症〜中等度のMRにとどまり，心不全の原因となる高度のMRに至ることはほとんどありません．

表4　僧帽弁閉鎖不全症の重症度評価

		軽度	中等度	高度
構造的評価				
	僧帽弁の形態	正常または軽度の弁尖の変化 （例：軽度の肥厚・石灰化・逸脱，軽度のtenting）	中等度の弁尖の変化または中等度のtenting	高度の弁異常 （一次性：弁尖frail，乳頭筋断裂，高度の退縮，大きな穿孔 二次性：高度のtenting，coaptation不良）
	左室・左房サイズ[※1]	通常は正常	正常または軽度拡大	拡大[※2]
定性的ドプラ指標				
	カラードプラのジェット面積[※3]	小さく求心性で細く，しばしば持続短い	種々	大きな中心性ジェット（左房面積の＞50%）またはサイズによらず左房壁に沿う偏心性ジェット
	Flow convergence[※4]	見えない，一瞬または小さい	中等度の大きさおよび持続	収縮期を通じて大きい
	波形の信号強度・形態（CW）	弱い/部分的/放物線形	強いが部分的または放物線形	全収縮期性/強い/三角形
半定量的指標				
	V.C.幅	＜0.3 cm	中等度	≧0.7 cm（二断面では≧0.8 cm）[※5]
	肺静脈血流[※6]	収縮期が主（左室機能低下または心房細動ではS/D＜1のことも）	正常またはS/D＜1[※6]	収縮期波が非常に小さいまたは消失/収縮期血流逆転
	左室流入波形	A波が主	種々	E波が主（＞1.2 m/s）
定量的指標[※7, 8]				
	EROA, 2D-PISA（cm²）	＜0.20	0.20〜0.29　　0.30〜0.39	≧0.40（二次性で逆流弁口が楕円のものでは低い）
	逆流量（mL）	＜30	30〜44　　45〜59[※7]	≧60
	逆流率（%）	＜30	30〜39　　40〜49	≧50

※1：主に一次性MRに適応する
※2：急性MRあるいは慢性高度MRで体格の小さい例では正常範囲のことがある
※3：Nyquist速度50〜70 cm/secに設定
※4：通常Nyquist速度30〜40 cm/secで＜0.3 cmを小さい，＞1 cmを大きいとする
※5：心尖二腔像と四腔像の平均
※6：他の因子の影響も受ける（左室拡張能，心房細動，左房圧）
※7：低流量または高流量の場合はEROA，逆流量，逆流率の評価が一致しないことがある
※8：定量的指標では中等度をさらにサブグループに分類できる
CW：連続波ドプラ，PW：パルスドプラ，V.C：vena contracta，EROA：有効逆流弁口面積
（文献5，Table 8より引用）

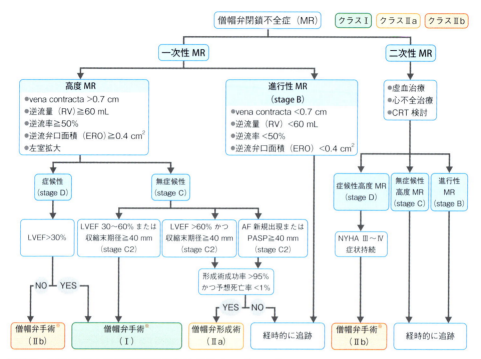

図10 MRに対する手術適応のためのフローチャート
※:可能であれば僧帽弁置換術よりも僧帽弁形成術が望ましい.
MR:僧帽弁閉鎖不全症, CRT:心室再同期療法, AF:心房細動, PASP:収縮期肺動脈圧, LVEF:左室駆出率
(文献6, Fig 4より引用)

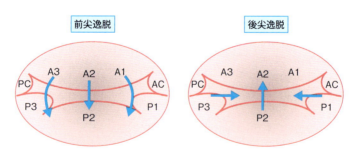

図13 僧帽弁逸脱部位と逆流ジェットの方向
経胸壁心エコーで(左室側より)見た僧帽弁部位と, 各弁尖部位の逸脱に伴う逆流ジェットの方向を示す. ただし心エコーではAC, PCを確認することが困難なことが多く, それぞれP1とACを含んでlateral scallop, P3とPCを含んでmedial scalllopとして表現することも多い
AC:前交連, PC:後交連

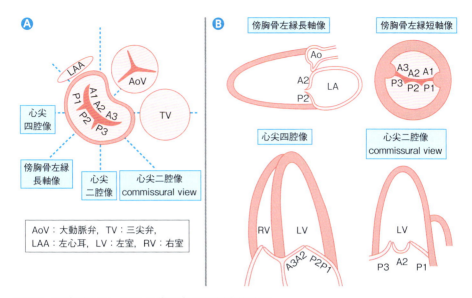

図11　経胸壁エコーでみた僧帽弁の解剖学的位置
A：僧帽弁弁尖と基本断面の関係．心尖二腔像commissural viewは僧帽弁の三尖が描出されるように設定する
B：各断面で確認できる僧帽弁弁尖をCarpentierの分類で示す．傍胸骨左縁長軸像ではプローブをより大動脈弁側にするとA1・P1が，三尖弁が見えるような断面にするとA3・P3が確認できる（Aで傍胸骨左縁長軸像の断面を移動することを考えれば理解できる）

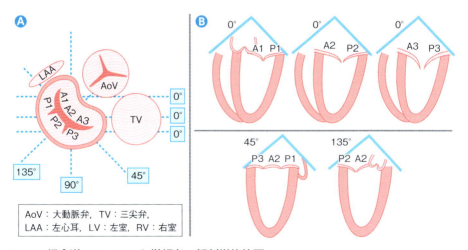

図12　経食道エコーでみた僧帽弁の解剖学的位置
A：僧帽弁弁尖と経食道エコー各断面の関係
B：各断面で確認できる僧帽弁弁尖をCarpentierの分類で示す．0°の断面は基本はA2・P2が観察できるが，浅くするとA1・P1が，深くするとA3・P3が観察できる

> **心得 5　心不全における僧帽弁閉鎖不全症②**
> 1) MRは心不全を増悪させるが，それがさらにMRを増悪させる
> 2) 急性心不全では詳細な重症度評価はあまり必要ではなく，視覚的な評価だけでも十分なことが多い
> 3) 逆流ジェットと左房の面積比は簡便で急性期には向くがピットフォールも多い

■ 二次性僧帽弁閉鎖不全症の機序

　二次性MRは心不全の原因としても増悪因子としても重要です．虚血性と非虚血性に分類されることもありますが，どちらも同様の機序で生じ，病態的にはあまり違いはありません．慢性の虚血性心筋症や拡張型心筋症など左室拡大を伴う疾患におけるMRは，**左室拡大による弁尖の心室側への牽引（tethering）が主たる原因**であり，さらに左室・左房の拡大による僧帽弁輪の拡大，僧帽弁閉鎖のための心内圧の低下なども関係します．Tetheringは後乳頭筋で起こることが多いため，**後壁梗塞症例では軽度の左室拡大でも高度のMRが発生することもあります**．僧帽弁の変性は軽度で，僧帽弁弁尖は弁輪より左室側へ引っ張られます．僧帽弁の変性を伴わないことから**機能性閉鎖不全**とも呼ばれます．

　心不全が増悪すると前負荷の増大による左室拡大，左房拡大によりtethering，僧帽弁輪拡大が進行し，MRは増悪します．MRの増悪はさらに前負荷を増大させて心不全も増悪させ，それがまたMRを増悪させる悪循環に陥ります．心不全増悪のときのMRは治療によって改善することも多く，手術適応を考えるうえでも注意を必要とします．

　左室拡大を伴わない二次性心筋症や肥大型心筋症でも二次性のMRが生じます．心アミロイドでは僧帽弁へのアミロイドの沈着，左房拡大による僧帽弁輪などが原因と考えられ，肥大型心筋症では左室の形態変化，僧帽弁前尖のSAM（収縮期前方運動），弁尖や腱索の形態的異常など左室拡大の場合とは異なった複数の機序が関与していると考えられます．

　いかなる原因であれMRは急性心不全の増悪因子となります．急性心不全の心エコーで有意と思われるMRをみたらまずは急性MRではないか，あるいは心不全の真の原因であるかどうかを確認します．前者は弁尖の形態・動き，MRジェットの部位・左房の拡大がないことで鑑別できますし，後者は僧帽弁逸脱症による

ものかを中心に考えればよいと思います．**僧帽弁閉鎖不全の重症度（表4）を把握**することも治療方針決定のうえでも重要となります．高度のMRの合併が急性心不全の増悪因子と考えられる場合，前負荷の低減と血管抵抗の低減による大動脈への前方駆出の増加を目指して，血圧が保たれているならば亜硝酸薬などを考慮します．

■ 急性心不全における僧帽弁閉鎖不全症の評価

以前のガイドラインでは二次性MRではEROA ≧ 0.20 cm^2，逆流量 ≧ 30mL，逆流率 ≧ 50％と一次性MRよりも早い段階で高度としていました．最近のガイドラインでは**一次性と二次性を区別せず同じ重症度評価基準**とし，高度の基準も**一次性と同じEROA ≧ 0.40 cm^2，逆流量 ≧ 60 mL，逆流率 ≧ 50％としています**[5]．これはEROA 0.20 cm^2 〜 0.40 cm^{2}の症例で手術などによる予後改善効果が確立していないためです．ただし二次性MRの重症度評価は一次性よりも難しく，ガイドラインでもEROA ≧ 0.30 cm^{2}や逆流量が60 mL以下の症例でも高度である可能性があるとしています．

重症度評価は複数の指標から総合的に診断するべきですが，急性心不全ではしばしばそのような余裕はありません．迅速に判断できる指標を選ぶべきですが，逆流の到達度では病態把握としては不十分です．上述のように急性期のMRは治療によって改善する可能性があり，急性期に有効逆流弁口面積（EROA）などを計測する意義は慢性期に比べて低くなります．

急性期の評価で大切なことは，どれだけの血液量が逆流しているかです．治療方針への影響を考えると，僧帽弁閉鎖不全が視覚的に非常に高度，あるいはごく軽度と判定されれば急性期にはそれで十分ともいえます．僧帽弁閉鎖不全の程度は到達距離では判断できません．逆流量が多いほど左房への逆流ジェットの広がりも大きくなりますので，**急性期には逆流ジェットの広がり（面積）を左房面積との比でみるのが簡便で有用**かと思います．ただ逆流ジェットが左房壁に沿って吹くような**偏心性のジェットの場合はジェット面積では過小評価してしまうので**，重症度評価には注意が必要です．

急性心不全でも時間的に余裕があれば定量的なPISA法やvena contractaを計測しても構いません．心臓への負荷を考えると，PISA法の結果はEROAよりも逆流量を重視すべきです．しかし二次性では左室の収縮能の低下のため逆流量は重症度を過小評価してしまう可能性もあります．

心得 6　人工弁機能障害の評価

1) 人工弁でのドプラエコーによる機能評価にはピットフォールが存在する
2) 大動脈位人工弁では Doppler velocity index（DVI）も機能評価に有用
3) PPM は projected indexed EOA で評価する

　人工弁置換術症例が慢性期に心不全を発症することも少なくありません．その場合，心機能低下，収縮性心膜炎と並んで**人工弁機能も評価する必要があります**．心エコー図検査は必須の検査で，人工弁の形態・機能に加え，血行動態的指標および逆流の有無を検索します．ただ人工弁による音響陰影などの影響もあり，心エコーでの人工弁の描出，機能評価はしばしば困難です．機能評価については同じサイズの人工弁でも製品によって開口面積や血流プロファイルが異なる（大きい開口面積の弁では最大速度は遅く，小さい弁では最大速度は速い）こともあり，さらに判断を複雑にしています．

　人工弁の機能障害には弁自体の開放障害・閉鎖不全と，弁の離開やパンヌス，組織，縫合糸などによる機能障害など人工弁以外の原因によるものがあります．それ以外にも血栓付着，塞栓，感染性心内膜炎なども機能障害の原因となります．これらの原因を鑑別することも治療方針決定のために重要です．

　なお本書執筆時点ではASEの人工弁機能評価のガイドラインは2009年版とやや古いため，主に欧州の新しいガイドライン[8]に基づいて説明します．

■人工弁機能障害の原因を調べる

　人工弁の評価としては形態的な開放の確認，ドプラエコーでの機能評価があります．弁の開放は音響陰影の影響によって難しいことも多く，多断面からの描出が必須です．それでも十分に描出されないことも多く透視下での弁開放の確認，CT，MRIなど他の画像診断も併用して診断すべきでしょう．

　心エコーでは弁の開放度のみならず，人工弁の離開，パンヌスや血栓の存在なども確認します．表5に血栓とパンヌスの鑑別を示します[8]．ただこれらの機能障害の原因については2D心エコーではわかりにくいこともあります．経食道エコーは経胸壁エコーで描出困難な例でも人工弁などの状況を観察できる場合が多く，人工弁機能障害が疑われた症例ではできるだけ実施すべきです（図14）．3D経食道心エコーにより弁尖の動き，血栓，パンヌス，弁の離開などをより確実に描出できます（図15）[8]．CTで弁の離開の観察，血栓とパンヌスの鑑別，弁周囲

表5　パンヌスと血栓の鑑別

	パンヌス	血栓
時間経過	手術から最低でも12カ月，一般には5年以上経過	どの時期でも生じる （遅いものは一般にパンヌスと関係して出現）
抗凝固薬との関連（低INR）	関係低い	強く関係する
発生部位	僧帽弁＞大動脈弁	三尖弁＞＞僧帽弁＝大動脈弁
形態	●小さな塊 ●多くは縫合部位（リング）を含む ●求心性に延びる ●ディスクを超えずに，それ以下で成長	●パンヌスより大きな塊 ●心臓の動きと独立した動きを示すことが多い ●リング外面が見えることもあり ●僧帽弁位では左房内へ突出 ●可動性のある部分がある
エコー輝度 (video-intensity-ratio)	輝度高い （＞0.7で特異度100%）	輝度低い（＜0.4）
CT値	＞200 HU	＜200 HU
圧較差への影響	大動脈弁＞僧帽弁	僧帽弁＞大動脈弁
弁口面積への影響	大動脈弁＞僧帽弁	僧帽弁＞大動脈弁
ディスクの動きへの影響	あり／なし	あり

（文献8，Table 10より引用）

病変の描出ができ，開放障害のある人工弁での開放面積の計測も可能です．

■人工弁機能障害の評価

　人工弁の機能は視覚的な開放度とともに弁の圧較差，弁口面積など血行動態指標で評価します．しかしながら人工弁の圧較差評価にはいくつかのピットフォールがあります．

　本来のベルヌイの式では弁前後の流速をV_1，V_2としたときの圧較差を$4 \times (V_1^2 - V_2^2)$として求めます．簡易的に圧較差＝$4 \times V_1^2$とすることもありますが，**人工弁では圧較差を過大評価してしまいます**．ドプラエコーで超音波ビームの方向が血流の方向と一致していなかったり，血流が低下している場合，血圧が上昇している場合などでは圧較差を過小評価し，高心拍出量状態や大動脈弁のpressure recoveryなどでは過大評価されます．

　弁口面積についてもドプラエコーによって求められた有効弁口面積（effective orifice area：EOA）は実測での弁口面積よりも30％小さいとされます[8]．特に大動脈弁位人工弁では左室流出路径の計測に伴う誤差が問題になります．

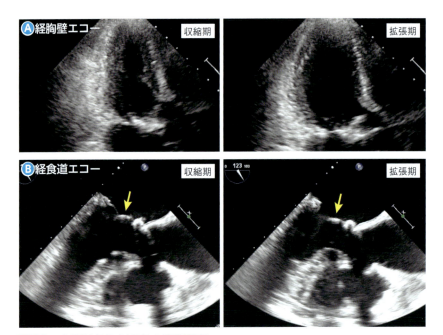

図14 大動脈弁位人工弁の機能障害
大動脈弁を生体弁に置換した症例で大動脈弁の圧較差の上昇を認めた
A：経胸壁エコーでは弁尖の動きの異常は明らかではなかった
B：しかし経食道エコーでは前尖（→）がほとんど可動していないことが明らかになった

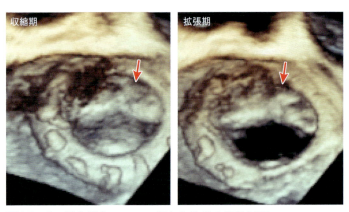

図15 3D経食道心エコーで見た生体弁の開放制限
図14と同じ症例の3D経食道心エコー．2D食道心エコーで認めた前尖（→）の開放制限を明瞭に観察できた

Ⓐ 大動脈弁位人工弁

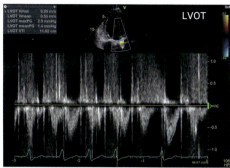

Ⓑ 僧帽弁位人工弁

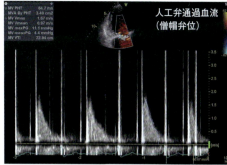

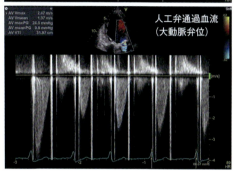

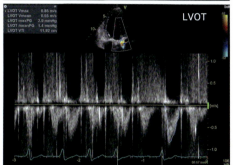

Doppler velocity index（大動脈弁位）
= TVI$_{LVOT}$/ TVI$_{AV}$（または PV$_{LVOT}$/ PV$_{AV}$）

Doppler velocity index（僧帽弁位）
= TVI$_{MV}$/ TVI$_{LVOT}$

図16　人工弁機能評価のためのDoppler velocity index（DVI）

A：大動脈弁位人工弁のDVI．TVI$_{LVOT}$/TVI$_{AV}$：左室流出路および大動脈弁位での時間速度積分，PV$_{LVOT}$/PV$_{AV}$：または左室流出路および大動脈弁位の最高速度
B：僧帽弁位人工弁のDVI．TVI$_{MV}$：僧帽弁での時間速度積分，TVI$_{LVOT}$：左室流出路での時間速度積分
LVOT：左室流出路

　左室流出路径に依存しない指標としてはDoppler velocity index（DVI）が用いられます（図16）．DVIはパルスドプラ（PW）による弁近傍の左室流出路血流最大速度（PV$_{LVOT}$）または時間速度積分（TVI$_{LVOT}$）と，連続波ドプラ（CW）による大動脈弁通過血流の最大速度（PV$_{AV}$）または時間速度積分（TVI$_{AV}$）の比，すなわち DVI = PV$_{LVOT}$/ PV$_{AV}$ または DVI = TVI$_{LVOT}$/ TVI$_{AV}$ として求められます．左室流出路での血流速度は人工弁のサイズに比例するため，DVIはガイドラインでも推奨される指標となっています．正常では人工弁のDVIは0.3〜0.35より大きいとされ，DVIが0.3以下の場合は人工弁機能が障害されている可能性があると考えられます．

表6 大動脈弁位人工弁における開放制限の評価

	正常	開放制限の可能性	有意な開放制限あり
定性的評価			
弁構造および動き	正常	しばしば異常	異常
弁通過血流の波形	三角形,早期ピーク	三角形〜中間型	球形,対称的
半定量的評価			
Acceleration time	< 80 ms	80〜100ms	> 100 ms
Acceleration time/LV ejection time比	< 0.32	0.32〜0.37	> 0.37
定量的指標			
−流量に依存			
最高流速	< 3 m/s	3〜3.9 m/s	≧ 4 m/s
平均圧較差	< 20 mmHg	20〜34 mmHg	≧ 35 mmHg
負荷エコーでの平均圧較差上昇	< 10 mmHg	10〜19 mmHg	≧ 20 mmHg
経過観察での平均圧較差の上昇	< 10 mmHg	10〜19 mmHg	≧ 20 mmHg
−流量に依存しない			
有効弁口面積(EOA)	> 1.1 cm^2	0.8〜1.1 cm^2	< 0.8 cm^2
実測EOAと弁口面積基準値※の関係	基準値 ± 1SD	基準値 − 1SD	基準値 − 2SD
実測EOAと基準値※の差	< 0.25 cm^2	0.25〜0.35 cm^2	> 0.35 cm^2
Doppler velocity index	≧ 0.35	0.25〜0.34	< 0.25

※使用する人工弁により異なる
(文献8, Table 13より引用)

　僧帽弁位人工弁でのDVIは人工弁での時間積分(TVI$_{MV}$)と左室流出路のTVI$_{LVOT}$からDVI = TVI$_{MV}$/ TVI$_{LVOT}$として求めます.正常の人工弁ではDVI < 0.22となります.

　表6,7に人工弁の開放制限についてのガイドラインでの評価基準[8]を示します.また図17には大動脈弁位人工弁の圧較差上昇が認められた症例に対する評価のフローチャートを示します.

■Patient-prosthesis mismatch(PPM)

　Patient-prosthesis mismatch(PPM)は正常に開放している人工弁の**有効弁口面積(EOA)が患者の体格(あるいは体格から必要される血流)に比べて小さすぎる場合に,術後の圧較差が高くなる(平均圧較差 > 20 mmHgなど)**ことをいいます.圧較差の存在は人工弁の機能異常によるものではなく,両者を鑑別する必要があります.

表7　僧帽弁位人工弁における開放制限の評価

	正常	開放制限の可能性	有意な開放制限あり
定性的評価			
弁構造および動き	正常	しばしば異常	異常
半定量的評価			
Pressure half time	<130 ms	130〜200 ms	>200 ms
定量的指標			
−流量に依存			
最高流速	<1.9 m/s	1.9〜2.5 m/s	≧2.5 m/s
平均圧較差	≦5 mmHg	6〜10 mmHg	≧10 mmHg
負荷エコーでの平均圧較差上昇	<5 mmHg	5〜12 mmHg	>12 mmHg
経過観察での平均圧較差の上昇	<3 mmHg	3〜5 mmHg	>5 mmHg
−流量に依存しない			
有効弁口面積（EOA）	>2.2 cm^2	1〜2 cm^2	<1 cm^2
実測EOAと弁口面積基準値[※]の関係	基準値±1SD	基準値−1SD	基準値−2SD
実測EOAと基準値[※]の差	<0.25 cm^2	0.25〜0.35 cm^2	>0.35 cm^2
Doppler velocity index	<2.2	2.2〜2.5	>2.5

※使用する人工弁により異なる
（文献8，Table 15より引用）

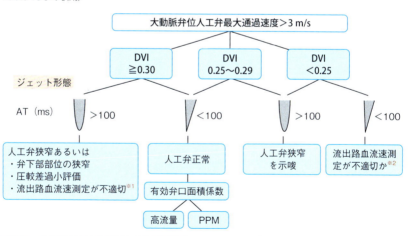

図17　大動脈弁位人工弁の狭窄診断フローチャート

最大速度>3 m/sを認めた大動脈弁位人工弁狭窄の診断のためのフローチャート
※1：パルスドプラの計測部位が弁に近すぎる（特にCWでの流速が4 m/s以上のとき），※2：パルスドプラの計測部位が弁から（心尖方向へ）遠すぎる（特にCWでの流速が3.0〜3.9 m/sのとき）
DVI：Doppler velocity index, AT：acceleration time（ジェット開始から最大側までの時間），PPM：patient-prosthesis mismatch
（文献9，Fig 10より引用）

表8　Indexed EOAによる人工弁PPMの評価

		軽度または血行動態的に有意でない	中等度	高度
大動脈弁位人工弁	BMI < 30 kg/m²	> 0.85	0.85〜0.66	≦ 0.65
	BMI ≧ 30 kg/m²	> 0.70	0.70〜0.56	≦ 0.55
僧帽弁位人工弁	BMI < 30 kg/m²	> 1.2	1.2〜0.91	≦ 0.90
	BMI ≧ 30 kg/m²	> 1.0	1.0〜0.76	≦ 0.75

Indexed EOA = 有効弁口面積（EOA）÷体表面積，BMI：body mass index
（文献8をもとに作成）

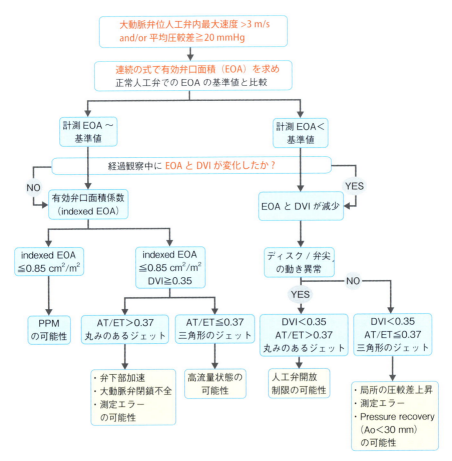

図18　大動脈弁位人工弁で圧較差を認めた場合のマネジメント
AT/ET：acceleration time/ejection time
（文献8, Fig 20より引用）

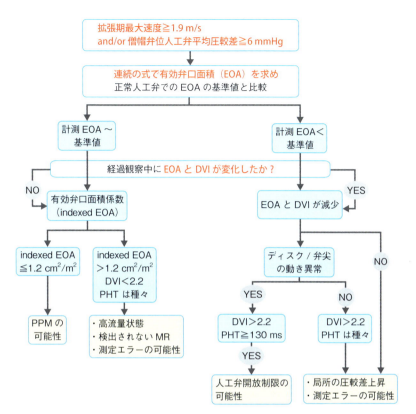

図19　僧帽弁位人工弁で圧較差を認めた場合のマネジメント
（文献8，Fig 24より引用）

　PPMと機能障害の鑑別のためには，人工弁の種類およびサイズに応じたEOAの参考値を体表面積で割ったprojected indexed EOAを指標とします〔EOAの参考値については各人工弁ごとに異なりますので，当該資料（本書の付録2，p405）をご参照ください〕．Projected indexed EOAは体格の影響を受けるのでBMIが30 kg/m^{2}以上の例では評価の基準が異なります（**表8**）[8]．中程度のPPMは大動脈弁位で20～70％，僧帽弁位で30～70％に認めます．高度のPPMの頻度は2～10％程度ですが，血行動態の悪化，術後の形態・機能的回復の遅延，活動能力・QOLの低下などと関係し，人工弁の寿命を短縮させます．

心得 7　人工弁における弁逆流の評価

1) 大動脈弁位人工弁の弁逆流評価ではジェット幅/LVOT幅比が有用である
2) 大動脈弁位人工弁の弁逆流評価にはpressure half time（PHT）や下行大動脈での拡張期逆流血流波形も有用である
3) 僧帽弁位人工弁ではvena contractaやPISA法（生体弁）も有用である

　人工弁ではごく小さな弁逆流の存在は正常で，むしろ血栓予防の効果があるとされます．生理的範囲の逆流は，逆流部位のジェットは小さく対称性で，カラードプラでは色は薄く（血流量が少ないため）均一でエリアシングは認めません．
　血行動態的に問題となる弁逆流は人工弁の中心から吹く場合（transvalvular leakage）と，弁周囲から吹く場合があります（paravalvular leakage）．人工弁中心からの有意な逆流は弁の劣化に伴うものが多いですが，パンヌス，血栓や疣腫によって生じることもあります．**生理的な弁逆流が突然消失し，新たに中心性の逆流が出現した場合は血栓形成**を疑います．弁周囲逆流は手術の手技や術部位の組織の状態などに関連して生じます．弁周囲逆流の部位を同定することは必ずしも容易ではなく，カラードプラでジェット出現部が同定できたときのみ診断されます．経胸壁エコーでは同定が困難なことも少なくなく，**診断のためには経食道エコー**が有用です．特に3D経食道エコーはジェット出現部位に加え，人工弁のリングの離開なども観察でき，非常に有用な方法です．
　僧帽弁位人工弁では経胸壁心エコーでは弁逆流の検出が困難であり，経食道心エコーがより有用です．経胸壁心エコーで，①収縮期に人工弁の左室側にPISAのflow convergenceを認める ②音響陰影より遠位で左房内に乱流を認める ③人工弁機能不全がない（pressure half time正常）のにE波が亢進し圧較差が増高する ④ほかに明らかな原因がないのに肺高血圧症が出現・増悪したり，左室の拡大・過収縮が出現する，などの所見を認めた場合は弁逆流の可能性があり，積極的に経食道心エコーを実施すべきです[8]．

■ 大動脈弁位人工弁の弁逆流評価

　大動脈弁位人工弁の弁逆流評価のためには逆流ジェットの到達度あるいは面積は不正確であり推奨されません．中心性の弁逆流についてはジェット幅と左室流出路（LVOT）径（幅）の比は有用と考えられ，**ジェット幅/LVOT幅比＞65％は高度逆流**と評価されます．ただし偏心性のジェットでは不正確とされます．

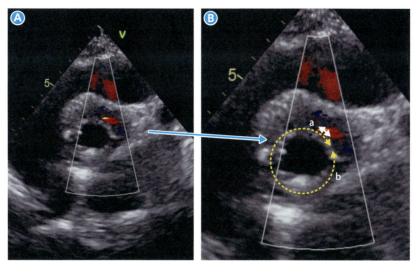

図20 弁周囲逆流の評価
A：傍胸骨左縁短軸像で大動脈弁位人工弁のリングの外部よりの逆流ジェットを認める
B：逆流ジェットの幅（a）を計測し，人工弁のリングの全周囲長（b）との比a/bを求める

　弁周囲逆流については**短軸像でジェット基部の幅とリング周囲長の比を求めることでも重症度評価ができます**（図20）．軽度＜10％，中等度10〜29％，高度≧30％とされますが，偏心性のジェットでは不正確になります．Vena contracta（VC）もよい評価法であり，Nyquist速度を50〜60 cm/sで**VC＜3 mmは軽度，＞6 mmは高度**とされます．ただ音響陰影の問題があり，VCの計測は人工弁では困難なことも少なくありません（図21）．また弁座の動揺が認められる場合は40％以上の離開が生じていることを示し，高度の弁逆流があると判断できます．PISA法も有効な重症度評価法ですが，人工弁ではしばしば困難です．

　大動脈弁位人工弁の評価にはCWドプラによるpressure half time（PHT）が，人工弁の位置，音響陰影，アーチファクトの影響を受けにくく，有用な指標とされます．人工弁でも**PHT＜200 msを高度，＞500 msを軽度**としますが，200〜500 msについては心拍数などの影響を受けるため確実ではありません．下行大動脈内の逆流波形の存在は有効な評価法で，**全拡張期性に逆流波を認めれば中等度以上であり，拡張末期の逆流速度が20 cm/sを越える場合は高度**とされます．逆流波はパルスドプラで左鎖骨下動脈分岐直後の位置で計測し，できるだけ大動脈の位置に平行になるように計測します．表9に大動脈弁位人工弁における弁逆流の評価についてまとめます[8]．

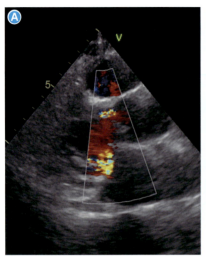 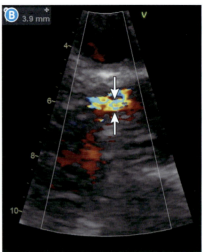

図21 大動脈弁位人工弁の弁周囲逆流
A：大動脈弁位人工弁のリングの外部よりの逆流ジェットを認める
B：vena contractaの計測

表9 大動脈弁位人工弁における弁逆流の評価

	軽度	中等度	高度
定性的評価			
弁構造および動き	通常は正常	通常は異常	通常は異常
ARジェット幅	小さい	中等度	大きい（左室流出路径の＞65%）
ARジェットのCW信号	不完全または薄い	濃い	濃い
下行大動脈逆流波形	短く拡張早期のみ	中等度	全拡張期に逆流波形（拡張末期速度＞20 cm/s）
半定量的評価			
pressure half time	＞500 ms	200〜500 ms	＜200 ms
弁周囲逆流ジェット幅/リング周囲長	＜10%	10〜29%	≧30%
vena contracta	＜3 mm	3〜6 mm	＞6 mm
定量的評価			
EROA	＜10 mm^2	10〜29 mm^2	≧30 mm^2
逆流量	＜30 mL	30〜59 mL	≧60 mL
逆流率	＜30%	30〜50%	＞50%

術後遠隔期の慢性的な弁逆流で，ほかの原因がない場合は左室サイズも参考にする
AR：大動脈弁逆流，CW：連続波ドプラ，EROA：有効逆流弁口面積
（文献8，Table 14より引用）

表10　僧帽弁位人工弁における弁逆流の評価

	軽度	中等度	高度
定性的評価			
弁構造および動き	通常は正常	通常は異常	通常は異常
MRジェット	小さい	中等度	大きな中心性ジェットまたは左房後壁に沿う偏心性ジェット
flow convergence	なし，または小さい	中等度	大きい
MRジェットのCW信号	薄い/放物線形	濃い/放物線形	濃い/三角形
半定量的評価			
肺静脈血流	収縮期が主	収縮期波形低下	収縮期逆流波形
僧帽弁流入波形	種々	種々	最大速度≧1.9 m/s 平均圧較差≧5 mmHg
doppler velocity index	< 2.2	2.2〜2.5	> 2.5
vena contracta	< 3 mm	3〜5.9 mm	≧6 mm
弁周囲逆流ジェット幅/リング周囲長	< 10%	10〜29%	≧30%
定量的評価			
EROA	< 20 mm^2	20〜39 mm^2	≧40 mm^2
逆流量	< 30 mL	30〜59 mL	≧60 mL
逆流率	< 30%	30〜50%	> 50%

術後遠隔期の慢性的な弁逆流で，ほかの原因や急性MRがない場合は左室・左房サイズや収縮期肺動脈圧も参考にする
MR：僧帽弁逆流，CW：連続波ドプラ，EROA：有効逆流弁口面積
(文献8，Table 16より引用)

■僧帽弁位人工弁の弁逆流評価

　僧帽弁位人工弁の弁逆流評価については，カラードプラのジェット面積は人工弁では重症度を必ずしも反映せず，推奨されません[8]．ただ左房の後壁に沿った大きな偏心性のジェットは有意な弁逆流を示唆します．弁周囲逆流は逆流ジェットが人工弁リングの外側を通過することで診断され，大動脈弁位人工弁と同様に，短軸像でのジェット基部の幅とリング周囲長の比は重症度評価が有効です（軽度<10％，中等度10〜29％，高度30％）．また弁座の動揺も40％以上の離開による高度の弁逆流の存在を示します（表10）．

　僧帽弁位人工弁ではvena contracta（VC）は有用で，人工弁では傍胸骨左縁長軸像または心尖四腔像で計測します．VC<3 mmを軽度，≧6 mmは高度としますが，音響陰影などで計測が困難なことも少なくありません．生体弁ではPISA

法による定量的評価も有用です．定性的には 50 〜 60 cm/s の Nyquist 速度で flow convergence を認める場合は高度の弁逆流と考えられます．表10 に僧帽弁位人工弁における弁逆流の評価についてまとめます[8]．

心得 8　心不全における右室の評価と役割

1) 右室は肺高血圧症により収縮機能不全を生じやすい
2) 肺高血圧症の原因としては左室機能不全に伴うものが多く，急性心不全では注意が必要である
3) 下大静脈が高度に拡大し E/e′ が低い症例は右心機能不全の可能性も考える

■右室に対する前負荷・後負荷の影響

　心不全の診断・治療において右室は左室よりも軽視されがちですが，右心機能は心不全の重要な予後規定因子です．右室は圧負荷に対しては左室よりも容易にFrank-Starling 曲線の下行脚に達して収縮能が低下します（秘伝8心得4）ので，肺高血圧症に伴う右室機能不全について注意が必要です．

　肺高血圧症の原因としては左室不全に伴うものが最も多く，HFrEF，HFpEF 弁膜疾患のいずれでも生じます．左心不全での肺動脈圧の上昇は肺水腫に対しては予防的に働きますが，右室にとっては後負荷の上昇になります．さらに左心不全は右室の虚血を生じるとともに，心室中隔の収縮能低下を介した両室の相互作用（interventricular dependence）によっても右室機能を低下させます．

　容量負荷に対しては右室拡大により適応しますが，心膜の制限を受けやすいため，右室拡大の程度によっては拡張能低下が影響することもあります．Frank-Starling の法則により，右室は拡大とともに TAPSE や RV-s′ などの指標は正常〜軽度上昇を示しますが，病状の進行とともにこれらの指標も低下します．高度の容量負荷では心室中隔が拡張期に左室側へ偏位して D-shape を示すこともあります．

■急性心不全での右心機能の評価

　すべての心不全症例に対して右心機能評価は必要ありませんが，右心不全症状が著明な例や，右室の収縮能が視覚的にも低下している例では右室拡大とともに右室機能を評価するべきです．右室機能の評価法としては TAPSE や組織ドプラのRV-s′ が簡便で有用です．右室機能が低下した例では右心系→左心系の循環が低

下，前負荷が低下し，**低心機能でも肺うっ血がみられない場合もあります**．低左心機能症例で，**下大静脈が高度に拡大していてもE/e′が低いような症例は，右心機能不全の可能性も考えるべきです**．HFpEF症例でも右心機能不全を伴う例も少なくなく[10]注意が必要です．

　肺高血圧の評価のために三尖弁閉鎖不全の血流速度から肺動脈収縮期圧（正常値は37 mmHg未満）や肺血管抵抗を求めます（秘伝8心得11・12）が，右室収縮能低下例では収縮期肺動脈圧が低くなるので，重症右心不全例での評価には注意が必要です．

心得 9　心膜，心膜液が心機能に与える影響

1）心臓が拡大すると心膜による拡張障害の影響が大きくなる
2）急性の心膜炎，心膜貯留では心膜の伸展がなく拡張障害が生じやすい
3）収縮性心膜炎では拡張中期を越えると左室充満圧が急速に増加する

■心膜の血行動態への影響

　心臓は心膜に包まれていますが，この心膜も左心系の拡張能に影響を与えます．生体内では左室の拡張能の変化を決めるEDPVRは左室自体のEDPVRと心膜（および心膜液）のEDPVRの和となっています（図22）．心膜は心臓が小さい間はほとんど影響せず，一定以上の大きさになると急に影響します．これは心膜が伸展性に乏しい組織であり，一定以上に心臓が拡大した場合は心膜は伸展しないことによります．

　心膜を拡張させようとする力が慢性的にある場合は，心膜は伸展していきますが，急激な変化に対してはほとんど伸展しません．慢性心膜炎では心膜貯留があっても心不全が出現しないこともあるのに対し，**急性心膜炎では容易に拡張不全の症状が出現**します．急性の心タンポナーデでは，少量の心膜貯留でも心膜が伸展できず，左室の拡張が著しく障害されて血圧を発生できずにショックに陥ります．臨床的に心タンポナーデが疑われたときに，**心エコーでの心膜貯留は少なくても心タンポナーデを否定できません．**

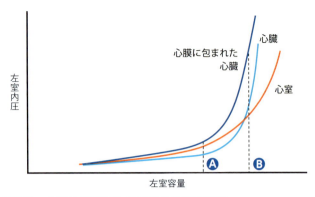

図22 心臓のEDPVRに対する心膜の影響
左室容量が小さいときはEDPVRはほとんど心室の拡張能で決定される（Ⓐ）が，左室が拡大すると心臓と心膜の効果の和として決定される（Ⓑ）

■収縮性心膜炎の心エコー所見

　心タンポナーデと並んで心膜の影響が大きい病態が収縮性心膜炎です．特発性のほか，開心術後に認めることも多く，放射線治療後，縦隔炎，自己免疫疾患などでも認められます．心タンポナーデでは心膜腔の圧は心周期を通して上昇し左室の拡大を制限しますが，収縮性心膜炎では左室径の小さい拡張初期は左室の拡張に影響はないが，**拡張中期を越えると拡張が制限され左室充満圧が急速に増加**します．心房にとっては後負荷の上昇となり，心房の収縮は低下します．

　心エコーでは**心膜の肥厚（＞3〜5 mm，図23），石灰化などが特徴**とされますが，心膜の変性のために心臓の明瞭な画像が得られないこともあります．これらの特徴は軽症例では認められないこともあり，心膜肥厚・石灰化がなくとも収縮性心膜炎は否定できません．心膜の癒着により，心窩部アプローチで見ると心周期に応じた**心臓全体の長軸方向への動きが制限**されているのが認められます．収縮能は保たれていても，拡張障害を反映して両心房の拡大が認められます．右室への血液流入の障害のため下大静脈は拡大し，呼吸性変動は低下・消失します．

　拡張早期は拡張の制限なく中期以降で著しい拡張制限があることを反映して，**Mモードで心室中隔の拡張早期の急峻な左室側への偏位（拡張期ノッチ）や拡張中期〜後期において左室後壁の平坦化**が認められます．両心室の流入血流速度波形は拡張早期E波の急峻な増高とE波減速時間の短縮，A波の低下を示し，偽正常化〜拘束パターンを呈します．E波の呼吸性変動は増大し，吸気時の最初の心拍でのIVRT（等容弛緩期時間）は20％以上延長します．肝静脈血流の逆流の呼

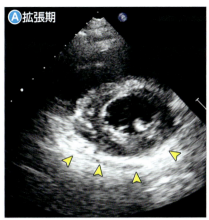 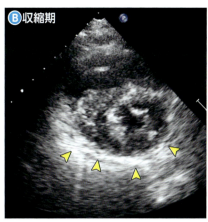

図23 収縮性心膜炎症例での心膜肥厚
外科手術，放射線療法などの既往のない症例で，特発性収縮性心膜炎と診断された．下壁〜後壁領域の心膜肥厚を認めた

吸性変動も増大します．

　心タンポナーデと同様に両心室への流入血流速度波形の呼吸性変動は増大し，左室流入血流E波は，呼気時に25％以上増加，右室E波は吸気時に40％以上の増加を認めます．心室中隔は吸気時に左室側へ，呼気時に右室側へ偏位します (septal bounce)（図24）．

　収縮性心膜炎は拘束性心筋症との鑑別が問題となります．拘束性心筋症では組織ドプラでの僧帽弁輪後退速度（e'）は低下しますが，収縮性心膜炎では左室充満圧は上昇してもe'波速度は正常に保たれます．拘束性心筋症では拡張期全体に拡張が障害されるのに対し，収縮性心膜炎では拡張中期を超えた時点で拡張障害が生じ，左室充満圧が急速に増加します．収縮性心膜炎では側壁側は心膜の癒着の影響を受けるため，通常とは逆に**中隔のe'波が側壁側のe'波より高値になることもあります**（annulus reversus）．表11に心エコーでの鑑別点を示しますが，心エコーでの収縮性心膜炎の所見は必ずしも特徴的なものではありません．収縮性心膜炎の確定診断には右心カテーテルでdip and plateauなどの特徴的な血行動態を証明する必要があります．

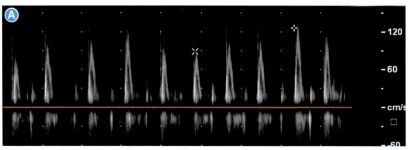

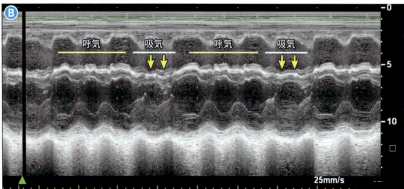

図24 収縮性心膜炎症例
図23と同じ特発性収縮性心膜炎
A：左室流入血流は30％の呼吸性変動を認めた
B：傍胸骨左縁長軸像より左室乳頭筋レベルでMモードを記録．心室中隔が呼気時に右室側へ，吸気時に左室側へ（⇨）偏位するseptal bounceの所見を認めた

表11 収縮性心膜炎と拘束性心筋症の鑑別

	収縮性心膜炎	拘束性心筋症
僧帽弁流入血流	E波の呼吸性変動≥25%	E波の呼吸性変動なし
	DT≤160 ms	DT≤160 ms，E/A≥2
三尖弁流入血流	E波の呼吸性変動≥40%	E波の呼吸性変動≤15%
	DT≤160 ms	DT≤160ms，E/A≥2
肝静脈血流	呼気時拡張期波形↓	収縮期波形＜拡張期波形
	吸気時拡張期波形↑	吸気時拡張期波形↑
	呼気時拡張期逆流↑	吸気時拡張期逆流↑
肺静脈血流	呼吸性変動≥25%	−
僧帽弁輪後退速度	e´≥8 cm/s	e´＜8 cm/s

（文献7より引用）

● **参考文献**

1) Ross J Jr & Braunwald E：Circulation, 38：61-67, 1968
2) Baumgartner H, et al：J Am Soc Echocardiogr, 30：372-392, 2017
3) Pellikka PA, et al：J Am Soc Echocardiogr, 20：1021-1041, 2007
4) 日本循環器学会，日本胸部外科学会，日本心臓血管外科学会，日本心臓病学会：「循環器病の診断と治療に関するガイドライン（2011年度合同研究班報告）：弁膜疾患の非薬物治療に関するガイドライン（2012年改訂版）」[http://www.j-circ.or.jp/guideline/pdf/JCS2012_ookita_h.pdf（アクセス：2019年2月）]
5) Zoghbi WA, et al：J Am Soc Echocardiogr, 30：303-371, 2017
6) Nishimura RA, et al：Circulation, 129：2440-2492, 2014
7) 「The EACVI Echo Handbook」(Lancellotti P & Cosyns B, eds), Oxford University Press, 2016
8) Lancellotti P, et al：Eur Heart J Cardiovasc Imaging, 17：589-590, 2016
9) Zoghbi WA：J Am Soc Echocardiogr, 22：975-1014, 2009
10) Drazner MH, et al：Circ Heart Fail, 3：202-206, 2010

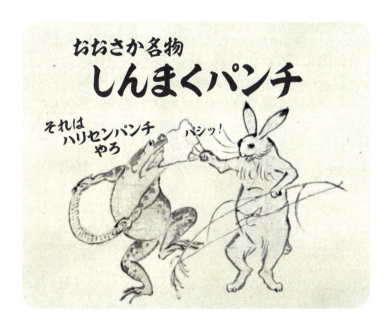

第3章 心不全をみるコツ

秘伝 15 心エコーによる心不全診断の実際
実例でみる心不全の心エコー

　心不全の定義，分類からはじまり，心エコーの収縮・拡張能指標の測定と意義，さらには心力学を中心とした血行動態の考え方まで，心不全全般について学んできました．回り道のようですが，これらの知識を総動員することで心不全の心エコーが何を意味するかがわかるはずです．ここでは実際に心エコーのデータから心不全をどのように評価するかを，症例を通してみていきます．

症例 1　呼吸困難が突然発症した陳旧性心筋梗塞症例

82歳 男性　主訴：呼吸困難感
身長 163 cm，体重 56 kg，体表面積 1.60 m^2
既往歴：陳旧性心筋梗塞（前壁），2型糖尿病，高血圧症，脂質異常症，
　　　　高尿酸血症

　17年前に前壁梗塞を発症し，左前下行枝近位部（Seg 6）および第2対角枝に対するPCIを実施している．以後は経過良好で胸痛あるいは心不全を思わせる症状は認めていない．心エコー図検査は数年以上実施していない．

　1週間前より労作時に息切れを感じるようになっていた．朝4時ごろにトイレに行った後から強い呼吸困難感が出現．冷汗も出現したが胸痛は感じなかった．

　症状出現から2時間30分後に当院へ救急搬送となる．来院時の血圧 163/63 mmHg，心拍数 104拍/分．両肺野に喘鳴を聴取し，末梢冷感も認めた．来院時の血液検査でトロポニンT，CPKなどの心筋傷害マーカーの上昇は認めなかった．BNPは225.3 pg/mLと上昇していた．

　クリニカルシナリオ（CS）1の心不全として対応．ニトログリセリン持続静注，フロセミド20 mg静注およびNPPVによる酸素投与を行った．

　心エコー図検査は来院後3時間後に実施しているが，この時点ではすでに十分な利尿を得ており，血圧 123/66 mmHg，心拍数 74拍/分と安定．呼吸困難も消失していた．

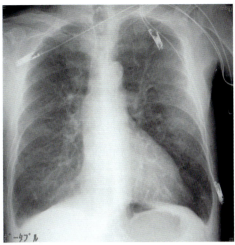 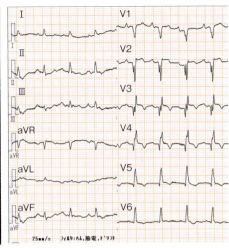

図1　入院時胸部X線および心電図
胸部X線では両側の肺うっ血を認めた．心電図では陳旧性前壁梗塞の所見を認めるが，以前と比べて特に変化は認めなかった

表1　入院時心エコー所見

左室拡張末期径	5.2 cm	左室収縮末期径	4.0 cm		
中隔壁厚	0.8 cm	後壁壁厚	1.0 cm		
左室拡張末期容積	132 mL	左室収縮末期容積	80 mL	左室駆出率	39%
左房径	3.3 cm	左房容積係数	36.7 mL/m^2	下大静脈径	11/5 mm
一回心拍出量	99.6 mL	心係数	4.6 L/min/m^2		
E/A	0.68	E/e′（平均）	12		

■ 心エコー図検査所見

　心エコー図検査の結果を**表1**に示す．

　肺エコーでは左右の肺野に数本以上のBラインの存在を認め，肺うっ血は残存している（**図2**）．前壁～側壁～心尖部領域に壁運動消失を認め（**図3**），左室駆出率は39％，2DスペックルトラッキングでのGLSは－9.2％と低下していた（**図4B**）．またdp/dtも894 mmHg/sと低値であった（**図4C**）．ドプラエコーでは僧帽弁閉鎖不全2/4を認め（**図4A**），逆流ジェット/左房面積比は50％であったが，PISA法でROA 0.13 cm^2，逆流量23 mL，vena contracta 4 mmであり中等度と評価した．三尖弁閉鎖不全は認めない．

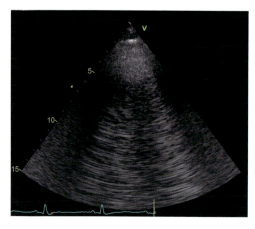

図2　肺エコー
急性期治療後で十分な利尿を得たあとであるが，肺エコーで両側にBラインを認め肺うっ血が残存していると考えられた

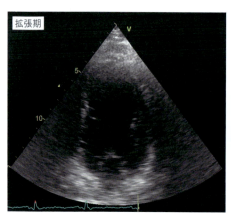
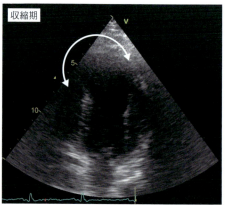

図3　心尖四腔像
心尖部位（⇨）で壁運動消失を認める．形態的にも明らかな左室拡大はないように見える

■心エコーによる病態評価

　長らく安定していた陳旧性前壁梗塞の患者さんが急に心不全の増悪をきたした例です．CS1の心不全であり，身体所見からも心不全の発症には後負荷の上昇が関与していたと考えられます．経過より心不全増悪には心筋虚血が関与した可能性がありますが，心電図，心エコーからは明らかな虚血の進行を示す所見は認められませんでした．

　左室駆出率は低下しており，体格を考えると左室はやや拡大していると考えられます．心エコー検査時は下大静脈径は正常範囲で呼吸性変動も正常でしたが，

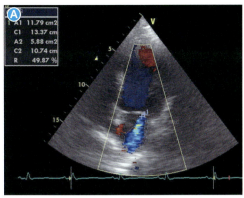
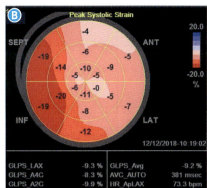
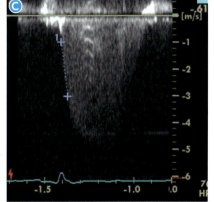

図4 ドプラエコーおよび 2Dスペックルトラッキング法でのGLS

A：ドプラエコーでは僧帽弁閉鎖不全を認め，逆流ジェット/左房面積比は50％であった
B：2Dスペックルトラッキング法で求めた各領域の心尖部方向への最大ストレイン（longitudinal peak strain）をブルズアイ表示で示す．左室のglobal longitudinal strain（GLS）は−9.2％と低下していた
C：dp/dt ＝ 894 mmHg/sと低下していた

　これは入院後の利尿剤投与で改善した可能性があります．入院時は後負荷が高く（心拍数上昇だけでもEaは確実に亢進しています），一回心拍出量は心エコー実施時より低かったと考えられます（図5）（後負荷上昇のみで心拍出量は低下します．秘伝11心得5参照）．

　本例では拡張能の評価がポイントとなるかと思います．心エコー検査時はE/A＝0.68で左房拡大はあるもE/e′＜14であり，ガイドラインでは左室拡張障害は判定できないことになります（秘伝5心得10）．もちろん入院時は明らかに左室拡張障害があったと考えます．総合的に考える必要と，E/e′＝12よりおそらく左房圧は境界域にあると思われ，心拍出量がよく保たれていることより，もう少し利尿による前負荷軽減が必要と考えます．

　左室サイズを考えるとEDPVRはさほど急峻ではないが，大きく拡大した症例

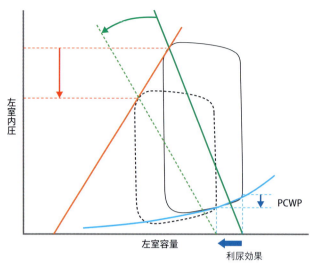

図5 入院後の血行動態の変化
入院時CS1であることから後負荷の著明な上昇があったと推定される．心エコー実施時には血圧が低下していたことより後負荷は低下したと思われる．利尿により左室拡張末期圧（≒PCWP）も低下したが，まだ不十分であると考えられる

ほど緩やかでないと考えます．左房拡大を考慮すると長期に拡張能が低下していた症例と考えられ，左室サイズから考えるよりも左室拡張能は低下していそうです．以上よりHFrEFではあるものの拡張障害の影響も大きいと考えてRAAS阻害薬などで血圧を十分コントロールすることが大切といえるでしょう．

症例2 心不全入院をくり返す人工弁置換術症例

76歳 女性　主訴：呼吸困難感
身長150 cm，体重49 kg，体表面積1.42 m^2
既往歴：僧帽弁人工弁置換術＋三尖弁形成術後，汎下垂体機能低下症，
　　　　完全房室ブロック（ペースメーカー植え込み術後）

　16年前に僧帽弁人工弁置換術（機械弁）＋三尖弁形成術実施．10年前に完全房室ブロックにてペースメーカー植え込み術を実施．以後，心不全入院をくり返している．1年前には敗血症性ショックにて他院に救急入院した．9カ月前には当院に心不全入院．そのときは降圧療法，ループ利尿剤増量とともにトルバプ

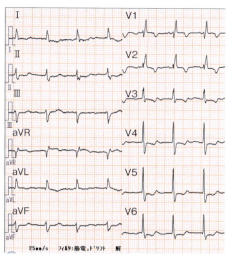

図6 入院時胸部X線および心電図
ペースメーカー症例であるが,入院時は自己心拍の洞調律であった

表2 入院時心エコー所見

左室拡張末期径	3.6 cm	左室収縮末期径	2.4 cm	左室駆出率	64%
中隔壁厚	1.1 cm	後壁壁厚	1.1 cm		
左室重量係数	87.4 g/m²	相対壁厚（RWT）	0.61		
左房径	4.7 cm	左房容積係数	47.7 mL/m²	下大静脈径	17/8 mm
右室径	2.6 cm	TAPSE	17 mm		
一回心拍出量	31.7 mL	心係数	2.0 L/min/m²		
E波速度（一峰性）	1.4 m/s	E/e'（平均）	24.9		
中隔e'	4.0 cm/s	側壁e'	7.4 cm/s	平均e'	5.7 cm/s
三尖弁閉鎖不全	2/4	TR-PG	39 mmHg	PR-PG	5 mmhg

TR-PG：三尖弁圧較差，PR-PG：肺動脈弁閉鎖不全-拡張末期圧較差，TAPSE：三尖弁輪収縮期移動距離

タンを投与したが血圧低下，腎機能低下〔急性腎障害（AKI）〕が出現し，トルバプタンは中止になっている．

　退院後も歩行や家事などの軽労作で息切れが出現していた．2～3日前より歩行時の息切れが出現，次第に症状が増加．体重も2 kgほど増加したとのこと（ただし前回退院時とは変わらず）．就寝時に起坐呼吸が出現し当院救急外来を受診した．来院時の血圧は142/71 mmHg，心拍数88拍/分で軽度の下腿浮腫，軽度の肺雑音を認めるも頸静脈怒張は認めなかった．

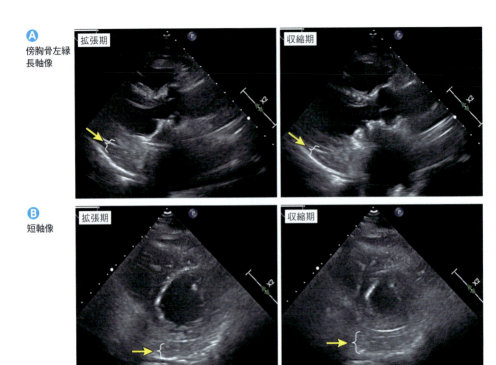

図7 傍胸骨左縁長軸像および短軸像
左室の壁運動は良好であるが，左室後面に多量の構造物（⇨血栓？）を認め，左室の拡張を制限する一因であると推測される

■心エコー図検査所見

　心エコー図検査の結果を表2に示す．
　左室の局所壁運動は正常であり心膜貯留は認めなかったが，左室後面に実質性エコーを認める（器質化血栓か）（図7）．僧帽弁（機械弁）の開放は正常で平均圧較差は4 mmHgであった．左室流入波形で37％，右室流入波形で60％の呼吸性変動を認めた（図8）が，septal bounceは認めなかった（ただし以前の心エコーではseptal bounceを認めたこともあり）．

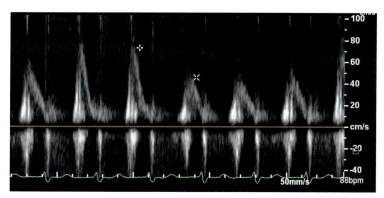

図8 左室室流入波形の呼吸性変動
呼吸により流入速が37％の変動を示した

■心エコーによる病態評価

　僧帽弁人工弁置換術＋三尖弁形成術術後の症例で人工弁機能は保たれるも心不全入院をくり返しています．左室駆出率は正常ですが，左室サイズが小さいのが特徴です．

　病歴および心エコーから考えられるのは術後の収縮性心膜炎です．ただ心エコーからは心膜性状については十分観察できず，その他の所見からも収縮性心膜炎と確定できませんでした．収縮性心膜炎でなくとも，周囲の器質化血栓の影響は大きく，一般に"コアグラタンポナーデ"といわれる病態であると考えられます．左室求心性リモデリングを呈し，e′波速度が遅いことも含めて心筋にも問題があるのかもしれません（拘縮性心筋症との鑑別は必須）．最終的にはCT，右心カテーテルなどで診断が必要です．

　いずれの原因でも秘伝13心得3に示した「左室収縮能は保たれ，左室サイズが小さい」の典型的な血行動態的を示すと考えられます（図9）．左室が小さくEDPVRは急峻と推定されます．周囲の血栓組織の影響もあり，さらにその傾向は高いと思われます（秘伝14心得7の心膜の効果に類似します）．左室が小さいため左室駆出率は保たれていても心拍出量は低い状態です．安定した状態でも血圧を維持するために後負荷は常に亢進し，その結果として前負荷も上昇しています．常に急峻なEDPVRの右側に位置するため，軽労作で心拍数が上昇しEaが少し上昇しただけで左室拡張末期圧は上昇し息切れが生じます．何らかの原因で後負荷がさらに上昇したり，Na，水の貯留が生じると左室拡張末期圧は容易にさらなる上昇をきたし，心不全は増悪します．本例では汎下垂体機能低下症による低

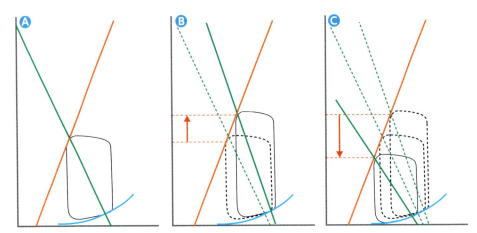

図9 本症例の血行動態の変化
A：左室収縮能は保たれるが拡張が障害され，左室のサイズは小さい．そのため血圧は低めでEDPVRは比較的急峻であると予測される．本症例では周囲の血栓？による拡張障害もあり，左室が拡大したときには急速に左室拡張末期圧が上昇する
B：後負荷が上昇したときには，血圧の上昇とともに前負荷も増加するが，左室の拡大が障害されているため左室拡張末期圧の上昇が著しい
C：Emaxが保たれているため，前負荷・後負荷の低下による血圧低下，一回心拍出量（SV）の低下は正常心と同様に起きる．もともとの心拍出量が低いために，低心拍出量に陥りやすい．本症例で感染症や利尿剤により容易にショック，腎機能低下を認めたのにはこのような機序も関係している

Na血症も増悪因子として働いていました．

　以前の敗血症ショックおよび利尿剤による急性腎障害も血行動態から説明できます（図9C）．左室が小さく，Emaxが保たれているために，後負荷が低下した場合は正常心と同様に血圧，一回心拍出量（SV）は低下しますが，もともとの心拍出量が低いために容易に低心拍出状態に陥ります．本症例はこのような機序で感染症や利尿剤により容易にショック，腎機能低下を呈したと考えられます．利尿剤については，トルバプタンはループ利尿剤よりも腎障害を起こす可能性が少ない薬剤ですが，本例では薬剤特性よりも血行動態により腎障害が生じたと考えられます（図9C）．

　このような症例は利尿剤で低心拍出量症候群を起こしやすく，血管拡張療法では血圧が低下しやすく，治療に難渋します．収縮性心膜炎であれば心膜切除術も考えられますので，原因疾患の確定診断が重要です．

症例3　心室再同期療法（CRT）実施後に心不全が増悪した拡張型心筋症

57歳 男性　主訴：呼吸困難感

身長 166 cm，体重 58 kg

既往歴：心室頻拍，2型糖尿病，甲状腺機能低下症，高尿酸血症，慢性腎臓病（Ⅲa期）

　呼吸困難感を主訴にし他院に救急搬送．心不全の診断でCCUに入室した直後に心肺停止となる．CPRにて蘇生したが，その後も心不全のコントロールは困難で，非持続性心室頻拍もくり返すため，両心室ペーシング＋植え込み型除細動器（CRT-D）の導入目的で当院へ転院となった．転院時の血圧は105/62 mmHg，心拍数 62拍/分であった．

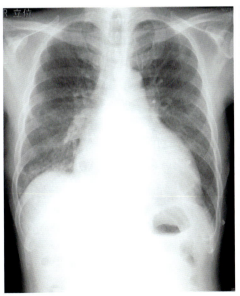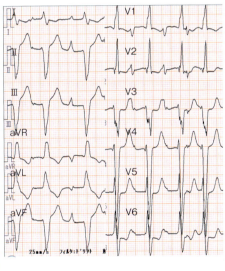

図10　入院時胸部X線および心電図
心電図はQRS幅160 msの完全左脚ブロックを呈した

表3 入院時心エコー所見

左室拡張末期径	7.6 cm	左室収縮末期径	6.3 cm		
中隔壁厚	1.0 cm	後壁壁厚	0.8 cm		
左室拡張末期容積	356 mL	左室収縮末期容積	267 mL	左室駆出率	25%
左房径	5.1 cm	左房容積係数	52.6 mL/m^2	下大静脈径	22/18 mm
右室径	4.8 cm	TAPSE	17 mm		
E波速度(一峰性)	1.4 m/s	E/e'(中隔)	16.2		
僧帽弁閉鎖不全	3/4	Jet/左房面積	49%	V.C.	5.5 mm
ROA(MR)	0.29 cm^2	逆流量	26 mL	逆流率※	51%
大動脈弁閉鎖不全	1/4	肺動脈閉鎖不全	Mild	PR-PG	16 mmHg
三尖弁閉鎖不全	3/4	TR-PG	49 mmHg	ROA(TR)	0.57 cm^2

V.C.:contracta, ROA(MR):僧帽弁逆流弁口面積, ROA(TR):三尖弁逆流弁口面積, TAPSE:三尖弁輪収縮期移動距離, TR-PG:三尖弁閉鎖不全圧較差, PR-PG:肺動脈弁閉鎖不全-拡張末期圧較差
※逆流率は定量ドプラエコーで求めた

■ 心エコー図検査所見

心エコー図検査の結果を表3に示す.

左室壁運動は全体に著明な低下を示し,後壁領域はhypokinesis,それ以外の領域はsevere hypokinesis-akinesisの状態であった.左室は球状に拡大し,中隔は収縮期に圧排され左室はD-shapeを呈する.心尖部付近は肉柱の著明な発達を示し,肉柱/壁厚比=3で左室緻密化障害の可能性も否定できない形態であった(図11).右室,左房も著明に拡大し,下大静脈も拡大して呼吸性変動は低下していた.

僧帽弁閉鎖不全症は二次性(機能的MR)である.PISA法では中等度MRである(記録当時のガイドラインでは高度であったが)がvena contracta,左房内のジェットの広がり,逆流率,などから高度に近いと考えられる(図12).三尖弁についても中等度〜高度と評価された.TR-PGより高度の肺高血圧症が存在し拡張不全はグレード3であった.なお肺エコーでは数本のBラインの存在を認め肺うっ血は残存していると考えられる.

■ 心エコーによる病態評価①

左室全体の壁運動低下を呈し,拡張型心筋症が疑われた症例です(その後の冠動脈造影で虚血性心筋症は否定されましたが生検は行われず,確定診断には至っていません).左室拡大を伴う低心機能症例で,拡張型心筋症などではしばしば認められる病態です.

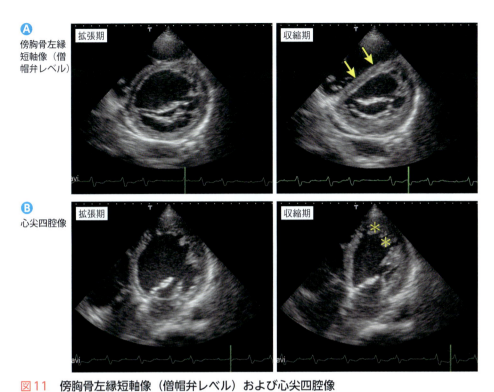

図11 傍胸骨左縁短軸像（僧帽弁レベル）および心尖四腔像
左室は球状に拡大し（**B左**），心室中隔は収縮期に圧排され（⇨）左室はD-shapeを呈する（**A**）．心尖部付近は肉柱の著明な発達を認め（✽）左室緻密化障害の可能性も否定できない

　左室の拡大により左室駆出率の割には心拍出量は保たれており，そのため心不全症状は今まであまり自覚されなかったと思われます．右室や下大静脈の著明な拡大などから入院までの間にかなりの水分が貯留していると思われます．拡大した形態のためEDPVRは比較的緩徐な立ち上がりを示していることが予測され，大量の水分貯留があっても呼吸困難などの症状出現が遅かった原因と考えます．左室が拡大している低心機能例では水分貯留が緩徐で持続するため，水分は次第に組織間質（サードスペース）へ移動し，結果的に大量の水分が貯留していることがよくありますが，これはEDPVRが緩徐で肺うっ血の出現が遅いからこそのことと考えます．本例では血圧も良好に維持されており，後負荷の持続的な上昇もあると考えられます．このような前負荷・後負荷の亢進が限界に達すると急性非代償性心不全を発症することになります．心不全治療の結果10 kg以上の体重減少を認める（治療前は10 L以上の水分貯留があった）症例も少なくありません．

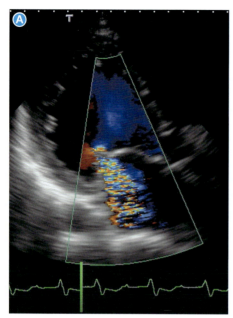
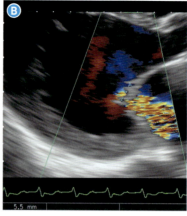

figure 12　二次性僧帽弁閉鎖不全症
左房内に広範に広がる逆流ジェットを認め（A），vena contracta = 5.5 mm（B）などより高度の僧帽弁閉鎖不全と判断される

■ 入院後経過

　当院への転院翌週にCRT-Dの植え込み術を実施した．術中は特に問題なく輸液も100 mLのみであった．帰室時の血圧は134/86 mmHgであったが10分後に再検すると109/81 mmHgであった．CRT-D植え込み後より多量の利尿を得，翌日までの24時間で4,600 mLの排尿があったが，明らかな血圧低下はなかった．しかし呼吸困難感の訴えがあり，術当日の胸部X線では著明な肺うっ血の増悪を認めた（図13）．心不全に対してドブタミン，カルペリチド，トルバプタンなどで治療を行った．CRT-D植え込み後1週間目に再度心エコーを実施した．

　表4に心エコー図検査の結果を示す．壁運動は入院時と同様で改善はなかったが，入院時に認めた心室中隔の圧排所見は消失し，右室の圧負荷が改善していると考えられた（図14）．しかし左室駆出率はむしろ低下していた．一方で左室流入波形は一峰性から偽正常化へと改善していた（図15）．前回指摘の大動脈弁閉鎖不全1/4は認めなかった．

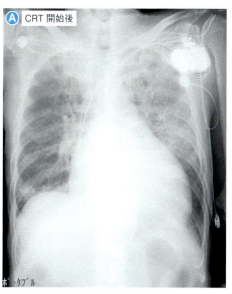 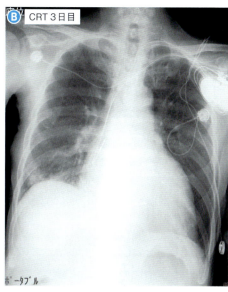

図13 CRT開始後の胸部X線像の変化
CRT実施当日に実施した胸部X線で術前に比べ著明な肺うっ血の出現を認めた（A）．第3病日には肺うっ血は改善していた（B）

表4 CRT-D植え込み7日目の心エコー所見

左室拡張末期径	7.2 cm	左室収縮末期径	6.3 cm		
中隔壁厚	1.1 cm	後壁壁厚	1.1 cm		
左室拡張末期容積	348 mL	左室収縮末期容積	300 mL	左室駆出率	14%
左房径	4.5 cm	左房容積係数	50.4 mL/m^2	下大静脈径	14/8 mm
右室径	4.0 cm	TAPSE	19.5 mm		
一回心拍出量	2.3 L/min	心係数	4.6 L/min/m^2		
E/A	1.66	E/e'（中隔）	14.4		
僧帽弁閉鎖不全	2-3/4	ROA（MR）	0.26 cm^2	逆流量	38 mL
肺動脈閉鎖不全	Mild	PR-PG	14 mmHg		
三尖弁閉鎖不全	3/4	TR-PG	26 mmHg		

ROA（MR）：僧帽弁逆流弁口面積，TAPSE：三尖弁輪収縮期移動距離，TR-PG：三尖弁閉鎖不全圧較差，PR-PG：肺動脈弁閉鎖不全-拡張末期圧較差

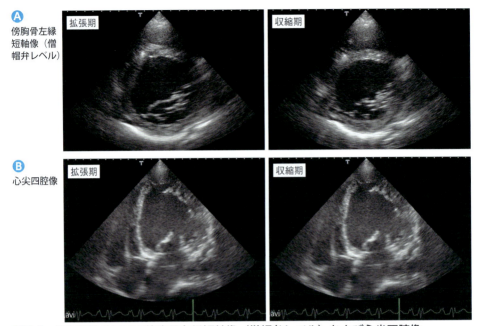

図14 CRT開始7日目の傍胸骨左縁短軸像（僧帽弁レベル）および心尖四腔像
CRT開始前に認められた心室中隔の圧排は消失し，右心系の圧負荷は改善している

■ **心エコーによる病態評価②**

　CRT-D埋め込みの翌日に肺うっ血が増悪した症例ですが，心エコー図検査実施はその5日後であり，血行動態的にも安定した状態で評価となりました．したがって肺うっ血増悪時の正確な血行動態を知ることはできませんが，心エコーの変化から推測してみます．

　輸液量は100 mLと少なく，血圧の上昇も短時間で改善しており後負荷の亢進が長期に続いたとは考えにくそうです．CRT-Dに加え十分な利尿が得られたにもかかわらず，7日目の心エコーでは左室駆出率の低下が認められます．左室収縮末期径がどちらも6.3 cmと変わらないのに対して左室拡張末期径は7.6 cmから7.2 cmと縮小し，前負荷の低下も左室収縮能の低下に関与したと考えられます（Frank-Starlingの法則）．

　前負荷が低下した割には血圧があまり低下せずに済んだのはESPVRの傾きであるEmaxが低いためでしょう（秘伝11心得8）．左室拡大をきたしていた低心機能症例では利尿剤投与でも意外と血圧が維持されます．もちろん前負荷低下によ

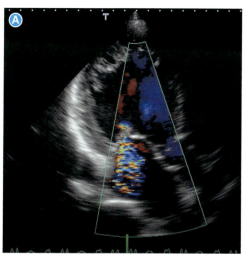
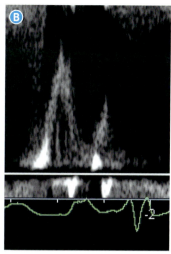

図15　CRT実施7日目における僧帽弁閉鎖不全症と左室流入波形
僧帽弁閉鎖不全については明らかな改善は認められなかったが（**A**），左室流入波形は一峰性から偽正常型に移行しており（**B**）左室拡張末期圧の改善を意味すると思われる

　る血圧低下を代償するために後負荷も上昇したと考えられます．**表4**には示していませんがSimpson法では左室拡張末期容積が356 mL→348 mLと軽度縮小したのに対し，収縮末期容積は267 mL→300 mLとむしろ増加しているのは，後負荷の上昇を示すのかもしれません．また，肺動脈圧の低下による中隔圧排所見の改善も心機能を維持するのに寄与しています．

　前負荷の低下は左室拡張末期圧の低下を意味するのであり，肺うっ血の増悪は説明できません．推測ですが，CRT-Dの効果は早期には心拍出量を増加させ，尿量を増やして前負荷＝左室拡張末期圧をいったんは低下させた可能性があります．その結果，肺高血圧症も早期より改善したと思われます．**秘伝14心得8**で述べたように，右室は左室よりも圧負荷の影響を受けやすいのが特徴です．入院時は肺高血圧の影響で右室機能は低下していたのが，圧負荷の低下により左室よりも先に右室機能が改善したのかと思われます（**図16**）．そのため制限されていた肺循環系の血流が一気に増えて肺うっ血を生じるとともに，右室→左室の血流の増加による前負荷の再上昇で左室拡張期圧がまた上昇してさらに肺うっ血が増悪したと推測されます．7日目の心エコーでは利尿により前負荷は大幅に低下しており，肺うっ血は改善しています．

　ちなみに本症例では二次性僧帽弁閉鎖不全症も肺高血圧症に大きな影響を与え

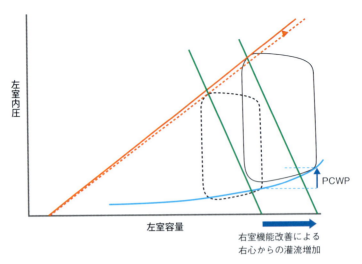

図16　CRT開始後の心不全増悪についての仮説
CRTによって右室は左室よりも早期に心機能を回復したか，肺動脈圧が低下し右室の収縮能が改善した．その結果，右室→左室への循環が改善し左室の前負荷が一時的に再上昇することになった．長期的な心不全によって元々P-Vループは右方向に移動していたので，さらなる前負荷の増加は急激な左室拡張末期圧の増加を生じ，肺うっ血が生じたと考えられる．右室機能の改善はまた肺血流量も増やし，肺うっ血をさらに増悪させたと考えられる

ていると思います．心エコーではCRTによる僧帽弁閉鎖不全の短期での改善は認められませんでした（増悪はありませんでしたが）が，長期的には左室サイズの改善によって僧帽弁閉鎖不全の改善も期待されます．

付録 1 心エコーの基準値

【心エコー図検査における基準値一覧】

収縮能指標			
僧帽弁輪S′（平均値）		長軸方向への収縮能低下	＜6.8 cm/s
長軸方向GLS（2Dスペックルトラッキング）		正常値	−18%〜−22%
MAPSE（平均値）		正常値	≧1.0 cm
		左室機能低下	＜0.7 mm
dP/dt	左室	dP/dt=32,000/T (T：MR逆流速度が1 m/sの時点と3 m/sの時点の時間差，msec)	
		正常	1,200 mmHg/s以上
		左室収縮低下	1,000 mmHg/s以下
	右室	dP/dt=15,000/T (T：TR逆流速度が1 m/sの時点と2 m/sの時点の時間差，msec)	
心房細動での測定		・5心拍以上の平均値（ASEガイドライン） ・R-R間隔が一定した3心拍の3番目	

拡張障害診断のフローチャート				
左室駆出率が保たれる場合（EF≧50%）	指標（カッコ内はカットオフ値）			
	①側壁と中隔のE/e′の平均（E/e′＞14） ②中隔または側壁のe′波速度（中隔e′＜7 cm/s または側壁e′＜10 cm/s） ③三尖弁閉鎖不全の逆流ジェット最大流速（＞2.8 m/s） ④左房容積係数（＞34 mL/m²）			
	計測しえた指標のうち			
	半分より多くが異常値	左室拡張障害		
	半分	どちらともいえない（他の指標で評価：肺静脈血流 S/D＜1 など）		
	半分未満	拡張能障害はなし		
左室駆出率が低下（EF＜50%）または心筋障害	a) E/A＜0.8かつ E≦50 cm/s	グレードⅠ（左房圧上昇なし）		
	b) E/Aが0.8〜2.0 またはE/A＜0.8 かつE＜50 cm/s （指標：上記①③④）	・指標が3つ測定できる		
			1) 2つ以上がカットオフ値以下	グレードⅠ
			2) 2つ以上がカットオフ値より大きい	グレードⅡ
		・指標が2つ測定できる		
			1) 2つがカットオフ値以下	グレードⅠ
			2) 2つがカットオフ値より大きい	グレードⅡ
	c) E/A≧2.0	グレードⅢ		

その他の拡張能指標			
左室肥大	RWM＞0.42かつLVMI＞115（♂）LVMI＞95（♀)		求心性肥大
	RWM＞0.42かつLVMI≦115（♂）LVMI≦95（♀)		求心性リモデリング
	RWM≦0.42かつLVMI＞115（♂）LVMI＞95（♀)		遠心性肥大
左室流入波形※	正常		E/A：1〜2，DT：150〜200 ms，IVRT：50〜100 ms
	拡張障害		E/A＜0.8，DT＞200 ms，IVRT≧100 ms
	偽正常型		E/A：0.8〜1.5
	拘束型		E/A≧2，DT＜160 ms，IVRT＜80 ms
L波	L波＜20 cm/s		正常例
	L波≧20 cm/s		拡張障害例
E/e′（中隔と側壁の平均値）	E/e′＜8		左室充満圧 正常
	E/e′ 9〜14		オーバーラップ
	E/e′＞14		左室充満圧上昇の可能性が高い
肺静脈血流波形	S/D＞1		正常
	S/D＜1 DurAr（PV）≧DurA（左室流入）+ 30 ms		偽正常化〜拘束型
左室 Tei index (mechanical perfomance Index)	正常値		0.39±0.05
	左室機能低下		＞0.60〜0.65
	正常値（組織ドプラ）		0.46±0.10（♂），0.44±0.10（♀)
心房細動での拡張障害指標	E波のDT＜160 ms（R-R変動が10〜20%以内の3心拍の平均）		拡張障害の可能性

人工弁機能		
人工弁開放障害	DVI（大動脈弁位）≦0.3.	開放障害の可能性
	最大流速＞3 m/s and/or 平均圧較差≧20 mmHg（大動脈弁)	開放障害の可能性
	拡張期最大流速＞1.9 m/s and/or 平均圧較差≧6 mmHg（僧帽弁)	開放障害の可能性

※：「The EACVI Echo Handbook」(Lancelloti P & Cosyns B, eds) Oxford University Press, 2016 に基づく本書にて取り上げたものを中心に示した

【日本人健常者における心エコーの基準値】

		男性		女性	
		mean ± SD	2-SD レンジ	mean ± SD	2-SD レンジ
大動脈径	基部 [cm]	2.2 ± 0.3	1.6〜2.8	2.0 ± 0.2	1.6〜2.4
	バルサルバ洞 [cm]	3.1 ± 0.4	2.3〜3.9	2.8 ± 0.3	2.2〜3.4
	ST junction [cm]	2.6 ± 0.3	2.0〜3.2	2.4 ± 0.3	1.8〜3.0
左室	心室中隔壁厚 [cm]	0.9 ± 0.1	0.7〜1.1	0.8 ± 0.1	0.6〜1.0
	後壁壁厚 [cm]	0.9 ± 0.1	0.7〜1.1	0.8 ± 0.1	0.6〜1.0
	左室径 拡張末期径 [cm]	4.8 ± 0.4	4.0〜5.6	4.4 ± 0.3	3.8〜5.0
	左室径 収縮末期径 [cm]	3.0 ± 0.4	2.2〜3.8	2.8 ± 0.3	2.2〜3.4
	拡張期容積 [mL]	93 ± 20	53〜133	74 ± 17	40〜108
	収縮期容積 [mL]	33 ± 20	13〜53	25 ± 7	11〜39
	拡張期容積/BSA [mL/m^2]	53 ± 11	31〜75	49 ± 11	27〜71
	収縮期容積/BSA [mL/m^2]	19 ± 5	9〜29	17 ± 5	7〜27
	左室駆出率 [%]	64 ± 5	54〜74	66 ± 5	56〜76
	左室重量 [g]	133 ± 28	77〜189	105 ± 22	61〜149
	左室重量係数 [g/m^2]	76 ± 16	44〜108	70 ± 14	42〜98
左房	左房横径（心尖四腔像）[cm]	3.6 ± 0.5	2.6〜4.6	3.5 ± 0.5	2.5〜4.5
	左房縦径（心尖四腔像）[cm]	4.9 ± 0.7	3.5〜6.3	4.6 ± 0.7	3.2〜6.0
	左房径（傍胸骨長軸像）[cm]	3.2 ± 0.4	2.4〜4.0	3.1 ± 0.3	2.5〜3.7
	左房最大容積 [mL]	42 ± 14	14〜70	38 ± 12	14〜62
	左房最小容積 [mL]	20 ± 9	2〜38	17 ± 7	3〜31
	左房最大容積係数 [mL/m^2]	24 ± 7	10〜38	25 ± 8	9〜41
	左房最小容積係数 [mL/m^2]	11 ± 5	1〜21	12 ± 5	2〜22
右房	右房横径（心尖四腔像）[cm]	3.4 ± 0.5	2.4〜4.4	3.1 ± 0.5	2.1〜4.1
	右房縦径（心尖四腔像）[cm]	4.5 ± 0.6	3.3〜5.7	4.2 ± 0.6	3.0〜5.4
右室	拡張期径 [cm]	3.1 ± 0.5	2.1〜4.1	2.8 ± 0.5	1.8〜3.8
	拡張期面積 [cm^2]	16 ± 4	8〜24	13 ± 3	7〜19
	収縮期面積 [cm^2]	9 ± 3	3〜15	7 ± 2	3〜11
	fractional area change [%]	44 ± 13	18〜70	46 ± 11	24〜68
左室流入血流	E [cm/s]	70 ± 15	40〜100	80 ± 16	48〜112
	A [cm/s]	52 ± 15	22〜82	54 ± 16	22〜86
	E/A	1.5 ± 0.5	0.5〜2.5	1.6 ± 0.6	0.4〜2.8
	E波減衰時間 (Dct) [msec]	195 ± 40	115〜275	185 ± 34	117〜253

僧帽弁輪後退速度	e′ (中隔) [cm/sec]	10.0 ± 2.8	4.4〜15.6	10.8 ± 3.2	4.4〜17.2
	a′ (中隔) [cm/sec]	9.2 ± 2.1	5.0〜13.4	8.2 ± 2.4	3.4〜13.0
	E/e′ (中隔)	7.4 ± 2.2	3.0〜11.8	7.9 ± 2.2	3.5〜12.3
	e′ (側壁) [cm/sec]	13.5 ± 3.9	5.7〜21.3	13.7 ± 4.1	5.5〜21.4
	a′ (側壁) [cm/sec]	9.0 ± 3.0	3.0〜15.0	8.3 ± 2.7	2.9〜13.7
	E/e′ (側壁)	5.5 ± 1.8	1.9〜9.1	6.2 ± 1.8	2.6〜9.8
Tei index	Tei index	0.35 ± 0.10	0.15〜0.55	0.33 ± 0.09	0.15〜0.51

3D心エコー					
左心室	拡張期容積 [mL]	86 ± 22	42〜130	67 ± 14	39〜95
	収縮期容積 [mL]	34 ± 10	14〜54	25 ± 6	13〜37
	拡張期容積/BSA [mL/m^2]	50 ± 12	26〜74	46 ± 9	28〜64
	収縮期容積/BSA [mL/m^2]	19 ± 5	9〜29	17 ± 4	9〜25
	左室駆出率 [%]	61 ± 4	53〜69	63 ± 4	55〜71
	左室重量 [g]	113 ± 22	69〜157	83 ± 17	49〜117
	左室重量係数 [g/m^2]	64 ± 12	40〜88	56 ± 11	34〜78
左心房	最大容積 [mL]	41 ± 11	19〜63	36 ± 9	18〜54
	最小容積 [mL]	17 ± 5	7〜27	15 ± 4	7〜23
	最大容積/BSA [mL/m^2]	23 ± 6	11〜35	24 ± 6	12〜36
	最小容積/BSA [mL/m^2]	10 ± 3	4〜16	10 ± 3	4〜16
	％容積変化 [%]	58 ± 6	46〜70	58 ± 6	46〜70

Mean：平均値，SD：標準偏差，BSA：体表面積
基準値の範囲の参考として平均値± 2SDのレンジを示す．日本人の健常者における2D心エコーおよび3Dエコーでの基準値を求めた多施設共同研究であるJAMP研究（Daimon M, et al：Circ J, 72：1859-1866, 2008）およびJAMP2研究（Fukuda S, et al：Circ J, 76：1177-1181, 2012）より作成した

付録 2　人工弁の有効弁口面積（EOA）

【代表的な人工弁の有効弁口面積（EOA）】

〈大動脈弁人工弁有効弁口面積（EOA）〉

サイズ	19	21	23	25	27	29
ATS, *Bileaflet*	1.1 ± 0.3	1.4 ± 0.5	1.7 ± 0.5	2.1 ± 0.7	2.5 ± 0.1	3.1 ± 0.8
Biocor, *Stented porcine*			1.3 ± 0.3	1.7 ± 0.4	2.2 ± 0.4	
Carbomedics, Standard, *Bileaflet*	1.0 ± 0.3	1.5 ± 0.4	1.4 ± 0.3	1.8 ± 0.4	2.2 ± 0.2	3.2 ± 1.6
Carpentier Edwards Pericardial, *Stented bovine pericardial*	1.2 ± 0.3	1.5 ± 0.4	1.8 ± 0.3			
Carpentier Edwards Pericardial, *Stented porcine*	0.9 ± 0.3	1.5 ± 0.3	1.7 ± 0.5	1.9 ± 0.5	2.3 ± 0.6	2.8 ± 0.5
Edwards Mira, *Bileaflet*	1.2 ± 0.4	1.6 ± 0.4	1.6 ± 0.6	1.9		
HancockII, *Stented porcine*		1.3 ± 0.4	1.3 ± 0.4	1.6 ± 0.4		1.6 ± 0.2
MCRI on-X, *Bileaflet*	1.5 ± 0.2	1.7 ± 0.4	1.9 ± 0.6	2.4 ± 0.6		
Medtronic Freestyle, *Stentless*		1.4 ± 0.3	1.7 ± 0.5	2.1 ± 0.5	2.5 ± 0.1	
Medtronic Mosaic, *Stented porcine*		1.4 ± 0.4	1.5 ± 0.4	1.8 ± 0.8	1.9 ± 0.1	2.1 ± 0.2
Mitroflow, *Stented bovine pericardia*	1.1 ± 0.2					
Sorin Bicarbon, *Bileaflet*	1.4 ± 0.1	1.2 ± 0.4	1.5 ± 0.2	2.4 ± 0.3		
Sorin Pericarbon, *Stentless*	1.2 ± 0.5	1.3 ± 0.6	1.5 ± 0.5			
St. Jude Medical Regent, *Bileaflet*	1.6 ± 0.4	2.0 ± 0.7	2.3 ± 0.9	2.5 ± 0.8	3.6 ± 0.5	
St. Jude Medical, Standard *Bileaflet*	1.5 ± 0.1	1.4 ± 0.4	1.6 ± 0.4	1.9 ± 0.5	2.5 ± 0.4	2.8 ± 0.5
St Jude Medical Trifacta	1.8 ± 0.1			3.4 ± 0.2		4.3 ± 0.5

サイズ	18	20	22	24	26
ATS AP, *Bileaflet*	1.2 ± 0.3	1.3 ± 0.3	1.7 ± 0.4	2.0 ± 0.6	2.1 ± 0.4

〈経カテーテル大動脈弁置換術(TAVI)用人工弁有効弁口面積(EOA)〉

サイズ	20	23	26	29	31
SAPIEN	NA	1.56 ± 0.43	1.84 ± 0.52	NA	—
SAPIEN XT	NA	1.41 ± 0.30	1.74 ± 0.42	2.06 ± 0.52	—
SAPIEN 3	1.22 ± 0.22	1.45 ± 0.26	1.74 ± 0.35	1.89 ± 0.37	—
CoreValve	—	1.12 ± 0.36	1.74 ± 0.49	1.97 ± 0.53	2.15 ± 0.72
Evolut R	—	1.09 ± 0.26	1.69 ± 0.40	1.97 ± 0.54	2.60 ± 0.75

〈僧帽弁人工弁有効弁口面積(EOA)〉

サイズ	23	25	27	29	31	33
Carpentier-Edwards, *Stented bioprosthesis*			1.1 ± 0.3			
Carpentier-Edwards, *Perimount*		1.6 ± 0.4	1.8 ± 0.5	2.1 ± 0.5		
Medtronic Mosaic		1.5 ± 0.4	1.7 ± 0.4	1.9 ± 0.5	1.9 ± 0.5	
Hancock II, *Stented bioprosthesis*		1.5 ± 0.4	1.8 ± 0.5	1.9 ± 0.5	2.6 ± 0.5	2.6 ± 0.5
MCRI On-X, *Bileaflet*		1.9 ± 1.1	2.2 ± 0.5		2.5 ± 1.1	
St Jude Medical, *Bileaflet*	1	1.35 ± 0.17	1.67 ± 0.17	1.75 ± 0.24	2.03 ± 0.32	

我が国で一般的に用いられる人工弁について心エコーで計測される正常値について示した
〔1) Zoghbi WA, et al : J Am Soc Echocardiogr, 22 : 975-1014, 2009, 2) Hahn RT, et al : J Am Coll Cardiol Img, 12 : 25-34, 2019, および3)「The EACVI Echo Handbook」(Lancelloti P & Cosyns B, eds) Oxford University Press, 2016, を参考に作成〕

索 引

数字・記号

17分画モデル ... 66, 67
2Dスペックルトラッキング法 ... 209, 385
3D心エコー法 ... 205
4点圧迫法 ... 130
60/60サイン ... 127
βブロッカー ... 147, 345
τ（タウ）... 222

欧文

A〜D

ACE阻害薬 ... 317, 319
AHA（American Heart Association）... 54, 55
annulus reversus ... 381
apical ballooning ... 139
appropriate use criteria ... 27
ARB（angiotensin II receptor blocker）... 317, 319
area-length法 ... 240
AUC（appropriate use criteria）... 27
AVC（aortic valve replacement）... 214
balanced heart failure ... 336
ballooning ... 135
blow out型 ... 92
BNP（brain natriuretic peptide）... 158
bull's eye ... 215, 217, 218
Bライン ... 150, 281, 324, 325
Carpentierの分類 ... 360, 363
circumferential ... 211
CI（cardiac index）... 179, 190, 298
Cold ... 181
CO（cardiac output）... 165, 190, 282, 331
CRT-D ... 399
CTO（chronic total occlusion）... 81
DeBakey分類 ... 103

dip and plateau ... 381
Dry ... 181
D-shape ... 125, 134, 271, 378, 394
DT（decceleration time）... 242, 254
DVI（Doppler velocity index）... 369
DWS（diastolic wall strain）... 228
dyskinesis ... 89
dyssynchrony ... 212
D-ダイマー ... 122, 123

E〜K

Ea（effective arterial elastance）... 308, 310, 313
edge to edge ... 193
EDPVR ... 307, 308, 322, 337, 338, 341, 342, 343, 344, 379, 387, 391
E/e′ ... 236, 255
EF（ejection fraction）... 165, 188, 192, 218, 237, 290
ellipsoid法 ... 240
Emax ... 283, 307, 318, 334, 338
ESPVR（end-systolic pressure-volume relation）... 307, 337
E波減衰時間 ... 242, 254
flap ... 103, 107, 117
flow convergence ... 356, 378
FOCUS（focused cardiac ultrasound in the emergent setting）... 43, 46, 134, 198
Forrester分類 ... 179, 331, 333
frail valve ... 99
Frank-Starlingの法則 ... 179, 283, 285, 334
GLS（global longitudinal strain）... 212, 213
HFmrEF ... 171
HFpEF ... 168, 215, 320, 342
HFrEF ... 168, 318
INTERMACS ... 185
interventricular dependence ... 378
IVRT（isovolumic relaxation time）... 224, 302, 305
Killip分類 ... 177

L〜R

- LAO（left postero-anterior oblique view） 54
- left main trunk 76
- LFLG AS（low flow-low grade AS） 350
- LMT（left main trunk） 76
- longitudinal 210
- lung point 152
- lung sliding 150
- LVAD（left ventricular assist device） 185
- LV filling pressure 231
- L波 245
- MAC（mitral annular calcification） 246
- MAPSE（mitral annular plane systolic excursion） 200
- Marfan症候群 105
- McConnell徴候 125, 127, 133
- MOD法（method of disc summation） 194
- moderator band 259
- MPI（myocardial performance index） 266
- MRI 197
- multi-beat 205, 207
- Nohria-Stevenson分類 181, 279, 340
- NPPV 184
- NT-proBNP 158
- NYHA心機能分類 177
- paravalvular leakage 374
- PCI（percutaneous coronary intervention） 46, 81
- PHT（pressure half time） 354, 355, 375
- post-systolic contraction 201
- PPM（patient-prosthesis mismatch） 370
- pressure recovery 367
- projected AVA 351
- projected indexed EOA 373
- PVR（pulmonary vascular resistance） 261, 274
- P-Vループ 283, 302, 305, 310, 337, 359
- QTc 138
- RAAS（renin-angiotensin-aldosterone system）系 156
- radial 211
- RAO（right postero-anterior oblique view） 54
- relative apical sparing 85, 215
- RVFAC（right ventricular fractional area change） 265

S〜W

- s´ 202, 268
- SAM（systolic anterior motion） 146, 147
- seashore sign 151
- septal bounce 390
- Simpson法 194, 263
- single beat 205
- sniff 256
- Stanford A型 44, 109, 353
- Stanford B型 118
- Stanford分類 103
- Starlingの原理 230
- stitching artifact 207
- stroke work 304
- ST上昇 148
- suction 227
- SV（stroke volume） 190
- Swan-Ganzカテーテル 231
- TAPSE（tricuspid annular plane systolic excursion） 268
- TAVI（transcatheter aortic valve implantation） 347
- Teichholz法 192, 193
- tethering 147, 364
- TGC（time gain compensation） 20
- thrill 96
- transvalvular leakage 374
- transverse 211
- TVI（time velocity integral） 274
- Valsalva手技 245
- vena contracta 355, 356
- Warm 181
- Weissの式 222
- Wellsスコア 120, 121
- Wet 181
- white lung 326
- woozing型 92

和文

あ〜お

アーチファクト	17, 22, 100, 117
アクチン-ミオシン	222
亜硝酸薬	289, 330
圧負荷	125, 271
圧-容積関係	220
圧-容量曲線（P-Vループ）	283, 302, 305, 310, 337, 359
痛みの症状	103
一回心仕事量	304
一回心拍出量	188, 190, 313, 315
移動速度	202
陰性T波	12
陰性的中率	118, 122
右室	72, 347, 378
右室圧負荷所見	125
右室機能	399
右室機能障害	134
右室機能不全	331
右室強調断面	263
右室梗塞	59, 270
右室サイズ	263
右室肥大	265
右室負荷	97
右室面積変化率	265
右室流入血流	257
右心機能	341, 378
右心機能不全	335
右心系	162
右心室	306
右心負荷	133
右前斜位	54
うっ血	162, 181, 282
右房	258
右房圧	257, 286, 288
右房径	258
右房容積	258
エキスパートシステム	208
エコノミークラス症候群	120
音響陰影	20
音響インピーダンス	17

か

カーソル軸	204
改善型HFpEF	173
回旋枝	60
回転楕円体	192
解剖	54
外包線	203
開放度	366
画角	206
拡張期ノッチ	380
拡張能	220, 250, 301
拡張能障害	328
拡張末期-圧容量関係	337
下行脚	261, 286, 298
下行大動脈内	109
下肢静脈	119
下肢静脈エコー	129
下肢深部静脈血栓	129
過収縮	95
過小評価	196
仮性心室瘤	101
下大静脈	256, 291, 292, 329, 331
下大静脈径	300
カットオフ値	122, 236
カテコラミン	180, 292, 296
下壁梗塞	72, 73
カラードプラ	45
カルテ	12
加齢	235
簡易ベルヌイ式	256, 273
冠危険因子	37
完全閉塞	78, 79
完全閉塞病変	82
冠動脈	54, 55, 60
冠動脈CT像	55
冠動脈インターベンション（PCI）	46, 81
冠動脈解離	91
冠動脈血流	50
冠動脈支配	84
冠動脈の解剖学	54

冠動脈の灌流領域	58	局所壁運動評価	45, 83
冠動脈の区域分類	56, 57	虚血	328
		虚血カスケード	51
		巨大陰性T波	135
		虚脱	293
		筋層	260

き

期外収縮後増強	250
機械的合併症	90, 92
気胸	49, 150
偽腔	118
偽性高度AS（大動脈弁狭窄症）	350
偽正常化	242
偽正常型	248
気絶心筋	82
気絶心筋状態	249
機能性狭窄	146
逆流性弁膜疾患	289
救急	14
救急エコー	43
救急患者	43
救急心エコー	46
求心性左室肥大	168
求心性肥大	328
急性AR（大動脈弁閉鎖不全症）	353
急性冠症候群	36, 38, 43, 46, 47, 50, 51, 281, 327
急性心筋梗塞	40, 68
急性心不全	99, 277, 330
急性心不全の初期対応	279
急性僧帽弁閉鎖不全	98
急性肺水腫	315, 317, 353
急性非代償性心不全	164, 345
凝固系	120
胸骨上窩アプローチ	108, 112
強心薬	336
胸痛	15, 36, 51
胸痛の原因疾患	39
胸痛の性状	37
胸痛の特徴	39, 40
胸背部痛	104
胸膜痛	119
鏡面反射	21
局所壁運動	47
局所壁運動異常	52, 54, 68

く・け

空間分解能	22
屈折	17, 21
クリニカルシナリオ	183, 279, 313, 384
経胸壁3D心エコー法	205
頸静脈圧	159
頸静脈拍動	159
計測誤差	197
ゲイン	20
ゲートキーパー	157
血圧差	105
血液駆出期	303
血液充満	250
血液流入期	221, 250, 303
血管拡張作用	345
血管内脱水	163, 178
血行動態	158, 278
血行動態評価	330
血栓溶解療法	123
血流分布不均衡性ショック	292
原因疾患	170
検査結果	12
検査前	16

こ

コアグラタンポナーデ	391
降圧	185
抗がん剤	216, 218
交感神経系活性	156
高血圧心	202
抗血小板療法	96
膠質浸透圧	230
拘束型	242
拘束性心筋症	381
後乳頭筋	73, 98, 364

広範囲前壁梗塞	90
後負荷	198, 301, 313, 317, 340, 378
後壁梗塞	71
効率	189
高齢者	168
呼吸困難	119
呼吸困難感	39
呼吸性変動	293, 295, 381
弧状	22
骨盤内静脈	119
コミュニケーション	15
コンダクタンスカテーテル	305
コントラストエコー	100, 197
コンベックスプローブ	116

さ

サードスペース	288, 334
サイドローブアーチファクト	22
再入院	164
左室17分画モデル	66
左室dP/dt	305
左室圧-容積関係	337
左室拡大	88, 357
左室拡張期	220
左室拡張期圧	331
左室拡張期容積	296
左室拡張障害	234, 235, 248, 387
左室拡張能	220, 234
左室拡張末期圧	163, 231, 233
左室拡張末期容積	286
左室駆出率	165, 188, 192, 218, 237, 290
左室径計測	193
左室弛緩能	222, 224, 225
左室弛緩能低下	248
左室収縮能	188
左室充満圧	231, 234, 246
左室心尖	194
左室緻密化障害	394
左室中部	144
左室の圧-容量曲線	302
左室肥大	240, 297
左室平均圧較差	233

左室容量	192
左室流出路	146, 348
左室流出路径	190
左室流入波形	244
左前斜位	54
左房圧	232, 238
左房圧上昇	238
左房拡大	166
左房容積	328
左房容積係数	240
サマリー	28
三尖弁弁輪	268
サンプルボリューム	244, 246, 248

し

ジェット/流出路幅	356
弛緩	222
弛緩障害型	242
時間速度積分	274
弛緩能	220, 222
自然経過	277
自然再疎通	82
失神	138
ジャーゴン	29
シャント疾患	271
縦隔陰影	105
収縮期僧帽弁輪移動最大速度	202
収縮期肺動脈圧	273
収縮性心膜炎	380
収縮中期	191
収縮能	166, 250
収縮末期圧	310
収縮末期-圧容量関係	337
収縮末期容積	310
収縮力	285
重症度	175
縦走筋	212
収束	22
自由壁破裂	92
手術適応	29, 360
循環血液量	315, 317
循環血液量減少性ショック	291

循環血漿量	162
症候群	154
消費エネルギー	296
情報共有	176
静脈灌流	285
静脈灌流量	285
静脈内腔	130
ショック	76, 90, 96, 138, 146, 147, 178, 327
徐脈	245
心アミロイド	85, 300
心移植	186
心エコーガイド	92
心エコー所見	28
心エコー図検査	12
心外閉塞・拘束性ショック	293
心機能	175
心基部	142
心筋疾患	84
心筋傷害	50
心筋ストレイン	211
心筋線維	199
心筋長	285
心筋バイアビリティ	89
心筋発生張力	306
真腔	118
心係数	179, 190, 298
神経体液性因子	156
心血行動態	175
心原性ショック	185
人工弁	374
人工弁機能障害	366
心サルコイド	87
心室中隔	59, 80
心室中隔穿孔	96
心室中部	140
心室長	195
心室-動脈連関	312
心-腎連関	154
振戦	96
心尖四腔像	62
心尖長軸像	65
心尖二腔像	63

心尖部	66
心尖部型肥大型心筋症	12
心尖部膨隆	139, 140, 142
迅速評価	280
身体活動	177
身体所見	160
身体的ストレス	138
診断精度	41, 133
心タンポナーデ	379
伸展性	379
心内血栓	100
心内膜境界	207
心拍出量	165, 190, 282, 331
深部静脈血栓	128, 132
心不全	154
心不全診断	324
心不全の治療方針	333
心不全評価	277
心不全分類	166
心房細動	243, 249, 250
心膜	261, 347, 379
心膜液	379
心膜貯留	149, 293
心膜痛	148
心膜摩擦音	148

す〜そ

水分貯留	343
睡眠時無呼吸症候群	16
スウィープ	191
スティフネス	228, 235, 261
ステージ分類	178
ストレイン	209, 210
スペックル	209, 214
スポーツ心	228
ずり応力	95
生検用プローブ	94
正常値	194
責任病変	68, 83
石灰化	352
前下行枝	60
前乳頭筋	98

前負荷	180, 198, 225, 315, 378
前壁梗塞	69, 70
掃引速度	191
造影CT	122, 123
僧帽弁位人工弁	377
僧帽弁逸脱症	359, 360, 364
僧帽弁閉鎖不全症	357, 364
僧帽弁輪	200
僧帽弁輪収縮期移動距離	200
僧帽弁輪石灰化	246
測定誤差	192
側副血行路	61, 77, 78, 79
側副血流	80
組織灌流	181
組織ドプラ	266

た・ち

第一斜位	54, 63
第一対角枝	70
第一中隔枝	68, 70
体液貯留	322
体血管抵抗	313, 330
代償期	344
代償機転	164, 318
大動脈解離	38, 42, 44, 88, 91, 103, 107, 109
大動脈解離の分類	104
大動脈基部	107, 109
大動脈の観察	108
大動脈弁	374
大動脈弁位人工弁	374
大動脈弁狭窄症	347
大動脈弁疾患	347
大動脈弁二尖弁	105
大動脈弁閉鎖不全症	347, 353
第二斜位	54, 62
体表面積	15
たこつぼ心筋症	85, 135
たこつぼ心筋症の病型	142
多枝病変	81, 84
多重反射	19, 325
弾性抵抗	308
弾性反跳	226

断層エコー	193
チェーン・ストークス呼吸	161
中隔枝	65
中間型EF	171
中線部	203
超音波深度	213
超音波ビーム	22
長軸方向	268
長軸方向ストレイン	268
治療方針	282, 333

て・と

低灌流	162
低血圧	321
低心拍出量	190, 298
低心拍出量症候群	190
低心拍出量状態	180
低拍出量症候群	344
低用量ドブタミン負荷エコー	351
テンプレート	209
等間隔	19
動脈エラスタンス	308, 310, 313
等容弛緩期	221, 222, 302, 310
等容弛緩期時間	302, 305
等容収縮期	302, 303, 310
トリアージ	279, 280
トルバプタン	392
トロポニン	50

に

二次性心筋症	190
二次性僧帽弁閉鎖不全症	364
ニトログリセリン	41
乳頭筋断裂	98, 99

は・ひ

肺うっ血	178, 230, 324, 325
肺エコー	150, 281, 324
肺血管抵抗	261
肺血栓塞栓症	38, 42, 44, 119, 295
肺高血圧症	236, 271, 273, 274, 378

肺循環系	163
肺静脈血流	238
肺静脈血流速波形	248
肺水腫	358
肺動脈収縮期圧	273
肺動脈楔入圧	179, 298
肺毛細血管内圧	230
反射	17
パンヌス	366
非ST上昇型心筋梗塞	50
ビーム方向	204
被検者側の問題	47
肥大型心筋症	215
左回旋枝	58
左回旋枝病変	71
左冠動脈	58
左冠動脈優位型	74, 75
左主幹部	76
左主幹部梗塞	76, 90
左前下行枝	58, 68
菲薄化	87, 89
肥満症例	48
ヒラメ筋静脈	132
頻拍	49, 314

ふ〜ほ

不安定狭心症	50
不安発作	37
不完全閉塞	79
復元力	226
フランク・スターリングの法則	179, 283, 285, 334
ブルズアイ表示	13
フレームレート	206, 213
フローチャート	156
平均値	251, 253, 255, 270
米国心エコー図学会	43, 66
閉塞状態	78
弁逆流	374
弁口面積	348, 350, 351
弁周囲逆流	374, 375
ベンダプニア	161

弁破壊	358
弁膜機能	347
傍胸骨左縁短軸像	60
傍胸骨左縁長軸像	65
包絡線	244, 246
ポケットエコー	47

ま〜も

慢性AR（大動脈弁閉鎖不全症）	354
慢性完全閉塞病変	81
慢性心不全	277
慢性閉塞性肺疾患	48
右冠動脈	59, 60, 72
右冠動脈優位型	74, 76
右鎖骨上窩アプローチ	108, 115
メタボリック	168
目視法	198, 218
モヤモヤエコー	117

や〜よ

やせ型	47
有効逆流弁口面積	365
有効弁口面積	367
輸液	185, 288, 335
容量負荷	271

ら〜ろ

らせん状	199
離開	377
立位心	47
利尿	288
利尿剤	171, 297, 319
リモデリング	254
ループ利尿剤	333
レニン-アンジオテンシン-アルドステロン系	156
レンズアーチファクト	21
ローエンド機	202

Profile

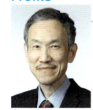

岩倉克臣 (Katsuomi Iwakura)

特定医療法人渡辺医学会 桜橋渡辺病院
心臓・血管センター センター長

1959年 生まれ
1984年 大阪大学医学部卒業
1989年 大阪大学大学院医学研究科内科学第一卒業
1990年 米国ジョンズ・ホプキンズ大学 Postdoctoral Fellow
1991年 大阪府立病院 心臓内科勤務
1993年 桜橋渡辺病院 循環器内科勤務
2004年 桜橋渡辺病院 循環器内科部長
2009年 桜橋渡辺病院 心臓・血管センター センター長
2010年 大阪大学医学部 臨床教授(兼任)

専門分野:循環器内科学,心エコー図学
所属学会:日本内科学会総合内科専門医(地方会評議員),
　　　　　日本循環器学会専門医,
　　　　　日本心臓病学会(FJCC),日本冠疾患学会(評議員),
　　　　　日本心エコー図学会(評議員),日本高血圧学会指導医
　　　　　日本超音波医学会,日本不整脈学会

※ 挿絵につきましては「鳥獣戯画制作キット beta」(https://gigamaker.jimdo.com/) を利用させていただきました。製作者のうろんげ様には、この場を借りましてお礼申し上げます。

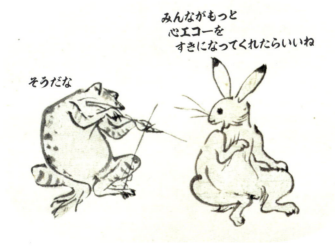

謹告

本書に記載されている診断法・治療法に関しては，発行時点における最新の情報に基づき，正確を期するよう，著者ならびに出版社はそれぞれ最善の努力を払っております．しかし，医学，医療の進歩により，記載された内容が正確かつ完全ではなくなる場合もございます．

したがって，実際の診断法・治療法で，熟知していない，あるいは汎用されていない新薬をはじめとする医薬品の使用，検査の実施および判読にあたっては，まず医薬品添付文書や機器および試薬の説明書で確認され，また診療技術に関しては十分考慮されたうえで，常に細心の注意を払われるようお願いいたします．

本書記載の診断法・治療法・医薬品・検査法・疾患への適応などが，その後の医学研究ならびに医療の進歩により本書発行後に変更された場合，その診断法・治療法・医薬品・検査法・疾患への適応などによる不測の事故に対して，著者ならびに出版社はその責を負いかねますのでご了承ください．

Dr. 岩倉の心エコー塾
治療に直結する考えかたと見かた

2019年 4月15日 第1刷発行	著 者 岩倉克臣
	発行人 一戸裕子
	発行所 株式会社 羊 土 社
	〒101-0052
	東京都千代田区神田小川町2-5-1
	TEL　03（5282）1211
	FAX　03（5282）1212
	E-mail　eigyo@yodosha.co.jp
ⓒ YODOSHA CO., LTD. 2019	URL　www.yodosha.co.jp/
Printed in Japan	題字・表紙イラスト　道口久美子
ISBN978-4-7581-0760-0	印刷所　株式会社サンフエルサ

本書に掲載する著作物の複製権，上映権，譲渡権，公衆送信権（送信可能化権を含む）は（株）羊土社が保有します．
本書を無断で複製する行為（コピー，スキャン，デジタルデータ化など）は，著作権法上での限られた例外（「私的使用のための複製」など）を除き禁じられています．研究活動，診療を含み業務上使用する目的で上記の行為を行うことは大学，病院，企業などにおける内部的な利用であっても，私的使用には該当せず，違法です．また私的使用のためであっても，代行業者等の第三者に依頼して上記の行為を行うことは違法となります．

|JCOPY|＜（社）出版者著作権管理機構　委託出版物＞

本書の無断複写は著作権法上での例外を除き禁じられています．複写される場合は，そのつど事前に，（社）出版者著作権管理機構（TEL 03-5244-5088, FAX 03-5244-5089, e-mail：info@jcopy.or.jp）の許諾を得てください．